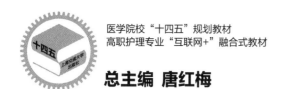

医学院校"十四五"规划教材
高职护理专业"互联网+"融合式教材

总主编 唐红梅

健康评估

主编◎朱建宏　邱仲玉

数字教材

主编◎朱建宏　张文霞

使用说明：

1. 刮开封底二维码涂层，扫描后下载"交我学"APP
2. 注册并登录，再次扫描二维码，激活本书配套数字教材
3. 如所在学校有教学管理要求，请学生向老师领取"班级二维码"，使用APP扫描加入在线班级
4. 点击激活后的数字教材，即可查看、学习各类多媒体内容
5. 激活后有效期：1年
6. 内容问题可咨询：021-61675196
7. 技术问题可咨询：029-68518879

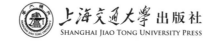

上海交通大学出版社
SHANGHAI JIAO TONG UNIVERSITY PRESS

内容提要

　　本教材是高职护理专业"互联网＋"融合式教材之一。主要内容包括绪论、问诊、常见症状评估、身体评估、心理评估、社会评估、实验室检查、心电图检查、影像学检查、资料分析与护理诊断和护理病历书写等。重点介绍健康评估的原理和方法，以培养学生的临床思维能力为基础，使其学会真实、系统、完整地收集、综合、分析健康资料，发现服务对象的健康问题。每章前设有学习目标、思维导图、临床案例作为引导，以案例回顾、复习与自测结束学习。扫描封底二维码，可学习在线课程、在线案例、临床速递、拓展阅读等内容，并附彩图，利于开展线上线下混合式教学。

　　本教材供高职高专护理、助产专业学生使用，也是护理、助产专业学生参加国家执业资格考试的参考书，还可作为其他医学专业学生的教学用书。

图书在版编目(CIP)数据

　　健康评估/朱建宏,邱仲玉主编. —上海:上海
交通大学出版社,2023.8
　　高职护理专业"互联网＋"融合式教材/唐红梅总主
编
　　ISBN 978-7-313-28815-8

　　Ⅰ.①健… Ⅱ.①朱…②邱… Ⅲ.①健康—评估—
高等职业教育—教材 Ⅳ.①R471

　　中国国家版本馆 CIP 数据核字(2023)第 100399 号

健康评估
JIANKANG PINGGU

主　　编：朱建宏　邱仲玉
出版发行：上海交通大学出版社　　　　　　地　　址：上海市番禺路 951 号
邮政编码：200030　　　　　　　　　　　　电　　话：021-64071208
印　　制：常熟市文化印刷有限公司　　　　经　　销：全国新华书店
开　　本：787mm×1092mm　1/16　　　　　印　　张：19.5
字　　数：410 千字
版　　次：2023 年 8 月第 1 版　　　　　　印　　次：2023 年 8 月第 1 次印刷
书　　号：ISBN 978-7-313-28815-8　　　　电子书号：ISBN 978-7-89424-345-4
定　　价：72.00 元

本书编委会

主　编

朱建宏　邱仲玉

副主编

张文霞　叶丽萍　马　琼

编委会名单（按姓氏汉语拼音排序）

李发恩　潍坊护理职业学院

刘典晓　滨州医学院附属医院

刘　静　上海市闵行区中心医院

马　琼　江苏护理职业学院

马　宇　重庆市第五人民医院

邱仲玉　吉林大学第二医院

叶丽萍　上海市闵行区中心医院

张文霞　滨州职业学院

朱建宏　滨州职业学院

数字教材编委会

主　编

朱建宏　滨州职业学院

张文霞　滨州职业学院

副主编

邱仲玉　吉林大学第二医院

叶丽萍　上海市闵行区中心医院

马　琼　江苏护理职业学院

编委会名单（按姓氏汉语拼音排序）

李发恩　潍坊护理职业学院

刘典晓　滨州医学院附属医院

刘　静　上海市闵行区中心医院

马　琼　江苏护理职业学院

马　宇　重庆市第五人民医院

邱仲玉　吉林大学第二医院

叶丽萍　上海市闵行区中心医院

张文霞　滨州职业学院

朱建宏　滨州职业学院

出版说明

党的十八大以来，党中央高度重视教材建设，做出了顶层规划与设计，提出了系列新理念、新政策和新举措。习近平总书记强调"坚持正确政治方向，弘扬优良传统，推进改革创新，用心打造培根铸魂、启智增慧的精品教材"。这也为本套教材的建设明确了前进的方向，提供了根本遵循。

高职护理专业"互联网＋"融合式教材由上海交通大学出版社联合上海健康医学院牵头组织编写。教材编写得到全国十余所职业院校的积极响应与大力支持，由护理教育专家、护理专业一线教师、出版社编辑组成"三结合"编写队伍。编写团队在前期调研的基础上，结合我国护理卫生职业教育教学特点，深入贯彻落实习近平总书记关于职业教育工作和教材工作的重要指示批示精神，全面贯彻党的教育方针，落实立德树人根本任务，突显高等职业教育护理专业的特点，在注重"三基（基本理论、基本知识、基本技能）、五性（思想性、科学性、时代性、启发性、适用性）、三特定（特定对象为三年制高职专科护理专业学生、特定要求为纸质教材与互联网平台资源有机融合、特定限制为教材总字数应与教学时数相适应）"的基础上，以"十四五"时期全面推进健康中国建设对护理岗位工作实践提出的新要求为出发点，以教育部发布的《高等职业学校护理专业教学标准》等重要文件为书目制订和编写依据,以打造具有护理职业教育特点的立体教材为特色,紧紧围绕培养理想信念坚定,具有良好职业道德和创新意识,能够从事临床护理、社区护理、健康保健等工作的高素质技术技能人才为目标。全套教材共 27 册,包括专业基础课 8 册,专业核心课 7 册,专业扩展课 12 册。

本套教材编写具有如下特色:

1. 统分结合,目标清晰

本套教材的编写团队由全国卫生职业教育教学指导委员会护理类专业教学指导委员会主任委员唐红梅研究员领衔,集合了国内十余家院校的专家、学者。教材总体设计围绕学生护理岗位胜任力和数字化护理水平提升为目标,符合三年制高职专科学生教育教学规律和人才培养规律,在保证单册教材知识完整性的基础上,兼顾各册教材之间的有序衔接,减少内容交叉重复,使学生的培养目标通过各分册立体化的教材内容得以全面实现。

2. 立德树人,全程思政

本套教材紧紧围绕立德树人根本任务,强化教材培根铸魂、启智增慧的功能,把习近平新时代中国特色社会主义思想及救死扶伤、大爱无疆等优秀文化基因融入教材编写全过程。教材编写团队通过精心设计,巧妙结合,运用线下、线上全时空渠道,将教材与护理人文、职业认同、专业自信等课程思政内容有机融合,将护理知识、能力、素质培养有机结合,引导学生树立正确的护理观、职业观、人生观和价值观,着眼于学生"德智体美劳"全面发展。

3. 守正创新,科学专业

本套教材编写坚持"三基、五性、三特定"的原则,既全面准确阐述护理专业的基本理论、基础知识、基本技能和理论联系实践体系,又能根据群众差异化的护理服务需求,构建全面全程、优质高效的护理服务体系需要,反映护理实践的变化、阐明护理学科教学和科研的最新进展。教材编写内容科学准确、术语规范、逻辑清晰、图文得当,符合护理课程标准规定的知识类别、覆盖广度、难易程度,符合护理专业教学科学,具有鲜明护理专业职业教育特色,满足护理专业师生的教与学的要求。

4. 师生共创,共建共享

本套教材编写过程中广泛听取一线教师、护理专业学生对教材内容、形式、教学资源等方面的意见,再根据师生用书数据信息反馈不断改进编写策略与内容。师生用书过程中，还可以通过云端数据的共建共享，丰富教学资源、更新教与学的内容，为广大用书教师提供个性化、模块化、精准化、系统化、全方位的教学服务，助力教师成为"中国金师"。同时，教材为用书学生提供精美的视听资源、生动有趣的案例，线上、线下互动学习体验，助力学生护理临床思维养成，激发学生的学习兴趣及创新潜能。

5. "纸数"融合，动态更新

本套教材纸质课本与线上数字化教学资源有机融合，以纸质教材为主，通过思维导图，便于学生了解知识点构架，明晰所学内容。依托纸媒教材，通过二维码链接多元化、动态更新的数字资源，配套"交我学"教学平台及移动终端 APP，经过一体化教学设计，为用书师生提供教学课件、在线案例、知识点微课、云视频、拓展阅读、直击护考、处方分析、复习与自测等内容丰富、形式多样的富媒体资源，为现代化教学提供立体、互动的教学素材，为"教师教好"和"学生学好"提供一个实用便捷、动态更新、终身可用的护理专业智慧宝库。

打造培根铸魂、启智增慧的精品教材不是一蹴而就的。本套融合式教材也需要不断总结、调整、完善、动态更新，才能使教材常用常新。希望全国广大院校在使用过程中能够多提供宝贵意见，反馈使用信息，以逐步完善教材内容，提高教材质量，为建设中国特色高质量职业教育教材体系做出更多有益的研究与探索。最后，感谢所有参与本套教材编写的专家、教师及出版社编辑老师们，因为有大家辛勤的付出，本套教材才能顺利出版。

前　言

随着健康中国战略的不断推进,人民群众对卫生服务的需求已不是传统的医疗救治,而是包括医疗、康复、保健、健康的心理状态和行为方式等各方面的全面照顾。党中央把保障人民健康放在优先发展的战略位置,习近平总书记在二十大报告中指出:人民健康是民族昌盛和国家强盛的重要标志。我国医疗卫生服务的改进迫切需要高素质的护理人才,也对护理服务提出了更高的要求。随着互联网、人工智能等新技术大量应用临床,高职护理职业教育必须适应新理念、新发展。根据教育部等部门文件精神和我国护理行业发展需要,特别是人才就业市场的实际需要,教材形式从传统单一纸质教材向纸数融合、数字化教材发展,我们组织编写了"互联网＋"融合式《健康评估》教材。

健康评估是该专业课程设置的重要组成部分,是培养现代护理理念、体现职业教育特色的一门重要课程。教材内容包括绪论、问诊、常见症状评估、身体评估、心理评估、社会评估、实验室检查、心电图检查、影像学检查、资料分析与护理诊断和护理病历书写等。重点介绍健康评估的原理和方法,以培养学生的临床思维能力为基础,使其学会真实地、系统地、完整地收集、综合、分析健康资料,发现服务对象的健康问题。在教材编写中,突出了专业性原则、能力本位原则和创新性原则。从护理专业着眼，以卫生职业教育护理专业的学生的认知前提为出发点，重点编写与卫生职业教育护理专业培养目标相适应的健康评估基础知识、相关理论和开展健康评估的基本程序、方法以及基本技能，避免"大而全"，突出了"必需、够用"。同时，将能力培养放在重中之重，加大了"方法与技能"内容的比重，突出能力本位。在每一章前有要点提示，有利于学生自主学习、主动学习；章后有训练题，训练题的形式为执业资格考试的题目形式。有利于培养学生的思维能力和解决问题的能力，并为将来顺利通过执业考试打下基础。

为了提高教材质量，满足教学需要，本教材编者参考了大量的国内外资料及教科书，这些参考文献在教材最后列出。在此对本教材所参考文献的作者表示诚挚的感谢和敬意。

鉴于编者的知识有限，时间紧迫，书中难免存在不足之处，恳请使用教材的广大师生和读者指正，以便我们再版时修改完善。

朱建宏

2023 年 2 月

目　录

第一章 绪 论

思维导图

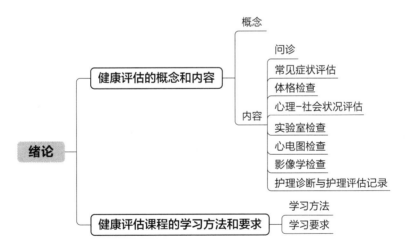

第一节　健康评估的概念和内容

一、健康评估的概念

健康评估(health assessment)是运用医学基本理论、基本知识和基本技能对患者现存的或潜在的健康问题或生命过程中的反应做出判断的一门学科。健康评估课程是护理的方法论课程。

健康评估是指从护理的角度动态地收集和分析护理对象的健康资料,发现健康问题,提出护理诊断的过程。这一过程要求护士具备收集资料以及诊断性思维的能力。

20 世纪 50 年代,莉迪亚·海尔(Lydia Hall)第一次提出了护理程序(nursing process)的概念。随着健康观念的转变,人们对卫生保健服务的需求不断提高,为患者提供高质量的护理服务,实施以患者为中心、以护理程序为基础的整体护理成为当今的护理理念。护理程序是由评估、诊断、计划、实施和评价所组成的循序渐进、不断循环的过程。健康评估是护理程序顺利运行的第一步,也是其重要环节。护士运用健康评估的知识、技能,对护理对象进行评估所获得的资料是提出护理诊断的依据。根据护理诊断,制订合理的、针对性的护理计划,实施适当的护理措施,最终达到减轻患者病痛、促进早日康复的目的。所以,健康评估是临床护理学科的核心课程之一,是每个护士在临床工作中必须具备的基本功。

▶ 思政小课堂 1-1　健康中国战略

二、健康评估的内容

健康评估课程的内容包括基本理论和基本方法。基本理论主要研究疾病的常见症状、体征及其发生和发展的规律和机制,疾病对个体的生理、心理和社会等方面的影响,建立护理诊断的思维程序。基本方法包括问诊、体格检查和诊断性检查资料的收集等。课程的具体内容如下。

(一) 问诊

问诊是通过对被评估者或知情者的系统询问和交谈获取完整的健康史的基本资料,经过综合分析作出临床判断的过程,为确立护理诊断提供重要依据。问诊主要从被评估者的一般资料、主诉、现病史、既往史、家族史、日常生活史和心理社会史等方面收集健康史资料。

(二) 常见症状评估

症状是被评估者对机体功能异常和病理变化的主观感受,如头痛、发热、呕吐等。研究症状的发生、发展和演变以及由此引起的身心反应,对形成护理诊断、指导临床护理实践起着主导作用。

（三）体格检查

体格检查是指护士运用自己的感官或借助听诊器、血压计和体温计等简单的检查工具对被评估者进行细致观察与系统检查，以了解其身体状况的一种最基本的评估方法，是收集被评估者的客观资料、获得护理诊断依据的重要手段。被评估者体表或内部结构发生可察觉的变化，称为体征，如皮疹、压痛、肺部啰音和脉搏增快等。只有熟练掌握和运用身体评估的方法，才能获得正确的评估结果。此部分内容主要从护理的角度学习身体评估的基本方法、内容，以及正常征象和异常体征及其临床意义。

（四）心理-社会状况评估

心理及社会状况评估是指对个体的心理活动、心理特征及社会状况的评估。包括对被评估者从认知水平、情感和情绪、应激、健康行为、自我概念、角色与角色适应、文化以及家庭和环境等方面进行全面评估，以准确地获得被评估者心理和社会状况的资料。

（五）实验室检查

实验室检查是通过理化和生物学检测等实验室检查方法对被评估者的体液、分泌液、排泄物、细胞取样和组织标本等进行检查，以获得反映机体功能状态、病理变化或病因等方面的客观资料，其结果是客观资料的重要组成部分。护士应能够正确地收集各种检查标本并能正确地解释检查结果，以指导其进行病情观察和判断，做出恰当的护理诊断。

（六）心电图检查

心电图是指利用心电图机从体表记录心脏电生理活动变化的曲线图形。心电图是诊断心血管疾病的重要方法，也是其他疾病诊断的基本检查方法，是监测危重患者、观察和判断病情变化的必要手段。心电图检查结果是健康评估重要的客观资料之一。

（七）医学影像学检查

医学影像学检查是指借助于不同的成像手段显示人体内部结构的影像，帮助了解机体结构、功能状态及其病理变化，并对其他评估结果进行验证与补充。影像学检查包括 X 线检查、计算机体层成像、磁共振成像、超声检查、核医学检查。其检查前的准备、检查中的护理配合及检查后的护理是临床护理工作的重要内容。

（八）护理诊断与护理评估记录

健康评估的最终目的是形成护理诊断。护士应该深入理解护理诊断的内涵，注重培养对评估过程、结果观察和临床判断的评判性思维能力，学会对所获得的主、客观资料进行分析、归纳、判断，发现被评估者现存的或潜在的健康问题，提出正确的护理诊断。科学的思维方法是做出正确护理诊断的保证。

护理病历是护士将对被评估者进行健康评估获得的主、客观资料经过整理和分析，按照规范化格式书写护理文件，是对被评估者护理过程的全面记录，也是护理教学和科研工作不可缺少的重要资料。正确书写护理病历是护士必须掌握的基本功之一。

第二节 健康评估课程的学习方法和要求

健康评估是实践性很强的课程,教学方法与基础课程有很大的不同,除理论教学和校内的操作技能训练外,还需注重在医院临床见习、实习环节的基本技能和评判性思维的训练。在学习过程中要体现以护理对象为中心的护理理念,实训室学习或临床实践教学中均应体现对被评估者的尊重和关爱。同时要注重将理论知识转化为临床护理实际的能力,勤学苦练,善于思考,注重自身素质的培养。

课程学习的具体要求如下:

(1)概念清楚,基本技能熟练,基本知识牢固。

(2)在深入领会健康史采集方法和各种症状相关基础理论的基础上,合理运用问诊技巧,独立完成系统问诊,准确收集被评估者的健康史资料。

(3)掌握身体评估的基本知识及阳性结果的临床意义,能独立进行全面、系统、规范、有序的身体评估,力求操作娴熟、结果准确。

(4)能正确采集常用的实验室检查标本,熟悉各项检查结果的参考值及其临床意义。

(5)掌握心电图机的操作方法,熟悉正常心电图和常见异常心电图图形的分析,理解常见异常心电图的临床意义。

(6)知道影像学检查前被评估者的准备,了解影像学检查的基本知识及检查结果的临床意义。

(7)能根据所收集的健康资料,按照护理诊断程序进行分析、综合,提出初步的护理诊断和合作性问题,并能完成护理病历的书写。

(8)在学习中逐步培养和建立护理专业评估的意识。

(朱建宏)

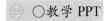

数字课程学习

○教学 PPT

第二章 问 诊

章前引言

　　问诊是指通过评估者与被评估者或知情人之间的交流而进行评估的一种方法,是一个双向交流的过程,是收集主观资料的主要方法。成功的问诊是正确评估的基础,是护士必须掌握的基本功。问诊的目的是获得健康史等主观资料,并为进一步的身体状况评估提供线索、评价治疗和护理的效果,了解被评估者对医疗和护理的需求。

·学习目标·

　　1. 阐述问诊的内容与方法。
　　2. 明确问诊的注意事项。
　　3. 熟练运用问诊的方法和沟通技巧。
　　4. 树立以患者为中心的护理理念,尊重患者,关爱和同情患者,具有良好的沟通能力。

思维导图

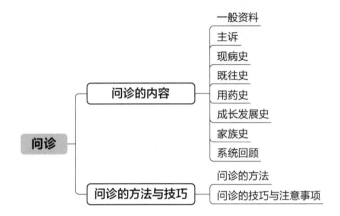

第一节　问诊的内容

▶ 在线课程 2-1　问诊的内容

一、一般资料

一般资料包括被评估者的姓名、性别、年龄、民族、职业、婚姻、籍贯、文化程度、宗教信仰、工作单位、家庭住址及联系人电话、入院日期、入院方式、入院诊断、病史供述人、可靠程度和记录日期等。年龄、性别、职业和民族等可为评估某些疾病提供有价值的线索。根据文化程度、宗教信仰等有助于了解被评估者对健康的认识及价值观,同时可针对性地选择合适的护理措施。若资料来源不是被评估者本人,应注明其与被评估者的关系,并评估资料的可靠程度。

二、主诉

主诉是被评估者感受到最痛苦、最明显的症状和(或)体征及其持续时间,也是本次就诊最主要的原因。确切的主诉可初步反映病情的轻重缓急,也可为判断某系统疾病的初步线索。

主诉描述时需要注意：①简明扼要、高度概括，一般不超过 20 字。②尽可能用被评估者自己描述的症状，如"头痛、发热、流涕 2 天"，而不能用"上呼吸道感染 2 天"。③若病史较长，症状较多，应按其发生的先后顺序记录，如"活动后心前区疼痛 2 年，症状加重伴面色苍白、大汗 1 小时"。

三、现病史

现病史是健康史的主体部分，是记述被评估者自患病到就诊，疾病发生、发展、演变、诊治及护理经过的全过程，是对主诉所含内容更详尽的描述。现病史主要包括以下内容。

1. **起病情况与患病时间**　包括起病时间、发病的急缓，以及有无与本次发病有关的病因及诱因等。

2. **主要症状特点**　对被评估者感受最明显或最痛苦的表现予以详细的描述，包括主要症状出现的部位、性质、程度、发作频率及持续时间，以及缓解或加重的因素等。

3. **伴随症状**　与主要症状同时或随后出现的一系列其他症状，应详细询问其表现特点，为疾病的鉴别诊断提供重要依据。如被评估者腹泻，若伴呕吐则可能是急性胃肠炎，若伴脓血便及里急后重则可能是痢疾。

4. **病情的发展与演变**　包括患病过程中主要症状的变化或新症状的出现等，为更准确地判断病情提供依据。如肺气肿患者，剧烈咳嗽后突然出现剧烈的胸痛和更为严重的呼吸困难，则应考虑发生了自发性气胸的可能。

5. **诊疗及护理经过**　被评估者于本次就诊前曾在何时、何地做过何种检查及诊断结果。对已接受治疗者，应询问治疗方法，以及所用药物名称、剂量、给药方法、给药时间、疗效及不良反应等，为本次诊治及护理提供参考。

6. **病程中的一般情况**　患病后的精神状况、体力状态、食欲与食量、睡眠与大小便情况等。这些情况对评估被评估者病情的轻重和预后以及采取何种辅助治疗及护理十分重要。

四、既往史

既往史包括被评估者既往的健康状况、既往患病情况等。

1. **既往健康状况**　是被评估者对自己过去健康状况的评价。对曾患过疾病者，应询问所患疾病的时间、诊治等情况。尤其是对与目前所患疾病有密切相关的疾病应详细询问。评估时一般按所患疾病的先后顺序记录。诊断明确者应用病名加引号予以记录，如曾患"糖尿病""消化性溃疡"等。

2. **外伤史和手术史**　既往发生外伤或进行手术的原因、时间、部位、严重程度和处理经过等。

3. **预防接种史**　包括预防接种的类型、时间等。

4. 过敏史　了解有无食物、药物及其他接触物过敏史等。有过敏者应询问过敏时间及表现、缓解方式等。尤其是对药物过敏者应详细询问药名、使用方法及过敏反应表现等。

五、用药史

用药史包括被评估者过去及目前使用过的药物，以及用药方法、用药剂量、持续时间、效果及有无不良反应等。

六、成长发展史

1. 生长发育情况　若被评估者为儿童，应询问其家长，了解被评估者出生情况及生长发育情况，根据被评估者所处的生长发育阶段判断其生长发育史是否正常。

2. 个人史　社会经历包括出生地、居住地及居住时间、有无疫区和地方病流行区居住史、受教育程度、经济生活和业余爱好等。职业及工作条件包括具体工种、工作环境、有无工业毒物的接触史等。

3. 婚姻史　应询问婚姻状况、结婚年龄、配偶健康状况、性生活情况、夫妻关系等。如丧偶，应询问死亡年龄、原因和时间。

4. 月经史和生育史　对适龄女性被评估者，应询问月经初潮年龄，月经周期，行经期，月经量、颜色、有无血块、痛经与白带，末次月经日期，绝经年龄。记录格式如下：

$$\text{初潮年龄} \frac{\text{行经期（天）}}{\text{月经周期（天）}} \text{末次月经时间或绝经年龄}$$

对适龄女性被评估者，应询问生育情况，包括妊娠与生育次数，有无人工或自然流产，有无早产、手术产或死胎、围生期感染以及计划生育情况等。男性应询问是否患过影响生育的疾病等。

七、家族史

家族史包括父母、兄弟、姐妹及子女健康与患病情况，特别要询问是否患有与被评估者类似的疾病，有无与遗传有关的疾病，有无传染病史等。对已死亡的直系亲属，还要询问死亡的原因和年龄。

八、系统回顾

系统回顾是通过评估被评估者各系统或各健康功能型态及其特点后，全面系统地评估被评估者现存的或潜在的健康问题及其与本次健康问题相关的反应。通过系统回顾被评估者身体、心理、社会系统健康状态，以免遗漏重要信息。系统回顾的组织与安排，可根据需要采用不同的系统模式。

1. 戈登的功能性健康型态　该归类方法将健康资料分为11个型态，与护理诊断有直接的对应关系，每个功能性健康型态下都有相应的护理诊断，健康资料归类后，如发现有功能异常或处于功能异常的风险之中,可从其所属的功能性健康型态下选择相应的护理诊断。

1)健康感知-健康管理型态 自觉一般健康状况如何;为保持健康所做的最重要的事情有哪些及其对健康的影响;有无烟、酒、毒品嗜好,每日摄入量;有无药物成瘾或药物依赖、剂量及持续时间;是否经常做乳房的自我检查;平日能否服从医护人员的健康指导;是否知道所患疾病的原因,出现症状时采取的措施及其结果。

2)营养与代谢型态 食欲及日常食物和水分摄入的种类、性质、量,有无饮食限制;有无咀嚼或吞咽困难及其程度、原因和进展情况;近期体重变化及其原因;有无皮肤、黏膜的损害;牙齿有无问题等。

3)排泄型态:每日排便与排尿的次数、量、颜色、性状,有无异常改变及其类型、诱发或影响因素,是否应用药物;是否出汗过多、有无气味。

4)活动-运动型态 进食、洗漱、洗澡、穿衣、如厕等日常活动的自理能力及其功能水平;日常活动方式、活动量、活动能力及其活动耐力,有无医疗或疾病限制,是否借助轮椅或义肢等辅助工具。日常活动自理能力通常按被评估者能否独立活动的程度将其分为独立、需部分帮助、需极大帮助、完全不独立4个等级。

5)睡眠-休息型态 日常睡眠状况、睡眠后精力是否充沛,有无睡眠异常如入睡困难、多梦、早醒、失眠,是否借助药物或其他方式辅助入睡。

6)认知-感知型态:有无听觉、视觉、味觉、嗅觉、记忆力、思维过程改变,有无感觉异常,视听觉是否借助辅助工具;有无疼痛及其部位、性质、程度和持续时间等;学习方式及学习中有何困难等。

7)自我感知—自我概念型态 如何看待自己,自我感觉良好抑或不良;有无导致愤怒、烦恼、恐惧、抑郁、焦虑和绝望等情绪的因素。

8)角色-关系型态 就业情况、社会交往情况;角色适应及有无角色问题;独居或与家人同住;家庭结构与功能,有无处理家庭问题方面的困难,家庭对患者患病或住院持何种态度,关系是否密切,是否经常感到孤独;工作是否顺利;经济收入能否满足个人生活所需。

9)性-生殖型态 性生活满意程度,有无改变或障碍;女性月经量、经期和有无月经紊乱等。

10)应对-应激耐受型态 是否经常感到紧张,用什么方法解决(药物、酗酒或其他);近期生活中有无重大改变或危机,当生活中出现重大问题时如何处理,能否成功,此时对其帮助最大者是谁等。

11)价值-信念型态 能否在生活中得到自己所想要的;有无宗教信仰等。

2. 马斯洛需要层次理论 马斯洛把人的需要分为由低到高的5个层次,即生理需要、安全需要、爱与归属的需要、尊重与自尊需要、自我实现的需要。马斯洛需要层次理论其内在规律说明:生理需要是基本的,也是最重要的;通常是一个层次的需要被满足后,更高一层的需要才会出现,但不排除几个层次的需要同时出现;人类基本需要被满足的程度与健康成正比。在提出护理诊断(或合作性问题)时按照:生理需要、安全需要、爱与归属的需要、尊重与自尊需要、自我实现的需要依次列出首优、中优、次优的护理诊断。

第二节　问诊的方法与技巧

▶ 思政小课堂2-1　尊重患者的隐私权

▶ 在线课程2-2　问诊的方法与技巧

一、问诊的方法

问诊因方式和形式的不同而有不同的分类。

(一) 按提问方式分类

1. 直接提问　比如,"您吃饭了吗""您头晕吗""您吸烟吗""今天您能下床活动一下吗"这种提问方式的优点是被评估者能直接、坦率地做出回答,使评估者能迅速获得所需要的信息。其缺点是回答问题受限,被评估者得不到充分解释自己想法和情感的机会,缺乏主动性。

2. 启发式提问　比如,"您哪里不舒服啊? 今天感觉怎么样?""您能说说这次发病的过程吗?""刚才医生已经告诉您诊断结果了,您对治疗和护理方面有什么想法?""您这次发热后,是如何处理的?"这种提问方式的优点是有利于被评估者选择回答内容及方式,评估者可以获得较多有关被评估者的信息。其缺点是被评估者可能抓不住谈话重点,甚至偏离主题而占用大量时间。

(二) 按问诊的形式分类

1. 非正式交谈　指护士在护理工作中和被评估者的随意交谈,谈话内容不受限制,让其自由表述,可了解被评估者的多种信息,从中选择有价值的资料记录。

2. 正式交谈　指预先通知被评估者,进行有目的、有层次、有顺序的交谈,多以评估者提出问题、被评估者回答的形式进行。正式交谈分为3个阶段。

1) 准备阶段　①明确交谈的目的及内容:交谈的目的决定交谈的内容,通过交谈可获得健康史的资料,并为进一步的身体状况评估提供线索;了解被评估者的情绪体验、心理-社会、家庭环境、文化背景和生活习惯等;评价治疗和护理的效果,了解对医疗和护理的要求。②安排合适的时间:尽量方便被评估者,交谈时间以 20～30 min 为宜。应考虑被评估者的情绪状态,不宜在被评估者就餐或其他不便时交谈,以免影响交谈效果。③安排适宜的环境:交谈场所要适宜,尽量减少周围环境的影响;环境应安静、舒适,光线、温度要适宜,让被评估者感觉舒适,并保证其私密性。④查阅相关资料:通过查阅被评估者已有资料(如门诊资料),了解被评估者的基本情况、主要症状及诊治经过,据此初步确定交谈方法。⑤评估者要保持衣帽整洁、仪表良好。

2）交谈阶段　交谈开始,应有礼貌地称呼对方并做自我介绍,先向被评估者说明交谈的目的、交谈所需要的时间,使其有思想准备。然后根据交谈的目的引导被评估者,按顺序、有层次地进行交谈。首先应从一般性简单易答的问题开始,如"您感觉哪里不舒服?"由浅入深、由易到难。如遇被评估者交谈内容离题太远或不善于主动陈述问题,护士可给予耐心的启发和引导,使之纳入正题。要注意倾听被评估者的叙述,不要随意打断或提出新的话题;对其陈述或提出的问题,应给予合理的解释和适当的反应,如点头、微笑等。

3）结束阶段　当已获得必要的资料、达到交谈目的时,对重要资料要向被评估者简单复述,再次确认。交谈完毕,应向被评估者致谢。

二、问诊的技巧及注意事项

1. 取得被评估者的信任　可以保证问诊的顺利进行。评估者必须具有高尚的道德情操,良好的职业形象,较高的文化素养,掌握一定的社交基本理论和技巧,善于人际沟通。

2. 认真倾听,接纳、尊重被评估者　对被评估者所说的话不予以主观评判或不切实际的保证;对其不愿意回答的问题,交谈时不可操之过急,不诱问、不逼问。如果问诊涉及重要的个人私密资料,需向对方充分解释,并承诺保密,以解除其疑虑。

3. 尽量选择被评估者本人为问诊对象　对于重症、意识不清、语言障碍、精神病患者及不能有效问诊的幼儿,可由其家属或知情者作为问诊对象。

4. 问诊时使用语言要通俗易懂、简明具体　避免使用医学术语,如"心悸""发绀""黄疸""里急后重"等。

5. 注意运用非语言沟通技巧　如和蔼的面部表情、优雅的身体姿势、温和的目光接触、适时的微笑点头、恰当的肢体触摸等,使被评估者感到评估者亲切、可信,消除其紧张情绪,使交谈能顺利地进行。

6. 处理好与特殊被评估者的问诊　如老年人因体力、视力、听力有所减退,思维反应迟钝,问诊时要语言简单、易懂,提出问题后应有足够的时间让其思考、回忆,注意耐心启发,必要时适当重复。焦虑、情绪低落或愤怒者,因情绪异常可能会影响问诊,评估者应给予理解、尊重、宽容和安抚,应注意问诊的方式、速度,不刺激和激惹被评估者。对病情危重者,问诊要简明扼要、不影响抢救,待病情缓解后再详细问诊。

（朱建宏）

数字课程学习

◯教学PPT　◯导入案例解析　◯复习与自测　◯更多内容……

第三章　常见症状评估

章前引言

　　症状是患者主观感受到的不适、痛苦的异常感觉或某些客观病态改变,如疼痛、乏力、食欲减退等。经身体评估发现的异常表现称为体征,如肝大、淋巴结肿大、板状腹和杂音等。广义的症状也包括了一些体征。

学习目标

　　1. 阐述常见症状的病因与临床表现、护理评估要点。

　　2. 理解常见症状的评估方法。

　　3. 知道常见症状的发生机制。

　　4. 具备通过分析症状的临床表现,列出与之相应的护理诊断,并找出相关因素或危险因素的能力。

　　5. 充分利用所学的知识对患者进行健康教育。

　　6. 树立以患者为中心的护理理念,认真负责,关爱患者,具有良好的沟通能力和与同行协作能力。

思维导图

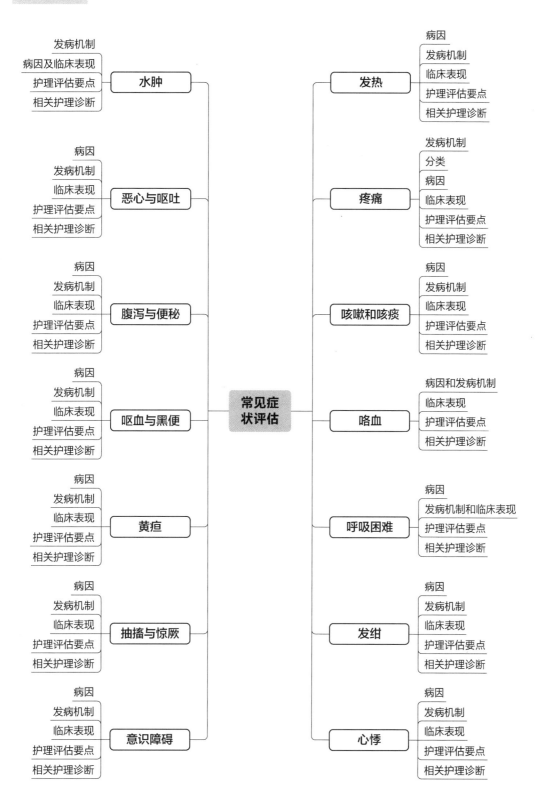

案例导入

患者,女,51岁。患者感觉劳累后心悸多年,近1个月来下肢明显水肿。查体:面颊暗红,口唇青紫,颈静脉怒张,双肺底呈湿啰音,心率110次/分,节律齐,心尖部可闻及舒张期隆隆样杂音,腹部膨隆,肝脏肋下触及2.5 cm,移动性浊音(+),双下肢凹陷性水肿。

问题:

1. 分析患者有哪些主要症状和伴随症状的特点,患者水肿的原因是什么?
2. 应该为患者做出哪些护理诊断?

第一节 发 热

◉ 思政小课堂3-1 "共和国勋章"获得者——屠呦呦

机体在致热原作用下或各种原因引起体温调节中枢功能紊乱时,产热增多,散热减少,体温升高超出正常范围,称为发热(fever)。

正常人体温保持在一定的范围内,腋窝温度为36.0~37.0℃,直肠温度为36.5~37.7℃,口腔温度为36.3~37.2℃。在生理状态下,体温受体内外因素的影响而稍有波动。昼夜间下午较早晨高,剧烈活动或进餐后体温可略升高,但波动范围一般不超过1℃。年轻人体温偏高,老年人体温偏低,妇女在月经期体温较低,在月经前和妊娠期稍高。

一、病因

根据病因发热分为感染性和非感染性两大类,临床上以感染性发热最常见。

1. **感染性发热** 各种病原体如病毒、细菌、支原体、立克次体、螺旋体、真菌和寄生虫等引起的急性或慢性、局部性或全身性感染,均可出现发热。

2. **非感染性发热** 主要有以下几类常见原因。①无菌性坏死物质吸收:如大面积烧伤、大手术后、急性心肌梗死和恶性肿瘤等。②抗原-抗体反应:如风湿热、血清病、药物热和结缔组织病等。③内分泌与代谢障碍:如甲状腺功能亢进、严重脱水等。④皮肤散热障碍:见于广泛性皮炎及慢性心力衰竭所致的发热,多为低热。⑤体温调节中枢功能障碍:常见于中暑、安眠药中毒、脑出血或颅脑外伤等。其产生与体温调节中枢直接受损有关,高热无汗是这类发热的特点。⑥自主神经功能紊乱:属于功能性发热,包括夏季发热、感染后低热、精神紧张发热、剧烈运动后发热、女性月经前或妊娠初期发热,多为低热。

二、发病机制

1. **致热原引起的发热**　致热原是导致发热的最主要因素。致热原可分为外源性和内源性两大类。外源性致热原包括各种病原体及其产物、无菌坏死组织、抗原-抗体复合物等。外源性致热原不能直接作用于体温调节中枢,但可通过激活血液中的中性粒细胞、嗜酸性粒细胞和单核-巨噬细胞系统,使之形成并释放白介素、肿瘤坏死因子和干扰素等内源性致热原,后者可通过血-脑屏障直接作用于体温调节中枢的体温调定点使之上移。体温调节中枢对体温加以重新调节,发出冲动,一方面通过交感神经使皮肤血管及竖毛肌收缩,排汗停止,散热减少;另一方面通过运动神经使骨骼肌紧张性增高或阵挛(表现为寒战),产热增多。这一综合调节作用使产热大于散热,于是体温升高引起发热。

2. **非致热原引起的发热**　由于体温调节中枢直接受损,或存在引起产热过多或散热减少的疾病,影响正常体温调节过程,使产热大于散热,引起发热。

三、临床表现

1. **发热分度**　以口腔温度为标准,按发热高低分类。①低热:37.3～38℃;②中度发热:38.1～39℃;③高热:39.1～41℃;④超高热:>41℃。

2. **发热的临床过程与特点**　发热的临床经过一般分3个阶段。

1) 体温上升期　由于产热大于散热而使体温上升。临床表现主要为皮肤苍白、无汗,畏寒或寒战,继而体温上升。体温上升有骤升和缓升两种方式,前者指体温在数小时内达39℃～40℃或以上,常伴寒战,小儿多伴有惊厥,见于疟疾、大叶性肺炎、败血症、流行性感冒、急性肾盂肾炎、输液或某些药物反应;后者指体温逐渐上升,在数日内达到高峰,多不伴有寒战,见于伤寒、结核病等。

2) 高热期　产热与散热过程在较高水平上保持相对平衡,体温上升至高峰后保持一段时间。发热持续时间长短因病而异,如疟疾可持续数小时,流行性感冒可持续数天,伤寒则可持续数周。临床主要表现为皮肤潮红、灼热、呼吸深快,此期寒战消失,开始出汗并逐渐增多。

3) 体温下降期　散热大于产热,体温随病因消除而降至正常水平。临床主要表现为出汗多、皮肤潮湿。体温下降有骤降或渐降两种方式,前者指体温于数小时内迅速降至正常,见于疟疾、急性肾盂肾炎、大叶性肺炎、输液反应等;后者指体温在数天内逐渐降至正常,见于伤寒、风湿热等。体温下降期由于出汗、皮肤和呼吸道水分蒸发增多,如若饮水不足,可引起脱水。

3. **热型及临床意义**　热型(fever type)是指将发热患者在不同时间测得的体温数值分别记录在体温单上,再把各体温数值点连接起来的曲线。不同病因所致发热可有不同的热型。常见热型如下。

1) 稽留热　体温持续升高,维持在39～40℃达数天或数周,24 h波动范围不超过1℃。常见于伤寒、大叶性肺炎高热期(图3-1)。

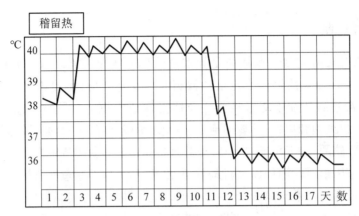

图 3-1 稽留热示意图

2）弛张热　体温常在 39℃ 以上，24 h 波动范围超过 2℃，但都在正常水平以上。见于败血症、风湿热、重症肺结核及化脓性感染等（图 3-2）。

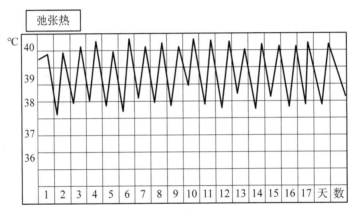

图 3-2 弛张热示意图

3）间歇热　体温骤升达高峰后持续数小时，又骤降至正常水平；无热期可持续 1 天至数天，如此高热期与无热期反复交替出现。见于疟疾、急性肾盂肾炎等（图 3-3）。

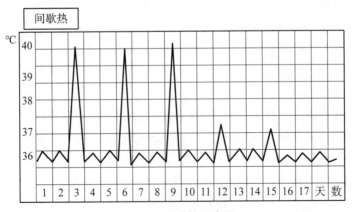

图 3-3 间歇热示意图

4) 回归热 体温骤升至39℃或以上,持续数天后又骤降至正常水平,高热期与无热期各持续数天后规律性交替一次。常见于回归热、霍奇金病等(图3-4)。

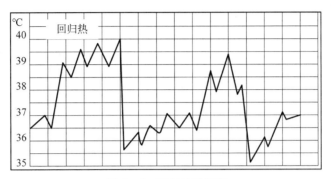

图3-4 回归热示意图

5) 波状热 体温逐渐升达39℃或以上,持续数天后又逐渐降至正常水平,持续数天后体温又逐渐上升,如此反复多次。常见于布鲁氏菌病(图3-5)。

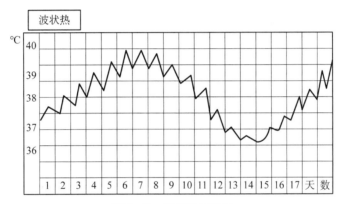

图3-5 波状热示意图

6) 不规则热 指发热变化无一定规律。可见于结核病、支气管肺炎、渗出性胸膜炎等(图3-6)。

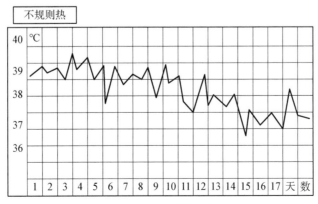

图3-6 不规则热示意图

四、护理评估要点

1. 临床表现特点 起病缓急、原因或诱因、持续时间、发热程度与热型,以及伴随症状等。

2. 对患者的影响 主要包括有无食欲低下,恶心、呕吐,持续发热者有无体重下降,高热者有无谵妄、幻觉等意识改变,小儿高热有无惊厥,以及体温下降期大量出汗者有无脱水等。

3. 相关的病史或诱发因素 既往有无结核病、结缔组织病、疟疾等可引起发热的病史,有无传染病患者接触史以及药物过敏史等。

4. 诊断、治疗与护理经过 包括有无用药,药物种类、剂量及疗效;有无采取物理降温措施及其效果。

📖 拓展阅读 3-1 常用的降温措施

五、相关护理诊断

1. 体温过高 与病原体感染有关;与体温调节中枢功能障碍有关。

2. 体液不足 与体温下降期出汗过多和(或)液体量摄入不足有关。

3. 营养失调,低于机体需要量 与长期发热所致机体物质消耗增加及营养物质摄入不足有关。

4. 潜在并发症 意识障碍、惊厥。

第二节 疼 痛

疼痛(pain)是一种与组织损伤或潜在损伤相关的不愉快的主观感觉和情感体验。换言之,疼痛既是一种生理感觉,又是对这一感觉的情感反应,前者即痛觉,是个人主观的知觉体验,同时也受性格、情绪、经验及文化背景等的影响,表现为焦虑和痛苦;后者又称痛反应,是机体对疼痛刺激产生的生理和病理变化如呼吸急促、血压升高、皮肤出冷汗和骨骼肌收缩等,而且总是与不愉快的情绪相伴。

一、发病机制

痛觉感受器为位于皮肤和其他组织内的游离神经末梢,各种物理、化学刺激作用于机体达到一定程度时,受损部位的组织释放出乙酰胆碱、5-羟色胺、组胺、缓激肽、钾离子、氢离子、酸性代谢产物及 P 物质等致痛物质,痛觉感受器受到致痛物质的刺激后发出冲动,冲动经上行传导系统上传到大脑皮质,产生痛觉,或在脊髓内弥散性上升引起情绪反应。

二、分类

(一) 病理学特征分类

按病理学特征分类,疼痛可分为伤害感受性疼痛和神经病理性疼痛或两类的混合性疼痛。

1. **伤害感受性疼痛**　为完整的伤害感受器感受到有害刺激引起的反应,疼痛的感知与组织损伤有关。根据伤害部位不同又分为躯体痛和内脏痛。

1) 躯体痛

(1) 皮肤痛:疼痛刺激来自体表,多因皮肤黏膜受损而引起。皮肤痛的特点为"双重痛觉",即受到刺激后立即出现定位明确的尖锐刺痛(快痛)和 1~2 s 后出现的定位不明确的烧灼样痛(慢痛)。

(2) 深部痛:指肌肉、肌腱、筋膜和关节等深部组织的疼痛。

2) 内脏痛　主要因内脏器官受到机械性牵拉、扩张、痉挛、炎症、化学性刺激等引起。内脏痛的发生缓慢而持久,可为钝痛、烧灼痛或绞痛,定位常不明确,常伴恶心和呕吐。内脏痛常伴有牵涉痛,即内脏器官疾病引起疼痛的同时在体表某部位亦发生痛感。其发生是由于内脏病变与相应区域体表的传入神经进入脊髓同一节段,并在后角发生联系。所以来自内脏的感觉冲动可直接激发脊髓体表感觉神经元,引起相应体表区域的疼痛,如心绞痛可牵涉至左肩和左前臂内侧;胆囊疼痛可牵涉至右肩,胰腺痛可牵涉至左腰背部,肾绞痛可牵涉到同侧腹股沟、外生殖器及大腿内侧。

2. **神经病理性疼痛**

1) 神经病理性疼痛　为神经受损所致,表现为剧烈灼痛或酸痛。由于神经干、神经根或中枢神经系统内的感觉传导受到肿瘤、炎症、骨刺及椎间盘突出等造成的刺激或压迫,可使疼痛沿着神经向末梢方向传导,以致在远离病变的受累神经分布区内出现疼痛,如坐骨神经痛。

2) 假性痛　指去除病变部位后仍感到相应部位疼痛,如截肢患者仍可感到已不存在的肢体疼痛,又称幻肢痛。其发生可能与病变部位去除前的疼痛刺激在大脑皮质形成强兴奋灶的后遗影响有关。

(二) 其他分类

1. **按疼痛的病程分类**

1) 急性疼痛　常突然发生,有明确的开始时间,持续时间较短,以数分钟、数小时或数天之内者居多,常用镇痛方法可以控制。

2) 慢性疼痛　疼痛持续 3 个月以上,具有持续性、顽固性和反复发作的特点,临床较难控制。

2. **按疼痛程度分类**

1) 微痛　似痛非痛,常与其他感觉复合出现。

2）轻度疼痛　范围局限、程度轻微。

3）中度疼痛　疼痛较重,伴有心跳加快,血压升高。

4）剧烈疼痛　疼痛程度剧烈,痛反应强烈。

3. **按疼痛部位分类**　可分为头痛、胸痛、腹痛、腰背痛和关节肌肉疼痛。

1）头痛(headache)　发生于额、顶、颞及枕部的疼痛。

2）胸痛(chest pain)　发生于胸廓与胸腔部位的疼痛,包括源于胸壁表层皮肤或骨骼肌肉病变引起的疼痛,以及源于胸部脏器病变引起的疼痛。

3）腹痛(abdominal pain)　腹部脏器病变或腹腔外疾病及全身性疾病引起的,发生于腹部的疼痛。

三、病因

1. **头痛**

1）颅内病变　可见于感染如脑膜炎、脑炎和脑脓肿等;脑血管病变如蛛网膜下腔出血、脑出血、脑栓塞、脑血栓形成和高血压脑病等;颅内占位性病变如脑肿瘤、颅内转移瘤、颅内白血病浸润、颅内囊虫病或棘球蚴病等;颅脑外伤如脑震荡、脑挫伤、硬脑膜下血肿、颅内血肿和脑外伤后遗症等;其他如偏头痛、丛集性头痛和腰椎穿刺后头痛等。

2）颅外病变　常见有颅骨疾病、颈椎病及其他颈部疾病;神经痛如三叉神经、吞咽神经及枕神经痛;眼、耳、鼻、牙齿疾病等引起的牵涉性头痛。

3）全身性疾病　如流感、伤寒、原发性高血压、酒精中毒、一氧化碳中毒、贫血、尿毒症和中暑等。

4）神经症　如神经衰弱及分离障碍性头痛等。

2. **胸痛**　主要由胸部疾病引起,少数由其他部位的病变所致。

1）胸壁疾病　如带状疱疹、肋间神经炎、肋软骨炎和肋骨骨折等。

2）呼吸系统疾病　如胸膜炎、自发性气胸、肺炎和支气管肺癌等。

3）心血管系统疾病　如心绞痛、急性心肌梗死、急性心包炎、肺梗死和神经症等。

4）纵隔疾病　如反流性食管炎、食管癌、纵隔炎和纵隔肿瘤等。

3. **腹痛**　多由腹部脏器疾病引起,亦可由腹腔外疾病及全身性疾病引起。临床上,一般将腹痛按起病缓急与病程长短分为急性腹痛与慢性腹痛。

1）急性腹痛　腹腔器官急性炎症如急性胃炎、急性肠炎、急性胰腺炎、急性胆囊炎等;腹内空腔脏器阻塞或扩张如肠梗阻、胆道虫病、胆道或泌尿系结石梗阻等;腹内脏器扭转或破裂如肠扭转、卵巢囊肿扭转、肝破裂、异位妊娠破裂等;腹膜炎症多由胃肠穿孔或炎症波及所致,少部分为自发性腹膜炎;腹腔内血管阻塞如缺血性肠病、夹层腹主动脉瘤等;腹壁疾病如腹壁挫伤、脓肿等;胸部疾病所致的腹部牵涉性疼痛如肺梗死、心绞痛和心肌梗死等;全身性疾病如腹型过敏性紫癜、尿毒症等。

2）慢性腹痛　腹腔脏器慢性炎症如反流性食管炎、慢性胃炎、慢性胆囊炎、慢性胰腺炎、溃疡性结肠炎和结核性腹膜炎等;空腔脏器的张力变化,如胃肠痉挛或胃、肠、胆道运动障碍等；胃、十二指肠溃疡；腹腔脏器的扭转或梗阻如慢性胃、肠扭转；脏器包膜的牵张因实质性器官病变肿胀，导致包膜张力增加而发生的腹痛，如肝炎、肝淤血、肝脓肿和肝癌等；中毒与代谢障碍如铅中毒、尿毒症等；腹内肿瘤压迫及浸润以恶性肿瘤居多，可能与肿瘤不断长大，压迫与浸润感觉神经有关；胃肠神经功能紊乱如功能性胃肠病。

四、临床表现

不同病因所致的疼痛，其疼痛的部位、性质、程度、持续时间等亦不相同。常见疼痛的临床表现如下。

1. 头痛

1）疼痛部位 全身性或颅内感染性疾病所致头痛多为全头部痛。高血压所致头痛常集中于额部或整个头部。眼源性、鼻源性或牙源性头痛多浅在而局限。蛛网膜下腔出血或脑脊髓膜炎除头痛外尚有颈痛。

2）疼痛程度与性质 头痛的程度可分为轻度、中度和重度。三叉神经痛、偏头痛及脑膜刺激的疼痛最为剧烈。脑肿瘤多为中度或轻度头痛。高血压性、血管性及发热性疾病所致的头痛多为搏动性。神经痛多呈电击样痛或刺痛。紧张性头痛多为重压感、紧箍感或呈钳夹样痛。

3）疼痛出现与持续时间 某些头痛可发生在特定时间，如颅内占位性病变所致头痛多于清晨加剧；鼻窦炎所致头痛亦常发生于清晨或上午；丛集性头痛常于晚间发生；女性偏头痛多与月经周期有关；脑肿瘤所致头痛多呈慢性。

4）诱发与缓解因素 咳嗽、打喷嚏、摇头、俯身可使颅内高压性头痛、血管性头痛、颅内感染性头痛及脑肿瘤性头痛加剧。紧张性头痛可因活动或按颈肌缓解，偏头痛则可于应用麦角胺后缓解。

2. 胸痛

1）疼痛部位 胸壁疾病所致者部位局限，炎症性病变所致疼痛常伴局部红、肿、热等表现。带状疱疹呈成簇水疱沿一侧肋间神经分布伴剧痛，疱疹不越过体表中线。自发性气胸所致疼痛表现为一侧胸部尖锐刺痛，向同侧肩部放射。肺梗死所致胸痛位于胸骨后，向颈、肩部放射。急性胸膜炎多为单侧胸痛。心绞痛和心肌梗死的疼痛多在心前区与胸骨后或剑突下，心肌梗死者疼痛常放射至左肩、左前臂内侧，达环指与小指，也可放射至左颈、咽与面颊部，容易误认为是牙痛。食管及纵隔病变所致疼痛位于胸骨后。肝胆疾病引起的胸痛多在右下胸部。

2）疼痛程度与性质 胸痛的程度可为剧烈、轻微或隐痛，胸痛的性质如带状疱疹呈刀割样或灼热样剧痛；食管炎多为烧灼痛；心绞痛呈压榨性并伴重压窒息感；心肌梗死则疼痛更为剧烈伴恐惧、濒死感；干性胸膜炎常呈隐痛、钝痛或刺痛；气胸发病初期有撕裂样疼痛；肺梗死亦为突然剧烈刺痛或绞痛，随呼吸运动加剧，常伴呼吸困难与发绀。

3）疼痛持续时间 平滑肌痉挛致血管狭窄缺血引起的疼痛为阵发性；炎症、肿瘤、栓塞或梗死所致疼痛呈持续性，如心绞痛发作时间短暂（1～5 min），而心肌梗死疼痛持续时间很长(数小时或更长)且不易缓解。纵隔肿瘤、食管癌所致疼痛呈进行性。

4）诱发与缓解因素　胸壁炎症性病变所致胸痛于呼吸、咳嗽时加重。自发性气胸所致疼痛常于剧烈咳嗽或过度用力时发生。劳累或精神紧张可诱发心绞痛，休息、含服硝酸甘油或硝酸异山梨酯后于 1～2 min 内缓解，而对心肌梗死所致疼痛则无效。食管疾病多在进食时发作或加剧，服用抗酸剂和胃肠动力药物可减轻或消失。胸膜炎所致胸痛可因咳嗽或用力呼吸加剧。

3. 腹痛

1）疼痛部位　腹痛部位一般多为病变所在部位，如胃、十二指肠和胰腺病所致疼痛多在中上腹部；胆囊炎、胆石症、肝脓肿等所致疼痛多在右上腹部；急性阑尾炎所致疼痛在右下腹麦克伯尼点（McBurney point）；小肠疾病所致疼痛多在脐部或脐周；结肠疾病所致疼痛多在下腹部或左下腹部；膀胱炎、盆腔炎及异位妊破裂所致疼痛亦在下腹部；弥漫性或部位不定的疼痛见于急性弥漫性腹膜炎、机械性肠梗阻、急性出血性坏死性肠炎、铅中毒和腹型过敏性紫癜等。

2）疼痛性质与程度　腹痛的性质和程度与病变性质密切相关。烧灼样痛多与化学性刺激有关，如胃酸刺激；绞痛多为空腔脏器痉挛、扩张或梗阻引起；持续钝痛可能为实质脏器牵张或腹膜外刺激所致；剧烈刀割样疼痛多为脏器穿孔或严重炎症所致；隐痛或胀痛者病变轻微，可能为脏器轻度扩张或包膜牵张所致。临床所见突发中上腹剧烈刀割样痛、烧灼样痛，多为胃、十二指肠溃疡穿孔；持续中上腹隐痛多为慢性胃炎及胃、十二指肠溃疡；上腹部持续性剧痛或阵发性加剧应考虑急性胃炎、急性胰腺炎；胆石症或泌尿系统结石常为阵发性绞痛，相当剧烈，患者辗转不安；阵发性剑突下钻顶样疼痛是胆道蛔虫病的典型表现；持续、广泛而剧烈的腹痛伴腹壁肌紧张或板样强直，提示为急性弥漫性腹膜炎。

3）疼痛出现时间　餐后痛可能由于胆胰疾病、胃部肿瘤或消化不良所致；周期性、节律性疼痛见于胃、十二指肠溃疡；子宫内膜异位者腹痛与月经周期相关；卵泡破裂者疼痛于月经期间发作。

4）诱发与缓解因素　胆囊炎或胆石症腹痛发作前常有进食油腻食物史，急性胰腺炎腹痛发作前常有酗酒、暴饮暴食史；呕吐后缓解的上腹痛多为胃十二指肠病变而非胆胰疾病。

总之，全身各部位均可发生疼痛。由于引起疼痛的病因及病变部位不同，疼痛的临床表现也不尽相同。同时受年龄、意志、经历及文化背景的影响，不同患者对疼痛的感受和耐受力也有很大差异。

五、护理评估要点

1. 与疼痛相关的病史或诱因　患者疼痛发生前有无外伤史、手术史，有无感染、药物和食物中毒，有无类似发作史和家族史。

2. 疼痛的特点　评估疼痛发生的情况，起病缓急，持续的时间，疼痛部位，有无牵涉性、放射性或转移性疼痛,疼痛性质、发作情况、程度,以及加重或缓解的因素等。也可应用疼痛测评工具测评疼痛的程度、性质等。疼痛部位多为病变所在部位,但某些内脏疾病可伴发牵涉痛,且可为其突出表现;疼痛的程度与病情严重程度并不一定呈正相关关系,但进行性加重的疼痛与突然加剧的疼痛提示病情进一步发展或恶化。

3. 对功能性健康型态的影响　有无疼痛导致睡眠与休息型态的改变;有无活动与运动型态的改变;有无焦虑等应激与应激应对型态改变;有无角色与关系型态改变等。

4. 诊断、治疗与护理经过　重点评估患者接受了哪些止痛措施及其效果如何。

六、相关护理诊断

1. 急性或慢性疼痛　与各种伤害性刺激作用于机体引起的不适有关。

2. 睡眠型态紊乱　与疼痛有关。

3. 焦虑　与疼痛频繁发作有关;与长期慢性疼痛有关。

第三节　咳嗽与咳痰

咳嗽(cough)是呼吸道受到刺激后引发的一种反射性防御动作。咳痰(expectoration)是借助咳嗽将气管、支气管的分泌物或肺泡内的渗出物排出体外的动作。咳嗽、咳痰是临床最常见的症状之一。

一、病因

▶ 在线课程 3-1　咳嗽与咳痰

1. 胸膜疾病　各种原因所致的胸膜炎、胸膜受到刺激(如气胸、胸腔穿刺等)时均可引起咳嗽。

2. 呼吸道疾病　呼吸道黏膜受到刺激性气体、粉尘、异物、炎症、出血、肿瘤等刺激,均可引起咳嗽和(或)咳痰,其中呼吸道感染是引起咳嗽、咳痰最常见的原因。

3. 心血管疾病　左心衰竭、心包积液和肺栓塞等可引起咳嗽。

4. 中枢神经系统疾病　如脑炎、脑膜炎可刺激大脑皮质或延髓咳嗽中枢引起咳嗽。

▣ 拓展阅读 3-2　咳嗽的作用

二、发病机制

1. 咳嗽　是由于延髓咳嗽中枢受刺激引起。来自耳、鼻、咽、喉、呼吸道、肺泡、胸膜的刺激,经迷走神经、舌咽神经和三叉神经的感觉神经纤维传入延髓咳嗽中枢,再经喉下神经、膈神经与脊神经分别将冲动传至咽肌、声门、膈肌及其他呼吸肌,引起咳嗽发生。

2. 咳痰 正常呼吸道黏膜腺体及杯状细胞分泌少量黏液,以保持呼吸道黏膜湿润。当咽、喉、气管、支气管或肺受到物理性、化学性、生物性和过敏性等因素刺激时,引起黏膜或肺泡充血、水肿,毛细血管通透性增高,腺体分泌物增加,漏出物、渗出物与黏液、组织坏死物等混合形成痰液。

三、临床表现

1. 咳嗽的性质

1) 干性咳嗽 指咳嗽无痰或痰量甚少,常见于急/慢性咽喉炎、急性支气管炎初期、喉癌和胸膜炎等。

2) 湿性咳嗽 指咳嗽伴有痰液,常见于肺炎、慢性支气管炎、支气管扩张症和肺脓肿等。

2. 咳嗽的时间与规律

1) 突发性咳嗽 多见于突然吸入刺激性气体或异物、肿瘤压迫气管或支气管等引起。

2) 发作性咳嗽 多见于百日咳、支气管结核和变异性哮喘等。

3) 长期慢性咳嗽 多见于呼吸道慢性病,如慢性支气管炎、支气管扩张症和肺结核等。

4) 夜间咳嗽 多见于慢性左心功能不全和肺结核患者,可能与夜间肺淤血加重及迷走神经兴奋性增高有关。

3. 咳嗽的音色 指咳嗽声音的特点。

1) 声音嘶哑的咳嗽 声带炎症或喉返神经受肿瘤等压迫所致。

2) 金属音咳嗽 因肿瘤直接压迫气管引起。

3) 鸡鸣样咳嗽 表现为阵发性剧烈咳嗽伴有高调吸气声,常见于百日咳,会厌、气管受压等。

4. 痰的性质与量

1) 痰的性质 可分为黏液性、浆液性、脓性和血性等。①黏液性痰:见于急性支气管炎、支气管哮喘等;②浆液性痰:多见于肺水肿;③脓性痰:见于支气管扩张症、肺脓肿等;④血性痰:见于支气管扩张症、肺癌等。

2) 痰量 健康人仅有少量的痰,急性呼吸道炎症时痰量较少;痰量增加常见于支气管扩张、肺脓肿,且排痰与体位有关,痰量多时静置后可出现分层现象:即上层为泡沫,中层为浆液或浆液脓性,下层为脓块或坏死物质。

5. 痰的颜色和气味

1) 痰的颜色 ①铁锈色痰:见于大叶性肺炎;②粉红色泡沫痰:见于肺水肿;③黄绿色或翠绿色痰:见于铜绿假单胞菌(绿脓杆菌)感染。

2) 痰的气味 恶臭痰见于厌氧菌感染。

四、护理评估要点

1. 病史与诱因　询问引起咳嗽、咳痰的相关病史和诱发因素,如有无刺激性气体的吸入等。

2. 咳嗽、咳痰特点　评估咳嗽发生的急缓程度和咳嗽的性质、音色,以及有无咳痰,痰液的性质、量和气味等。

3. 伴随症状　是否伴有发热、呼吸困难、哮鸣音和杵状指(趾)等。

4. 身体反应　有无长期或剧烈咳嗽引起的头痛、失眠、精神萎靡、食欲减退、体力下降等症状;是否有效咳嗽及排痰。

5. 心理—社会反应　有无烦躁、焦虑、抑郁等反应及程度。

6. 诊断、治疗及护理经过　有无服用止咳祛痰药物及药物种类、剂量、疗效等;有无采取排痰的措施及效果。

五、相关护理诊断

(1) 清理呼吸道无效:与痰液黏稠有关;与咳嗽无力有关。

(2) 睡眠型态紊乱:与夜间频繁咳嗽有关。

第四节　咯　血

喉及喉部以下的呼吸道任何部位出血,经口腔咯出称为咯血(hemoptysis)。咯血是呼吸系统疾病常见症状之一,表现为痰中带血、血痰及大咯血,大咯血易引起窒息和休克,危及生命。

◆ 在线课程 3-2　咯血与呕血的鉴别

一、病因和发病机制

1. 呼吸系统疾病　是咯血最常见的原因。

1)支气管疾病　常见有支气管扩张症、支气管肺癌、慢性支气管炎等。其发生机制为:炎症、肿瘤等因素刺激,使支气管黏膜或病灶处毛细血管通透性增加或黏膜下血管破裂。

2)肺部疾病　常见的有肺结核、肺炎和肺脓肿等,其中肺结核在我国是咯血最常见的原因。其发生机制为:①由于炎症等病变使毛细血管通透性增高,血液渗出,表现为痰中带血或小血块;②当病变累及小血管使管壁破裂,出现中等量咯血;③当空洞壁肺动脉分支形成的小动脉瘤破裂,或继发的支气管扩张形成的动静脉瘘破裂,则可引起大量咯血,易危及生命。

2. 循环系统疾病　常见于二尖瓣狭窄、先天性心脏病所致的肺动脉高压、肺栓塞等。其发生机制为：①肺淤血致肺泡壁或支气管内膜血管破裂，表现为小量咯血或痰中带血；②支气管黏膜下层的支气管静脉曲张破裂，常表现为大咯血；③急性肺水肿时，为浆液性粉红色泡沫样血痰。

3. 全身性疾病　①血液病：如白血病、再生障碍性贫血等；②急性传染病：如流行性出血热；③风湿免疫性疾病：如系统性红斑狼疮、结节性多动脉炎等。

二、临床表现

1. 年龄特点　青壮年咯血多见于肺结核、支气管扩张等；40岁以上并伴有长期吸烟史者，应高度警惕支气管肺癌的可能。

2. 咯血量　临床上根据咯血量多少分类。①少量咯血：每日咯血量少于 100 ml，表现为痰中带血。②中等量咯血：每日咯血量为 100～500 ml，咯出的血多为鲜红色，伴有泡沫痰，咯血前多先有喉痒、胸闷、咳嗽等先兆症状。③大量咯血：每日咯血量在 500 ml 以上或一次咯血 100～500 ml，表现为血液从患者的口、鼻部涌出，常伴脉速、呼吸急促、出冷汗、精神紧张和恐惧，可导致休克或窒息。

3. 颜色和性状　因支气管扩张、肺结核、肺脓肿及出血性疾病所致的咯血，常为鲜红色；粉红色泡沫痰见于左心衰竭；铁锈色痰多见于大叶性肺炎、肺吸虫病等；砖红色胶冻样血痰主要见于肺炎克雷伯菌肺炎。

4. 并发症　大咯血者因失血或血液在支气管滞留，可产生各种并发症。①窒息：表现为大咯血过程中咯血突然减少或终止，气促、胸闷、烦躁不安，或紧张恐惧、大汗淋漓、面色青紫，为咯血直接致死的原因。②肺不张：咯血后出现呼吸困难、胸闷、气急、发绀、呼吸音减弱或消失。③继发感染：咯血后发热、体温持续升高、咳嗽加剧，伴肺部干、湿啰音。④失血性休克：咯血后出现脉快、血压下降、四肢湿冷、烦躁不安和少尿等。

5. 咯血的鉴别　咯血须与口腔、咽、鼻出血鉴别，口腔与咽部出血易观察到局部出血灶。鼻腔出血多从前鼻孔流出，如用鼻咽镜检查见血液从后鼻孔沿咽壁下流，即可确诊。大量咯血还须与呕血进行鉴别（表 3-1）。

表 3-1　咯血与呕血的鉴别

鉴别点	咯血	呕血
病史	多有呼吸系统或心血管疾病史	多有消化系统疾病史
先兆症状	喉部痒感、胸闷、咳嗽等	上腹部不适、恶心、呕吐等
出血方式	咯出	呕出，可呈喷射状
出血颜色	鲜红	暗红色、棕色、偶为鲜红色
血中混有物	痰、泡沫	食物残渣、胃液
黑便	无，咽下较多血液时可有	有，呕血停止后仍可持续数日
出血后痰的性状	常有血痰数日	无痰

📖 拓展阅读 3－3 咯血窒息的紧急处理

三、护理评估要点

1. 病史与诱因　有无结核病接触史、吸烟史和生食海鲜史等。

2. 症状特点　患者年龄,咯血的量、持续时间、颜色及性状等。

3. 伴随症状　是否伴有发热、胸痛、呛咳、脓痰和皮肤黏膜出血等。

4. 身体反应　是否有并发症,如继发感染、失血性休克等。

5. 心理—社会反应　是否有紧张、焦虑和恐惧等心理反应及其程度。

6. 诊断、治疗及护理经过　是否确定为咯血,有无使用止血药及药物种类、剂量、疗效,有无采取防止窒息的措施及效果。

四、相关护理诊断

1. 有窒息的危险　与大量咯血所致血液潴留呼吸道有关。

2. 有感染的危险　与支气管黏膜损伤有关。

3. 焦虑　与咯血不止有关。

第五节　呼吸困难

呼吸困难(dyspnea)是指患者主观上感觉空气不足、呼吸费力,客观上表现为呼吸用力,呼吸频率、深度和节律的改变。重者可表现为张口呼吸、鼻翼扇动、端坐呼吸,甚至发绀,辅助呼吸肌也参与呼吸运动。

▶ 在线课程 3－3 呼吸困难

一、病因

1. 呼吸系统疾病

1)气管阻塞　如呼吸道的炎症、水肿、异物、肿瘤及支气管平滑肌收缩等。

2)肺部疾病　如肺结核、肺炎和肺水肿等。

3)胸廓疾病　如胸廓畸形、胸腔积液、自发性气胸和胸膜粘连等。

4)神经肌肉病变　如重症肌无力和急性多发性神经根炎累及呼吸肌、药物导致呼吸肌麻痹等。

5)膈肌运动障碍　如大量腹水、腹腔巨大肿瘤和妊娠末期等。

2. 循环系统疾病　如各种原因所致心功能不全、心包积液等。

3. 中毒　如一氧化碳、有机磷农药、吗啡等中毒;尿毒症、糖尿病酮症酸中毒等。

4. 血液系统疾病　如重度贫血、异常血红蛋白血症等。

5. 神经精神因素　如脑出血、脑外伤和脑肿瘤等。

二、发病机制与临床表现

1. 肺源性呼吸困难　因呼吸系统疾病引起的肺通气、换气功能不良，肺活量降低，呼吸面积减少，气体交换障碍，导致缺氧和二氧化碳潴留所致。通常分为以下 3 种类型。

1）吸气性呼吸困难　因喉、气管、大支气管的狭窄或梗阻所致。临床特点为吸气显著困难，吸气时间明显延长，可伴有干咳及高调吸气性喉鸣音，严重者因吸气期呼吸肌极度用力，胸腔负压增大，表现为胸骨上窝、锁骨上窝、肋间隙及剑突下明显凹陷，称为"三凹征"。

2）呼气性呼吸困难　由于肺组织弹性减弱，小支气管痉挛或炎症所致。临床特点为呼气费力、缓慢，呼气时间明显延长，伴有哮鸣音。常见于慢性阻塞性肺气肿、支气管哮喘等。

3）混合性呼吸困难　主要由于肺部广泛病变或受压，呼吸面积减少，影响换气功能所致。临床特点为吸气和呼气均费力，呼吸浅而快可伴有呼吸音异常或病理性呼吸音。常见于重度肺炎、严重肺结核、胸腔大量积液或气胸、大面积肺栓塞等。

在线课程 3-4　海姆立克急救法

2. 心源性呼吸困难　可由左心和（或）右心衰竭引起，以左心衰竭时呼吸困难更为严重。

1）左心衰竭

（1）发生机制：主要是由于肺淤血和肺泡弹性降低。①肺淤血：使气体弥散功能降低；②肺泡张力增高：刺激牵张感受器，通过迷走神经反射兴奋呼吸中枢；③肺泡弹性减退：使肺活量减少；④肺循环压力升高对呼吸中枢的反射性刺激。

（2）临床特点：①劳力性呼吸困难。患者活动时呼吸困难出现或加重，休息时减轻或消失。②夜间阵发性呼吸困难：患者急性左心衰竭时，表现为夜间阵发性呼吸困难，常夜间睡眠中突感胸闷气急，被迫坐起，症状轻者数分钟至数十分钟后逐渐减轻或消失。重者可见端坐呼吸、面色发绀、大汗、有哮鸣音、咳浆液性粉红色泡沫痰，双侧肺底闻及湿啰音，心率加快，此种呼吸困难称为"心源性哮喘"。③端坐呼吸：患者卧位时症状明显，坐位或立位减轻；病情较重时，往往被迫采取半坐位或端坐体位呼吸。

2）右心衰竭

（1）发生机制：主要为体循环淤血。①右心房和上腔静脉压升高，刺激压力感受器反射性地兴奋呼吸中枢；②血氧含量减少，乳酸、丙酮酸等代谢产物增加，刺激呼吸中枢；③淤血性肝大、腹水和胸腔积液，使呼吸运动受限、肺交换面积减少。临床特点为：呼吸困难程度较轻，主要见于慢性肺源性心脏病。

3. 中毒性呼吸困难

1）代谢性酸中毒　由于血中酸性代谢产物增多,刺激颈动脉窦、主动脉体化学感受体器或直接刺激呼吸中枢,引起呼吸困难。临床特点为深长、稍快而规则的呼吸,称为酸中毒大呼吸（Kussmaul 呼吸）,见于尿毒症、糖尿病酮症酸中毒等。

2）某些药物中毒　如吗啡类、巴比妥类等可抑制呼吸中枢引起呼吸困难。临床特点为呼吸缓慢、变浅并伴有呼吸节律异常。

4. 血源性呼吸困难　各种原因导致血红蛋白量减少或结构异常,携氧量减少,血氧含量降低,致呼吸急促、心率增快。急性大出血或休克时,因缺血及血压下降,刺激呼吸中枢可致呼吸加快。

5. 神经、精神性呼吸困难　主要是由于呼吸中枢供血减少或受颅内高压的刺激,使呼吸变为慢而深,常伴有呼吸节律的改变,见于脑出血、脑膜炎等。精神性呼吸困难主要由于受精神、心理因素的影响而出现的呼吸困难,表现为呼吸频率快而浅,因过度通气可致呼吸性碱中毒,出现口周、肢体麻木或手足搐搦,严重者可出现意识障碍,常见于焦虑、分离障碍患者。

📖 拓展阅读 3-4　分离障碍

三、护理评估要点

1. 病史与诱因　有无引起呼吸困难的相关病史,如心肺疾病、肾脏疾病和颅脑外伤等。

2. 症状特点　呼吸困难发生的缓急、持续时间的长短、表现及其与活动、体位、昼夜的关系等。

3. 伴随症状　有无发热、胸痛、哮鸣音、咳嗽、咳痰和意识障碍等。

4. 身体反应　呼吸困难可使患者活动耐力下降、生活自理能力受限。根据患者日常生活自理能力、体力活动与呼吸困难的关系,将呼吸困难的程度分为Ⅰ～Ⅴ度。

5. 心理—社会反应　呼吸困难与心理反应相互影响。呼吸困难严重时不仅影响患者正常生活,甚至使其感受到死亡的威胁,产生紧张、焦虑、恐惧、悲观、失望和厌世等心理反应,不良情绪反应又可引起呼吸中枢兴奋,加重呼吸困难。

6. 诊断、治疗及护理经过　有无使用氧疗及方法、浓度、流量和疗效等。

📖 拓展阅读 3-5　呼吸困难程度与日常生活自理能力的关系

四、相关护理诊断

1. 清理呼吸道无效　与痰液黏稠有关;与咳嗽无力有关。

2. 睡眠型态紊乱　与夜间频繁咳嗽有关。

第六节 发 绀

当皮肤或黏膜毛细血管内血液中的还原血红蛋白浓度增高,或出现高铁血红蛋白、硫化血红蛋白等异常血红蛋白时,皮肤及黏膜呈现弥漫性青紫色,称为发绀(cyanosis),又称紫绀。发绀在皮肤较薄、色素较少和毛细血管丰富的部位如唇、舌、两颊、鼻尖、耳垂和甲床等处较明显,易于观察。

一、病因

1. 中心性发绀 发绀的原因多由心、肺疾病引起呼吸功能衰竭、通气与换气功能障碍、肺氧合作用不足导致血氧饱和度降低所致。

1) 呼吸系统疾病 常见于各种严重的呼吸系统疾病,如喉、气管、支气管的阻塞、肺炎、阻塞性肺气肿、弥漫性肺间质纤维化、肺淤血、肺水肿、急性呼吸窘迫综合征、肺栓塞和原发性肺动脉高压等;

2) 心血管疾病 常见于发绀型先天性心脏病,如法洛四联症、艾森门格综合征等。

2. 周围性发绀

1) 全身血液循环障碍 休克、慢性心力衰竭、缩窄性心包炎和腔静脉阻塞综合征等。

2) 局部血液循环障碍 暴露于寒冷中和血栓闭塞性脉管炎、雷诺病(Reynaud disease)、肢端发绀症、冷球蛋白血症等。

3) 红细胞增多 真性红细胞增多症,因慢性缺氧引起的继发性红细胞增多症。

3. 化学性发绀

1) 高铁血红蛋白血症 先天性家族性高铁血红蛋白血症、特发性阵发性高铁血红蛋白血症、磺胺类或非那西丁类药物过量以及亚硝酸盐、硝基苯等中毒引起的继发性高铁血红蛋白血症。

2) 硫化血红蛋白血症 服用硫化物或便秘时引起。发绀的特点是持续时间长,可达数月以上,血液呈蓝褐色,分光镜检查可证明有硫化血红蛋白的存在。

二、发病机制

绝大多数的发绀是由于血液中还原血红蛋白含量增多引起,当毛细血管循环血液中还原血红蛋白含量超过 $50\,g/L$ 时,就会出现发绀。少部分是由于血液中存在异常血红蛋白所致。

三、临床表现

1. 中心性发绀 全身皮肤、黏膜均发绀,除四肢与面颊外,亦可见于舌与口腔黏膜与躯干皮肤,皮肤温暖,可伴有杵状指(趾)和红细胞增多。

2. 周围性发绀　肢体末梢与下垂部位如肢端、耳垂、鼻尖等部位的皮肤青紫、发凉,局部加温或按摩,发绀可消失。

3. 混合性发绀　兼有中心性发绀和周围性发绀的表现,见于心力衰竭等。

四、护理评估要点

1. 病史与诱因　有无心肺疾病,了解其饮食史、服药史等,有无诱发、加重或缓解发绀的因素。

2. 发绀的特点　发绀出现的时间、急缓、程度、部位、皮肤的温度、局部经按摩或加温后能否消失或减轻等。

3. 伴随症状　有无呼吸困难、意识障碍、咳嗽、咳痰、头痛和杵状指(趾)等。

4. 身体反应　是否存在缺氧和缺氧对机体各系统的影响及其程度。

5. 心理-社会反应　有无紧张、恐惧、忧郁和焦虑等心理反应及其程度。

6. 诊断、治疗及护理经过　是否经过药物治疗及氧疗。

五、相关护理诊断

1. 活动无耐力　与脱氧血红蛋白增多所致缺氧有关。

2. 低效性呼吸型态　与肺通气、换气、弥散功能障碍有关。

3. 气体交换受损　与心肺功能不全致肺淤血、肺水肿有关。

第七节　心　悸

心悸是一种自觉心脏跳动的不适感觉或心慌感。心悸时,心率过快、过慢或心律失常,也可表现为心率和心律正常。

一、病因

1. 心脏搏动增强　分为生理性和病理性两种。生理性常见于健康人在剧烈体力活动或精神激动之后;大量饮酒及喝浓茶、咖啡后;应用某些药物,如肾上腺素、麻黄碱、阿托品、甲状腺素片等。病理性如风湿性心脏病、高血压性心脏病、冠状动脉粥样硬化性心脏病等。其他引起心室搏出增加的疾病,如甲状腺功能亢进、贫血和高热等。

2. 心律失常　见于心动过速、心动过缓和其他心律失常等。

3. 心脏神经症　由自主神经功能失调,致心脏血管功能紊乱引起的一种临床综合征。发病与焦虑、精神紧张、情绪激动等精神因素有关。

二、发病机制

心悸发生机制尚未完全清楚,认为与下列因素有关:①心脏活动过度是心悸发生的基础,常与心率及心搏出量改变有关。在心动过速时,舒张期缩短、心室充盈不足,当心室收缩时心室肌与心瓣膜的紧张度突然增加,可引起心搏增强而感心悸;心律失常如期前收缩,在一个较长代偿期之后的心室收缩强而有力,可出现心悸。②与心律失常有关,如突然发生的阵发性心动过速,心悸常较明显,而慢性心律失常,如心房颤动可因逐渐适应而无明显心悸。③与精神因素及注意力有关,焦虑、紧张及注意力集中时易于出现。心悸可见于心脏病者,而心脏病患者不一定均出现心悸。

三、临床表现

1. 临床特点　患者自觉心跳或心慌。当心率加快时感到心脏跳动不适,心率缓慢时则感到搏动有力。常见的伴随症状有晕厥、头晕、胸痛、出冷汗、手足冰冷、呼吸困难、麻木和恐惧等。部分患者可无阳性体征,部分患者有原发病的体征,或有心律失常和心率异常。

2. 伴随症状

1) 心悸伴呼吸困难　见于各种病因引起的心脏瓣膜病变、严重心律失常所致的心力衰竭等。

2) 心悸伴心前区疼痛　见于冠心病、心肌炎、心脏神经症等。

3) 心悸伴晕厥或抽搐　见于高度房室传导阻滞、阵发性心动过速等严重心律失常。

4) 心悸伴乏力、多汗、尿频等自主神经功能紊乱症状　提示心脏神经症。

5) 心悸伴消瘦、多汗、手颤　常见于甲状腺功能亢进症。

6) 心悸伴贫血　见于各种原因引起的血液系统疾病,如缺铁性贫血、白血病等。

四、护理评估要点

1. 相关病史　有无器质性心脏病、内分泌疾病、贫血、神经症等病史;有无烟、酒、浓茶、咖啡的嗜好;有无阿托品、氨茶碱、麻黄碱等药物的使用史;有无过度劳累、精神刺激、高热和心律失常等。

2. 心悸的特点　注意心悸发作的诱因、时间、频率、性质及程度。休息时出现还是活动中发生;偶然发作还是持续发作;持续时间与间隔时间的长短;发作前有无诱因;起病及缓解方式;严重程度;发作时的主观感受及伴随症状,如是否心跳增强、心动过速、心跳不规则或心跳有停顿感,是否胸闷、气急和呼吸困难等。

3. 伴随症状　伴呼吸困难见于心力衰竭、重症贫血等;伴晕厥抽搐见于严重心律失常所致的阿-斯综合征;伴心前区疼痛见于心绞痛、心肌梗死、心肌炎、心包炎和心脏神经症等;伴食欲亢进、消瘦和出汗见于甲状腺功能亢进;伴发热见于风湿热、心肌炎、心包炎和感染性心内膜炎等。

4. 心悸的身心反应　注意生命体征及神志的变化,观察有无呼吸困难、意识改变、脉搏异常、血压降低、心律失常等;评估心悸对心脏功能及日常活动自理能力的影响,有无心悸引起的心理反应及情绪变化。

5. 诊疗及护理经过 是否向患者解释过心悸症状本身的临床意义;是否使用过镇静剂和抗心律失常药物,其药物种类、剂量及疗效;有无电复律、人工心脏起搏治疗;已采取过哪些护理措施、效果如何。

五、相关护理诊断

1. 活动无耐力 与心悸发作所致不适有关。
2. 恐惧 与心悸发作时情绪紧张有关。
3. 潜在并发症 如心力衰竭等。

第八节 水 肿

人体组织间隙液体含量过多,使组织肿胀称为水肿(edema)。水肿可分为全身性水肿和局部性水肿。当液体在体内间隙呈弥漫性分布时称为全身性水肿;液体积聚在局部组织间隙时称为局部性水肿。若体腔内积聚过多液体称为积液,如胸腔积液、腹水、心包积液等,是水肿的特殊形式。一般情况下,水肿这一专业术语不包括内脏器官的局部水肿,如脑水肿、肺水肿等。

▶ 在线课程3-5 水肿

一、发病机制

正常人体内,一方面,血管内液体不断地从毛细血管小动脉端滤出到组织间隙形成组织液,另一方面,组织液又不断地从毛细血管小静脉端回吸收入血管中,两者保持动态平衡。维持这种平衡的主要因素有:①毛细血管内静水压;②血浆胶体渗透压;③组织间隙的机械压力(组织压);④组织液的胶体渗透压。当这些因素发生障碍导致组织间液的生成大于回吸收时,则可产生水肿。产生水肿的主要因素包括:①毛细血管滤过压升高,如右心功能不全等;②毛细血管通透性增高,如急性肾炎等;③血浆胶体渗透压降低,如血清蛋白减少等;④淋巴回流受阻,如丝虫病等。

二、病因及临床表现

1. 全身性水肿

1)心源性水肿 主要见于右心衰竭。水肿特点为首先出现在身体低垂部位,能起床活动者,最早出现于踝内侧,行走活动后明显,休息后减轻或消失;经常卧床者腰骶部水肿明显。水肿为对称性、凹陷性。严重者可伴颈静脉怒张、肝大,甚至出现胸腔积液、腹水等。

2) 肾源性水肿　主要见于各型肾炎与肾病。水钠潴留是肾源性水肿的基本机制。水肿特点为晨起时眼睑、面部等疏松组织水肿,很快发展为全身水肿,其分布与体位关系不大。常伴有肾脏疾病的其他表现,如高血压、血尿、蛋白尿和肾功能不全等。心源性水肿与肾源性水肿鉴别要点见表3-2。

表3-2　心源性水肿与肾源性水肿的鉴别

鉴别点	肾源性水肿	心源性水肿
开始部位	从眼睑、颜面部开始逐渐延及全身	从足部开始,向上延及全身
发展速度	迅速	缓慢
水肿性质	软而移动性大	比较坚实,移动性小
伴随表现	伴有肾脏疾病表现,如高血压、蛋白尿和血尿等	伴有心功能不全表现,如心脏增大、心脏杂音和肝大等

3) 肝源性水肿　主要见于肝功能失代偿期,肝硬化是肝源性水肿最常见的原因。水肿特点主要表现为腹水,也可出现下肢水肿,逐渐向上蔓延,但头面部及上肢常无水肿。

4) 营养不良性水肿　主要见于慢性消耗性疾病、低蛋白血症和维生素 B_1 缺乏症等。水肿特点为水肿发生前常有体重减轻表现,从足部开始逐渐向上蔓延至全身。

5) 其他　①黏液性水肿:见于甲状腺功能减退症。水肿特点为非凹陷性水肿,不受体位影响,以眼睑、口唇、下肢胫前较为明显。②妊娠性水肿:主要见于妊娠后期出现不同程度的水肿,多属于生理性水肿,分娩后自行消退,部分属于病理性的。③药物性水肿:见于肾上腺糖皮质激素、雄激素、雌激素和胰岛素等应用过程中。水肿特点为停药后逐渐消退。④特发性水肿:原因不明,女性多见。水肿特点为水肿与体位有明显关系,主要发生在身体下垂部分,于直立或劳累后出现,休息后减轻或消失。

2. 局部性水肿

1) 炎症性水肿　见于蜂窝织炎、疖、痈、丹毒和烧灼伤等。

2) 静脉回流障碍性水肿　见于静脉曲张、血栓性静脉炎和上/下腔静脉阻塞综合征等。

3) 淋巴回流障碍性水肿　见于非特异性淋巴管炎、淋巴结切除后和丝虫病等。

4) 神经源性水肿等。

📖 拓展阅读3-6　水肿的分度

三、护理评估要点

1. 病史与诱因　询问有无心脏病、肾病、肝病、内分泌疾病、慢性消耗性疾病等病史;有无蛋白质摄入不足、钠盐摄入过多;有无长期大量应用糖皮质激素、雌激素等药物史。

2. 症状特点　水肿出现的时间、部位、性质、程度和范围等。

3. 伴随症状　有无呼吸困难,有无消瘦、体重减轻,水肿是否与月经周期有关等。

4. 身体反应　有无胸围、腹围的改变,有无水肿所致皮肤溃疡或感染等。

5. 心理—社会反应　了解患者有无烦躁、焦虑等情绪反应。

6. 诊断、治疗及护理经过　有无使用利尿剂等药物及剂量、疗效、不良反应;有无饮食、饮水的限制等。

四、相关护理诊断

1. 体液过多　与右心功能不全有关;与肝功能下降有关。

2. 有皮肤完整性受损的危险　与水肿所致组织、细胞营养不良有关。

第九节　恶心与呕吐

恶心(nausea)是一种上腹不适、紧迫欲吐的感觉,严重者可伴有皮肤苍白、出汗、流涎、心动过缓与血压下降等迷走神经兴奋的症状;呕吐(vomiting)是指胃强力收缩,迫使胃或部分小肠的内容物逆流,经食管从口腔排出体外的现象。恶心常为呕吐前奏,但也可仅有恶心而无呕吐,或仅有呕吐而无恶心。

一、病因

1. 反射性呕吐

1) 咽部受刺激　如咽部炎症、咳嗽和吸烟等。

2) 胃肠疾病　如急慢性胃炎、急性胃扩张、消化性溃疡、幽门梗阻、十二指肠壅滞症、急性肠炎、急性阑尾炎和肠梗阻等。

3) 肝、胆、胰疾病　如急性或慢性肝炎、急性或慢性胆囊炎、胆石症、胆道蛔虫和急性胰腺炎等。

4) 腹膜疾病　如急性腹膜炎等。

5) 其他全身性疾病　如急性心肌梗死、心力衰竭、休克;泌尿系统结石、急性肾盂肾炎;急性盆腔炎、异位妊娠破裂等;急性传染病、青光眼、屈光不正等;刺激嗅觉、味觉及视觉引起呕吐等。

2. 中枢性呕吐

1) 中枢神经系统疾病　①颅内感染:如脑炎、脑膜炎和脑脓肿等。②脑血管疾病:如偏头痛、高血压脑病、脑梗死和脑出血等。③颅脑外伤:如脑挫裂伤、颅内血肿等。④癫痫。

2) 全身性疾病　如尿毒症、糖尿病酮症酸中毒、甲状腺功能亢进症、肾上腺皮质功能不全、低血糖和低钠血症等。

3）药物反应　如洋地黄、吗啡、抗生素及抗肿瘤药物等。

4）中毒　如乙醇、重金属、有机磷农药、鼠药和一氧化碳中毒等。

5）其他　如早孕反应。

3. 前庭功能障碍　常见于迷路炎、梅尼埃病和晕动病等。

4. 精神性呕吐　常见于胃肠神经症、神经性畏食和分离障碍等。

二、发病机制

呕吐是一系列复杂的反射动作，其过程可分为恶心、干呕与呕吐 3 个阶段。恶心时胃张力和蠕动减弱，十二指肠张力增强，可伴或不伴十二指肠反流；干呕时胃上部放松而胃窦部短暂收缩；呕吐时胃窦部持续收缩，继而贲门开放，最后膈肌、肋间肌及腹肌突然收缩，腹压骤增，迫使胃或部分小肠内容物急速而猛烈地反流，通过食管、口腔而排出体外。呕吐与反食不同，反食是指无恶心与呕吐的协调动作，胃内容物经食管、口腔溢出的过程。反射性呕吐是由于器官或组织有病理改变或受到刺激，产生冲动经神经传入呕吐中枢引起，中枢性呕吐是由于颅内病变直接压迫或药物刺激呕吐中枢引起。

呕吐中枢位于延髓，它由两个功能不同的结构组成。一个是神经反射中枢，当来自内脏、躯体、大脑皮质、前庭器官以及化学感受器触发带等末梢神经的冲动，经自主神经的传入纤维上行刺激呕吐中枢产生呕吐反射动作；另一个是化学感受器触发带，其本身不产生呕吐反射动作，它接受外来的化学物质或药物（如乙醇、洋地黄和吗啡等）及内生代谢产物（如尿毒症、酮症酸中毒等）的刺激，引起兴奋，产生神经冲动，并将冲动传入呕吐中枢再引起呕吐动作。

三、临床表现

1. 呕吐的时间

（1）晨起呕吐：早孕反应、尿毒症、慢性酒精中毒、功能性消化不良等，鼻窦炎、慢性咽炎常有晨起恶心与干呕。

（2）晚上或夜间呕吐多见于幽门梗阻。

（3）乘飞机、车、船发生呕吐常提示晕动病。

2. 呕吐与进食的关系

（1）餐后即刻呕吐，多见于精神性呕吐。

（2）餐后近期呕吐，特别是集体发病者，多见于食物中毒。

（3）餐后 1 h 以上呕吐称为延迟性呕吐，提示胃张力下降或胃排空延迟。

（4）餐后较久或数餐后呕吐，见于幽门梗阻。

3. 呕吐的特点

（1）与进食有关，伴恶心先兆，呕吐后腹部不适减轻，考虑胃、十二指肠疾病。

（2）有恶心先兆，呕吐后腹部不适未见减轻，考虑肝胆胰及腹膜疾病。

（3）呕吐呈喷射状,多见于颅内高压。

（4）进餐后即刻呕吐,无恶心或很轻,长期反复发作,考虑精神性呕吐。

4. 呕吐物的性状

（1）呕吐物为隔夜宿食见于幽门梗阻。

（2）含大量酸性液体者多见于胃泌素瘤、十二指肠溃疡。

（3）呈咖啡渣样见于上消化道出血。

（4）含胆汁提示梗阻平面多在十二指肠乳头以下,不含胆汁提示梗阻多在此平面以上。

（5）有粪臭味者提示低位肠梗阻。

四、护理评估要点

1. 起病情况　①起病的缓急;②发生的时间;③呕吐物的特征;④呕吐发作频率、严重程度,与体位、进食、情绪的关系,是否呈喷射状;⑤加重与缓解因素。

2. 发作诱因　如食物不洁、体位、精神因素、咽部刺激等。

3. 伴随症状

（1）伴剧烈头痛、视神经盘水肿及意识障碍等,多见于颅内高压。

（2）伴腹痛、腹泻,多见于急性胃肠炎、细菌性食物中毒和霍乱等。

（3）伴右上腹痛与发热、寒战和黄疸,应考虑胆囊炎或胆石症等。

（4）伴听力障碍、眩晕及眼球震颤等,多见于前庭器官疾病。

（5）育龄妇女呕吐伴停经,多系妊娠反应。

4. 诊疗经过

（1）是否到医院就诊。

（2）是否做过 X 线钡餐、胃镜、腹部 B 型超声、血常规、尿常规、肝肾功能及生化指标等检查及其结果。

（3）是否应用抑制胃酸分泌的药物或止吐药物,药物种类、剂量、疗效等。

5. 一般状态　如饮食、睡眠、精神、体力和大小便情况。

6. 相关病史

（1）有无药物及食物过敏史、腹部手术史。

（2）既往有无类似发作,相关病史(有无消化性溃疡病、肝胆疾病和胰腺疾病史等),有无服用药物,有无烟酒嗜好,月经及婚育情况,有无肿瘤等家族史。

五、相关护理诊断

1. 有体液不足的危险　与大量呕吐导致失水有关。

2. 活动无耐力　与频繁呕吐导致失水、电解质丢失有关。

3. 焦虑　与频繁呕吐、不能进食有关。

第十节　腹泻与便秘

腹泻是指排便次数增多,粪质稀薄,或带有黏液、脓血,或带有未消化的食物。病程在2个月以内者为急性腹泻,超过2个月者为慢性腹泻。便秘是指排便次数减少,每周少于3次;排便困难,粪便干结如羊粪样。

一、病因

(一)腹泻的病因

1. 急性腹泻

1)肠道疾病　由病毒、细菌、真菌、原虫和蠕虫等感染所引起的肠炎,急性出血坏死性肠炎,克罗恩病(Crohn disease)或溃疡性结肠炎急性发作,急性缺血性肠病及抗生素相关性肠炎。

2)急性中毒　误食毒蕈、桐油、河豚、鱼胆及化学药物砷、磷、铅、汞等引起的腹泻。

3)全身性感染　如败血症、伤寒和钩端螺旋体病等。

4)其他　变态反应性肠炎、过敏性紫癜;服用某些药物如氟尿嘧啶、利血平等;某些内分泌疾病如肾上腺皮质功能减退危象、甲状腺危象等。

2. 慢性腹泻

1)消化系统疾病　①胃部疾病:慢性萎缩性胃炎、胃大部切除后胃酸缺乏等。②肠道感染:肠结核、慢性细菌性痢疾、慢性阿米巴痢疾、血吸虫病、钩虫病和绦虫病等。③肠道非感染性病变:如克罗恩病、溃疡性结肠炎、结肠多发性息肉和吸收不良综合征等。④肠道肿瘤:结肠绒毛状腺瘤、肠道恶性肿瘤。⑤胰腺疾病:慢性胰腺炎、胰腺癌和胰腺切除术后等。⑥肝胆疾病:肝硬化、胆汁淤积性黄疸、慢性胆囊炎与胆石症。

2)全身性疾病　①内分泌及代谢障碍疾病:甲状腺功能亢进症、肾上腺皮质功能减退症、胃泌素瘤、类癌综合征及糖尿病性肠病。②其他系统性疾病:系统性红斑狼疮、硬皮病、尿毒症、放射性肠炎等。③药物不良反应:利血平、甲状腺素、洋地黄类药物、考来烯胺(消胆胺)等,某些抗肿瘤药物和抗生素。④神经功能紊乱:肠易激综合征、神经功能性腹泻。

> 📖 拓展阅读3-7　秋季腹泻

(二)便秘的原因

1. 功能性便秘

1)饮食因素　进食量少或食物缺乏纤维素或饮水不足,对结肠运动的刺激减少。

2)滥用泻药　对药物产生依赖,造成便秘。

3)结肠运动功能紊乱　系由结肠及乙状结肠痉挛引起,部分患者可表现为便秘与腹泻交替。多见于肠易激综合征。

4）腹肌及盆腔肌张力不足 排便推动力不足，难于将粪便排出体外。

5）其他 因工作紧张、生活节奏过快、工作性质和时间变化、精神因素等打乱了正常的排便习惯；老年体弱、活动过少、肠痉挛致排便困难。

2. 器质性便秘

1）直肠与肛门病变 引起肛门括约肌痉挛、排便疼痛造成惧怕排便，如痔疮、肛裂、肛周脓肿和溃疡、直肠炎等。

2）局部病变导致排便无力 如大量腹水、膈肌麻痹、系统性硬化症、肌营养不良等。

3）结肠完全或不完全性梗阻 如结肠良恶性肿瘤、克罗恩病、先天性巨结肠症，各种原因引起的肠粘连、肠扭转和肠套叠等。

4）腹腔或盆腔内肿瘤的压迫 子宫肌瘤等。

5）全身性疾病使肠肌松弛、排便无力 如尿毒症、糖尿病、甲状腺功能减退症、脑血管意外、截瘫、多发性硬化和皮肌炎等；血卟啉病及铅中毒引起肠肌痉挛。

6）药物影响 如吗啡类药、钙通道阻滞剂、神经阻滞药、镇静剂、抗抑郁药以及含钙、铝的制酸剂等使肠肌松弛，引起便秘。

📖 拓展阅读3-8 便秘的危害

二、发病机制

1. 腹泻发生机制

1）分泌性腹泻 因肠道分泌大量液体超过肠黏膜吸收能力所致。典型的分泌性腹泻有霍乱弧菌外毒素引起的大量水样腹泻。此外，阿米巴肠炎、细菌性痢疾、溃疡性结肠炎、克罗恩病、肠结核以及放射性肠炎、肿瘤溃烂等均可使炎症性渗出物增多而致腹泻。某些胃肠道内分泌肿瘤如胃泌素瘤所致的腹泻也属于分泌性腹泻。

2）渗透性腹泻 由于肠内容物渗透压增高，肠内水分与电解质的吸收受阻而引起，如乳糖酶缺乏，乳糖不能水解即形成肠内高渗；服用盐类泻剂或甘露醇等。

3）动力性腹泻 由于肠蠕动亢进致肠内食糜停留时间缩短，未被充分吸收所致的腹泻，如肠炎、甲状腺功能亢进症、糖尿病和胃肠功能紊乱等。

4）消化功能障碍性腹泻 因消化液分泌减少所致，如慢性胰腺炎、慢性萎缩性胃炎、胃大部切除术后及胰、胆管阻塞等。

5）吸收不良性腹泻 因肠黏膜的吸收面积减少或吸收障碍所致，如小肠大部分切除、吸收不良综合征、小儿乳糜泻等。

2. 便秘发生机制 可因神经系统活动异常、肠平滑肌病变及肛门括约肌功能异常或病变而发生便秘。

（1）摄入食物过少特别是纤维素和水分摄入不足，致肠内的食糜和粪团的量不足以刺激肠道的正常蠕动。

（2）各种原因引起的肠道内肌肉张力减小和蠕动减弱。

（3）肠蠕动受阻碍,致肠内容物滞留而不能下排,如肠梗阻。

（4）排便过程的神经及肌肉活动障碍,如排便反射减弱或消失、肛门括约肌痉挛、腹肌及膈肌收缩力减弱等。

三、临床表现

1. 腹泻

1) 起病及病程　急性腹泻起病骤然,病程较短,多为感染或食物中毒所致。慢性腹泻起病缓慢,病程较长,多见于慢性感染、非特异性炎症、吸收不良、消化功能障碍、肠道肿瘤或神经功能紊乱等。

2) 腹泻次数及粪便性质　急性感染性腹泻常有不洁饮食史,于进食后 24 h 内发病。每天排便数次甚至数十次,多呈糊状或水样便,少数为脓血便。慢性腹泻表现为每天排便次数增多,可为稀便,亦可带黏液、脓血,如慢性菌痢、炎症性肠病及结肠癌、直肠癌等。阿米巴痢疾的粪便呈暗红色或果酱样。粪便中带黏液而无病理成分者常见于肠易激综合征。

3) 腹泻与腹痛的关系　急性腹泻常有腹痛,尤以感染性腹泻较为明显。小肠疾病的腹泻疼痛常在脐周,便后腹痛缓解不明显。结肠病变疼痛多在下腹部,便后疼痛常可缓解。分泌性腹泻多无明显腹痛。

2. 便秘

急性便秘患者多有腹痛、腹胀,甚至恶心、呕吐,见于各种肠梗阻。部分慢性便秘患者有口苦、食欲减退、腹胀、下腹不适或有头晕、头痛、疲乏等症状,粪便坚硬如羊粪,排便时可有左腹部或下腹痉挛性疼痛与下坠感,可于左下腹触及痉挛的乙状结肠。排便困难严重者可因痔加重及肛裂而有大便带血或便血。慢性习惯性便秘多发生于中老年人,尤其是经产妇女,可能与肠肌、腹肌与盆底肌的张力降低有关。

四、护理评估要点

1. 起病情况　①起病的缓急;②发生的时间;③有无不洁饮食、旅行、聚餐史等,有无进食高脂饮食、受凉、过度劳累、情绪紧张、焦虑等诱因。

2. 主要症状的特点　起病的急缓,病程的长短,每日排便的次数、量、颜色、性状、气味及影响因素等。

3. 伴随症状　是否伴发热、恶心呕吐、腹痛、里急后重、腹部肿块、肠型;有无便血及贫血等。

4. 诊疗经过　①是否到医院就诊;②是否做过 X 线钡餐、胃镜、腹部 B 型超声或 CT、血糖、血清电解质和粪便常规等检查及其结果;③有无补液及补液的成分、量及速度;④是否用药如泻药等,用药的种类、剂量及疗效。

5. 一般状态　如饮食、睡眠、精神、体力和小便情况。

6. 相关病史

（1）有无药物及食物过敏史、外伤手术史及放射治疗史。同食者群体发病及地区和家族中的发病情况。

（2）既往有无类似发作，相关病史（有无消化性溃疡病、肝胆疾病和胰腺疾病史等），有无服用药物，有无烟酒嗜好，有无肿瘤等家族史。

五、相关护理诊断

1. 体液不足　与腹泻导致体液丢失过多有关。

2. 营养失调　低于机体需要量，与急、慢性腹泻所致营养吸收不良有关。

3. 有皮肤完整性受损的危险　与排便次数增多、排泄物刺激有关。

4. 便秘　与饮食中纤维素量过少、运动量过少和排便环境改变等有关。

5. 组织完整性受损　与便秘所致肛周组织损伤有关。

第十一节　呕血与黑便

呕血与黑便是上消化道出血的主要表现。上消化道出血一般是指屈氏韧带以上的胃肠道，包括食管、胃、十二指肠、胰管和胆道的出血。当血液积留在胃内达 250～300 ml、引起呕吐反射时，即可出现呕血。一日内出血量在 50 ml 以上时，进入肠道的血液经肠道细菌的作用，使血红蛋白所含的铁转变为硫化铁，粪便呈黑色，称为黑便。因其黏稠发亮似沥青，故又称柏油样便。

一、病因

1. 食管疾病　如食管炎、食管憩室炎、食管癌、食管异物、食管及食管贲门损伤等。

2. 胃、十二指肠疾病　如消化性溃疡、急性胃黏膜病变、应激性溃疡、胃癌等，以及少见的佐林格-埃利森综合征（Zollinger-Ellison syndrome）、胃血管异常、胃淋巴瘤、克罗恩病等。

　　🔲 拓展阅读 3-9　消化性溃疡

3. 肝、胆、胰疾病　如肝硬化门脉高压时食管胃底静脉曲张破裂出血；肝癌、肝脓肿或肝动脉瘤破入胆管；胆管或胆囊结石、胆道蛔虫病、胆囊或胆管癌以及肝胰壶腹癌（法特壶腹癌）等引起的出血；胰腺炎合并脓肿破裂出血、胰腺癌出血等。

4. 全身性疾病　①急性感染性疾病：如败血症、流行性出血热、钩端螺旋体病、重症肝炎等；②血液病：如白血病、再生障碍性贫血、血小板减少性紫癜、弥散性血管内凝血等；③脏器功能衰竭：如尿毒症、呼吸衰竭、肝衰竭等；④风湿性疾病：如系统性红斑狼疮、结节性多动脉炎等。

在上述病因中,以消化性溃疡引起出血者最为常见,其次是肝硬化食管-胃底静脉曲张破裂出血,再其次为急性胃黏膜病变。

二、发病机制

1. 炎症与溃疡 胃肠道的各种炎症与溃疡病变,是引起呕血与黑便的常见原因。除炎症和溃疡的一般病理发展过程可导致出血外,胃黏膜屏障的破坏和胃酸分泌亢进在引起出血方面也有其特殊的意义。

2. 门脉高压 各种原因导致门脉高压,门体静脉侧支循环建立,其中以食管-胃底静脉曲张最为典型,容易破裂而引起出血。

3. 肿瘤 出血大多是由于瘤体表面糜烂、溃疡或缺血性坏死,病变累及血管而引起。肿瘤引起的上消化道出血中,以胃癌最多见。

4. 损伤 常见的包括机械性损伤和化学性损伤。在机械性损伤中,应特别注意非外力性的自发性损伤,如食管贲门黏膜撕裂综合征、胃黏膜脱垂、食管裂孔疝、食管异物或器械检查引起的机械性损伤等。化学性损伤多见于强酸、强碱或其他化学制剂引起的食管、胃腐蚀性病变,导致组织坏死与脱落。

5. 全身性疾病 血小板质与量的异常、凝血功能异常、应激性溃疡的形成、尿毒症引起的消化道黏膜糜烂与溃疡等均可导致出血。

三、临床表现

1. 呕血与黑便 其出现与出血病变的部位有关。病变在幽门以上者,当出血量较大时多出现呕血,并伴有黑便;若出血量较小且出血速度缓慢,一般仅有黑便而无呕血。病变在幽门以下者,常表现为黑便,若出血量大、血液反流入胃时也可引起呕血。

呕血与黑便的颜色和出血量的多少以及血液在胃肠道内停留的时间长短有关。若出血量多,血液在胃内停留时间短,呕出的血液呈鲜红或暗红色;若出血量少,血液在胃内停留时间较长,呕出的血液呈咖啡色或褐色。大量出血时,由于肠蠕动加快,血液在肠内停留时间短,粪便可呈暗红或鲜红色,此时应注意与下消化道出血鉴别。

2. 出血量的估计 上消化道出血症状的轻重与失血量和失血速度有关。出血量的估计主要根据血容量减少所致的周围循环衰竭表现。当一次出血量<400 ml 时,血容量虽有轻度减少,但可由组织间液和脾脏储血补充而不出现全身症状;一般出血量≥1 000 ml,尤其是失血较快者,多有头昏、乏力、面色苍白、四肢厥冷、出冷汗、心悸、脉搏细数和血压下降等低血容量性休克的表现。

每日出血量≥5 ml 时,粪便隐血试验即可呈阳性;出血量在50~70 ml 可出现黑便;出血量达 250~300 ml 时可引起呕血。

3. 其他表现 ①多数患者在出血后 24 h 内出现发热,一般不超过 38.5 ℃,持续3~5 d;②因肠道中血液的蛋白质消化产物被吸收;出血导致周围循环衰竭,可引起氮质血症;③出血 3~4 h 后,因组织液逐渐渗入血管内,使血液稀释,出现急性失血性贫血的血象。

4. 呕血与黑便的鉴别　出现黑便应与鼻出血、牙龈出血时咽下的血液加以区别，进食家畜血液以及口服活性炭、铁剂和铋剂等也会出现黑便。有时呕血易与咯血相混淆，鉴别见咯血。

四、护理评估要点

1. 确定是否呕血　注意排除鼻腔、口腔和咽喉等部位的出血和咯血。
2. 起病情况　起病时间及诱因（呕血前有无呕吐或干呕，有无食物不洁、大量饮酒、毒物或特殊药物摄入史等）。
3. 主要症状的特点　呕血的颜色、量，有无黑粪及其次数和量，有无头晕心悸等。
4. 伴随症状　是否伴上腹痛、黄疸和肝脾大等。
5. 诊疗经过　①是否到医院就诊；②是否做过 X 线钡餐、胃镜、腹部 B 型超声或腹部 CT、血常规、尿常规、大便隐血、肝肾功能及生化指标、病理等检查及其结果；③是否补充血容量，是否应用止血药及采取止血措施，药物种类、剂量和疗效等。
6. 一般状态　如饮食、睡眠、精神、体力和小便情况。
7. 相关病史　①有无药物及食物过敏史、腹部手术史；②既往有无类似发作；③有无结核病、糖尿病、肿瘤、消化性溃疡病、肝胆疾病和胰腺疾病等相关病史；④有无应用抗凝药物；⑤有无长期疫区居住史及烟酒嗜好；⑥月经、婚育情况；⑦有无肿瘤等家族史。

五、相关护理诊断

1. 体液不足　与出血有关。
2. 活动无耐力　与呕血或黑便所致贫血有关。
3. 焦虑　与大量呕血或黑便有关。
4. 潜在并发症　休克与大出血有关。

第十二节　黄　疸

黄疸（jaundice）是由于血清中胆红素浓度增高，超过 34.2 μmol/L 时致使皮肤、黏膜、巩膜及体液黄染的现象。正常胆红素为 1.7～17.1 μmol/L，胆红素在 17.1～34.2 μmol/L 时，临床不易察觉，称为隐性黄疸。

▶ 在线课程3-6　黄疸

一、病因

1. 胆红素的正常代谢　正常红细胞的平均寿命约为 120 天，血循环中衰老的红细胞经单核-巨噬细胞系统破坏,降解为血红蛋白,血红蛋白在组织蛋白酶的作用下形成血红素和珠蛋白,血红素在催化酶的作用下转变为胆绿素,后者再经还原酶还原为胆红素。上述形成的胆红素称为游离胆红素或非结合胆红素,与血清清蛋白结合而输送,不溶于水,不能从肾小球滤出,故尿液中不出现非结合胆红素。非结合胆红素通过血循环运输至肝后,与清蛋白分离并被肝细胞所摄取,在肝细胞内和 Y、Z 两种载体蛋白结合,并被运输至肝细胞光面内质网的微粒体部分,经葡萄糖醛酸转移酶的催化作用与葡萄糖醛酸结合,形成胆红素葡萄糖醛酸酯或称结合胆红素。结合胆红素为水溶性,可通过肾小球滤过从尿中排出。

结合胆红素从肝细胞经胆管排入肠道后,在回肠末端及结肠经细菌酶的分解与还原作用,形成尿胆原。尿胆原大部分从粪便排出,称为粪胆原。小部分(10%～20%)经肠道吸收,通过门静脉血回到肝内,其中大部分再转变为结合胆红素,又随胆汁排入肠内,形成所谓"胆红素的肠肝循环"。被吸收回肝的小部分尿胆原经体循环由肾排出体外(图 3-7)。

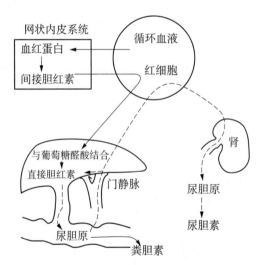

图 3-7　正常胆红素的代谢

正常情况下,胆红素进入与离开血循环保持动态平衡,故血液中胆红素的浓度保持相对恒定,总胆红素 $1.7～17.1\,\mu\text{mol/L}$,其中结合胆红素 $0～3.42\,\mu\text{mol/L}$,非结合胆红素 $1.7～13.68\,\mu\text{mol/L}$。

2. 溶血性黄疸　凡能引起溶血的疾病都可产生溶血性黄疸,分为:①先天性溶血性贫血,如地中海贫血、遗传性球形红细胞增多症;②后天性获得性溶血性贫血,如自身免疫性溶血性贫血、新生儿溶血、不同血型输血后的溶血以及蚕豆病、伯氨喹、蛇毒、毒蕈和阵发性睡眠性血红蛋白尿等引起的溶血。

由于大量红细胞的破坏,形成大量的非结合胆红素,超过肝细胞的摄取、结合与排泌能力。另一方面,由于溶血造成的贫血、缺氧和红细胞破坏产物的毒性作用,削弱了肝细胞对胆红素的代谢功能,使非结合胆红素在血中潴留,超过正常水平而出现黄疸(图3-8)。

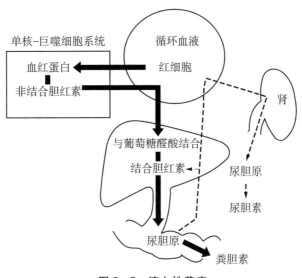

图3-8 溶血性黄疸

3. 肝细胞性黄疸 各种使肝细胞严重损害的疾病均可导致黄疸发生,如病毒性肝炎、肝硬化、中毒性肝炎、钩端螺旋体病和败血症等。

由于肝细胞的损伤致肝细胞对胆红素的摄取、结合功能降低,因而血中的非结合胆红素增加。而未受损的肝细胞仍能将部分非结合胆红素转变为结合胆红素。结合胆红素部分仍经毛细胆管从胆道排泄,另一部分则由于毛细胆管和胆小管因肝细胞肿胀压迫,炎症细胞浸润或胆栓的阻塞使胆汁排泄受阻而反流入血循环中,致血中结合胆红素亦增加而出现黄疸(图3-9)。

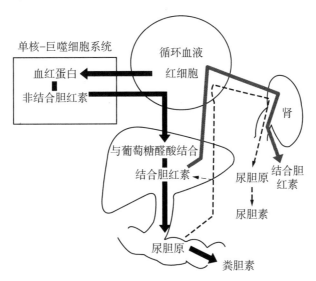

图3-9 肝细胞性黄疸

4. 胆汁淤积性黄疸　胆汁淤积可分为肝内性或肝外性。肝内性又可分为肝内阻塞性胆汁淤积和肝外性胆汁淤积,前者见于肝内泥沙样结石、癌栓和寄生虫病(如华支睾吸虫病),后者见于病毒性肝炎、药物性胆汁淤积(如氯丙嗪、甲睾酮和口服避孕药等)、原发性胆汁性肝硬化和妊娠期复发性黄疸等。肝外性胆汁淤积可由胆总管结石、狭窄、炎性水肿、肿瘤及蛔虫等阻塞所引起。

由于胆道阻塞,阻塞上方的压力升高,胆管扩张,最后导致小胆管与毛细胆管破裂,胆汁中的胆红素反流入血(图 3-10)。此外,肝内胆汁淤积有些并非由机械因素引起,而是由于胆汁分泌功能障碍、毛细胆管的通透性增加,胆汁浓缩而流量减少,导致胆道内胆盐沉淀与胆栓形成。

拓展阅读 3-10　新生儿黄疸

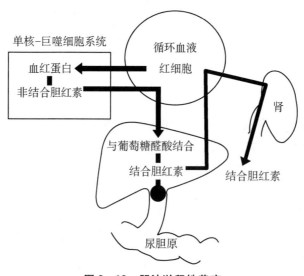

图 3-10　胆汁淤积性黄疸

二、发病机制

1. 胆红素生成过多　短期内大量溶血时,红细胞迅速破坏后形成大量的非结合胆红素,超出肝脏的摄取、结合能力和结合胆红素排泌的最大限度,或因贫血、缺氧、红细胞破坏后产生的毒素作用等因素促使肝功能受影响时,非结合胆红素便在血液中潴留而产生黄疸。

2. 胆红素摄取和结合障碍　摄取障碍的原因有非结合胆红素不易从清蛋白分离或不易透过肝细胞膜;Y、Z 载体蛋白含量不足等。结合障碍主要因肝细胞内葡萄糖醛酸转换酶的不足或缺乏。

3. 胆红素排泌与排泄障碍　由于肝细胞排泌器病变或胆管系统通道受阻,导致胆红素排泌障碍或胆汁未能进入肠道而反流至血窦,进而形成胆汁淤积,血液中结合胆红素也随之增加。

三、临床表现

1. 溶血性黄疸 一般黄疸为轻度,呈浅柠檬色,不伴皮肤瘙痒,其他症状主要为原发病的表现。急性溶血时可有发热、寒战、头痛、呕吐、腰痛,并有不同程度的贫血和血红蛋白尿(尿呈酱油或茶色),严重者可有急性肾衰竭;慢性溶血多为先天性,除伴贫血外尚有脾大。

实验室检查:血清总胆红素增加,以非结合胆红素为主,结合胆红素基本正常。由于血中非结合胆红素增加,故结合胆红素形成也代偿性增加,从胆道排至肠道也增加,致尿胆原增加,粪胆原随之增加,粪色加深。肠内的尿胆原增加,重吸收至肝内者也增加。由于缺氧及毒素作用,肝脏处理增多尿胆原的能力降低,致血中尿胆原增加,并从肾脏排出,故尿中尿胆原增加,但无胆红素。急性溶血性黄疸尿中有血红蛋白排出,隐血试验阳性。血液检查除贫血外尚有网织红细胞增加、骨髓红细胞系列增生旺盛等。

2. 肝细胞性黄疸 皮肤、黏膜浅黄至深黄色,可伴有轻度皮肤瘙痒,其他为肝脏原发病的表现,如疲乏、食欲减退,严重者可有出血倾向、腹水和昏迷等。

实验室检查:血中结合胆红素与非结合胆红素均增加,黄疸型肝炎时,结合胆红素增加幅度高于非结合胆红素。尿中结合胆红素定性试验阳性,而尿胆原可因肝功能障碍而增高。此外,血液生化检查有不同程度的肝功能损害。

3. 胆汁淤积性黄疸 皮肤呈暗黄色,完全阻塞者颜色更深,甚至呈黄绿色,并有皮肤瘙痒及心动过速,尿色深,粪便颜色变浅或呈白陶土色。

实验室检查:血清非结合胆红素增加,尿胆红素试验阳性,因肠肝循环途径被阻断,故尿胆原及粪胆素减少或阙如,血清碱性磷酸酶及总胆固醇增高。

三种黄疸实验室检查的区别见表3-3。

表3-3 三种黄疸实验室检查的区别

指 标	溶 血 性	肝细胞性	胆汁淤积性
总胆红素	增加	增加	增加
结合胆红素	增加	增加	明显增加
结合胆红素/总胆红素	<20%	>40%	>60%
尿胆红素	−	+	++
尿胆原	增加	轻度增加	减少

四、护理评估要点

1. 确认有无黄疸 注意与胡萝卜素血症、阿的平等药物所致皮肤发黄区别。
2. 病因与诱因 注意既往有无溶血性疾病、肝脏疾病、胆石症等病史;有无与肝炎患者密切接触史或近期血制品输注史；有无长期用药或大量饮酒史；黄疸的发生与饮食有无关系，如葡萄糖-6-磷酸脱氢酶缺乏症患者食用蚕豆可诱发急性溶血等。

3. 黄疸的特点　起病缓急、持续时间、皮肤色泽、粪便与尿液的颜色、是否伴有皮肤瘙痒及其程度，有无其他伴随症状等。一般而言，黄染越深病情越重；梗阻越完全，皮肤瘙痒越严重，粪便颜色越浅；黄疸伴皮肤瘙痒常提示黄疸程度较重，瘙痒减轻则提示病情好转，黄疸在消退。

4. 黄疸对患者的影响　有无因皮肤瘙痒所致的睡眠与休息型态的改变；有无因皮肤、黏膜和巩膜发黄所致的自我概念型态的改变。

五、相关护理诊断

1. 舒适的改变　皮肤瘙痒与胆红素排泄障碍、血中胆盐增高有关。
2. 有皮肤完整性受损的风险　与皮肤瘙痒有关。
3. 自我形象紊乱　与黄疸所致的皮肤、黏膜和巩膜发黄有关。
4. 焦虑　与黄疸持久不退、皮肤瘙痒影响休息、睡眠等有关。

第十三节　抽搐与惊厥

抽搐与惊厥（tic and convulsion）均属于不随意运动。抽搐是指全身或局部成群骨骼肌非自主地抽动或强烈收缩，常可引起关节运动和强直。当肌群收缩表现为强直性和阵挛性时，称为惊厥。惊厥表现的抽搐一般为全身性、对称性、伴有或不伴有意识丧失。

惊厥的概念与癫痫有相同点也有不相同点。癫痫大发作与惊厥的概念相同，而癫痫小发作则不应称为惊厥。

一、病因

抽搐与惊厥的病因可分为特发性与症状性。特发性常由于先天性脑部不稳定状态所致。症状性抽搐与惊厥的病因如下。

1. 脑部疾病

1）感染　如脑炎、脑膜炎、脑脓肿、脑结核瘤和脑灰质炎等。

2）外伤　如产伤、颅脑外伤等。

3）肿瘤　包括原发性肿瘤、脑转移瘤。

4）血管疾病　如脑出血、蛛网膜下腔出血、高血压脑病、脑栓塞、脑血栓形成和脑缺氧等。

5）寄生虫病　如脑型疟疾、脑型血吸虫病、脑棘球蚴病和脑囊虫病等。

6）其他　①先天性脑发育障碍；②原因未明的大脑变性，如结节性硬化、播散性硬化和胆红素脑病(核黄疸)等。

2. 全身性疾病

1)感染 如急性胃肠炎、中毒型菌痢、链球菌败血症、中耳炎、百日咳、狂犬病和破伤风等。小儿高热惊厥主要由急性感染所致。

2)中毒 ①内源性,如尿毒症、肝性脑病;②外源性,如酒精、苯、铅、砷、汞、氯喹、阿托品、樟脑、白果和有机磷等中毒。

3)心血管疾病 高血压脑病或阿-斯综合征(Adams—Stokes syndrome)等。

4)代谢障碍 如低血糖、低钙及低镁血症、急性间歇性血卟啉病、子痫、维生素 B 缺乏等。其中低血钙可表现为典型的手足搐搦症。

5)风湿病 如系统性红斑狼疮、中枢神经系统血管炎等。

6)其他 如突然撤停安眠药、抗癫痫药,还可见于热射病、溺水、窒息和触电等。

3. 神经症 如分离障碍性抽搐和惊厥。

此外,尚有一重要类型,即小儿惊厥(部分为特发性,部分由于脑损害引起),高热惊厥多见于小儿。

📖 拓展阅读 3-11 高热惊厥

二、发病机制

抽搐与惊厥的发病机制尚未完全明了,认为可能是由于运动神经元的异常放电所致。这种病理性放电主要是神经元膜电位的不稳定引起,并与多种因素相关,可由代谢、营养、脑皮质肿物或瘢痕等激发,与遗传、免疫、内分泌、微量元素和精神因素等有关。

根据引起肌肉异常收缩的兴奋信号的来源不同,基本上可分为两种情况:①大脑功能障碍,如癫痫大发作等;②非大脑功能障碍,如破伤风、士的宁中毒、低钙血症性抽搐等。

三、临床表现

由于病因不同,抽搐和惊厥的临床表现形式也不一样,通常可分为全身性和局限性两种。

1. 全身性抽搐 以全身骨骼肌痉挛为主要表现,典型者为癫痫大发作(惊厥),表现为患者突然意识模糊或丧失,全身强直、呼吸暂停,继而四肢发生阵挛性抽搐,呼吸不规则,尿便失控,发绀。发作约半分钟自行停止,也可反复发作或呈持续状态。发作时可有瞳孔散大,对光反射消失或迟钝、病理反射阳性等。发作停止后不久意识恢复。如为肌阵挛性,一般只是意识障碍。由破伤风引起者为持续性强直性痉挛,伴肌肉剧烈的疼痛。

2. 局限性抽搐 以身体某一局部连续性肌肉收缩为主要表现,大多见于口角、眼睑和手足等。而手足搐搦症则表现为间歇性双侧强直性肌痉挛,以上肢手部最典型,呈"助产士手"表现;踝关节伸直,足趾下屈,足弓呈弓状,似"芭蕾舞足"。

惊厥发作可致跌伤、舌咬伤和排便、排尿失禁;伴有意识障碍者可因呼吸道分泌物、呕吐物吸入或舌后坠堵塞呼吸道引起窒息。惊厥发作后患者可因发作失态而致窘迫、难堪等。

四、护理评估要点

1. 病史与诱因　发生的年龄、诱因及先兆、相关病史,如有无颅脑疾病、心血管疾病、药物服用史、家族史及类似发作史,对患儿应询问出生及生长发育史等。

2. 发作特点　注意发作的时间、发作频率、发作严重程度、病程长短、发作的临床经过及表现、肢体抽搐的顺序、持续时间、是持续强直性,还是间歇痉挛性等。

3. 伴随症状　是否伴有发热、意识障碍、瞳孔扩大、舌咬伤、大小便失禁、脑膜刺激征和血压增高等。

4. 身体反应　注意生命体征的改变及意识状态。有无意识丧失、大小便失禁、舌咬伤、跌伤等;有无疲乏、头痛、肌肉酸痛等;有无瞳孔改变、脑膜刺激征、病理反射。

5. 心理—社会反应　惊厥发作引起的焦虑、恐惧,或因发作失态而致的窘迫、难堪、自卑等心理变化。

6. 诊断、治疗及护理经过　是否借助神经系统检查、必要的实验室检查、脑电图、脑血管造影、放射性核素扫描、CT 和 MRI 等检查寻找病因;发作期是如何处理的;发作间歇期使用药物的种类、剂量及方法、疗效;预防外伤及其他并发症的护理措施等。

五、相关护理诊断

1. 完全性尿失禁　与抽搐、惊厥发作所致短暂意识丧失有关。
2. 排便失禁　与抽搐、惊厥发作所致短暂意识丧失有关。
3. 有受伤的风险　与抽搐、惊厥发作所致短暂意识丧失有关。
4. 有窒息的风险　与抽搐、惊厥发作所致呼吸道分泌物误吸有关;与抽搐、惊厥发作所致舌后坠堵塞呼吸道有关。

第十四节　意识障碍

人对周围环境及自身状态的识别和觉察能力出现障碍,称为意识障碍(disturbance of consciousness)。多由于高级神经中枢功能活动(意识、感觉和运动)受损所引起,可表现为嗜睡、意识模糊和昏睡,严重的意识障碍表现为昏迷。

一、病因

1. 急性感染　见于败血症、肺炎、中毒型菌痢、伤寒、斑疹伤寒、恙虫病和颅脑感染如脑炎、脑膜脑炎和脑型疟疾等。

2. 颅脑非感染性疾病　见于脑血管疾病如脑缺血、脑出血、蛛网膜下腔出血、脑栓塞、脑血栓形成和高血压脑病等；颅内占位性疾病如脑肿瘤、脑脓肿等；颅脑损伤如脑震荡、脑挫裂伤和外伤性颅内血肿等；癫痫。

3. 内分泌与代谢障碍　见于尿毒症、肝性脑病、肺性脑病、甲状腺危象、甲状腺功能减退症、糖尿病性昏迷、低血糖和妊娠中毒症等。

4. 心血管疾病　见于心源性休克、心律失常引起阿-斯综合征等。

5. 水、电解质平衡紊乱　见于低钠血症、低氯性碱中毒和高氯性酸中毒等。

6. 外源性中毒　见于安眠药、有机磷农药、氰化物、一氧化碳、乙醇和吗啡等中毒。

7. 物理性及缺氧性损害　见于高温中暑、日射病、触电、高山病等。

📖 拓展阅读 3-12　植物人

二、发病机制

在神经活动的反射弧中，与意识障碍直接相关的是传入神经和中枢整合机构，传入神经即脑干腹侧的上升性网状激动系统，任何累及这一系统的病变，都会产生不同程度的意识障碍，甚至昏迷。因此，它被称为意识的"开关"系统。中枢整合机构是指双侧大脑皮质，当大脑皮质出现弥漫性损害时，则会导致意识水平的低下，严重者可昏迷，它又被称为意识"内容"所在地。意识状态的正常取决于大脑半球功能的完整性，急性广泛性大脑半球损害或半球向下移位压迫丘脑或中脑时，可引起不同程度的意识障碍。脑缺血、缺氧、葡萄糖供给不足、酶代谢异常等因素可引起脑细胞代谢紊乱，从而导致网状结构功能损害和脑活动功能减退，均可产生意识障碍。

三、临床表现

意识障碍可有不同程度的表现。

1. 嗜睡　是最轻的意识障碍，患者陷入持续的睡眠状态，可被唤醒，并能正确回答和做出各种反应，当刺激去除后很快又再入睡。

2. 意识模糊　意识水平轻度下降，嗜睡较为深的一种意识障碍。患者能保持简单的精神活动，但对时间、地点、人物的定向能力发生障碍。

3. 昏睡　患者处于熟睡状态，不易唤醒。虽在强烈刺激下（如压迫眶上神经，摇动患者身体等）可被唤醒，醒时答话含糊或答非所问，并很快又再入睡。

4. 昏迷　最为严重的意识障碍，表现为意识持续的中断或完全丧失。按其程度可分三个阶段。

1）轻度昏迷　意识大部分丧失，无自主运动，对声、光刺激无反应，对疼痛刺激尚可出现痛苦表情或肢体退缩等防御反应。角膜反射、瞳孔对光反射、眼球运动和吞咽反射等可存在。

2）中度昏迷　对周围事物及各种刺激均无反应，对剧烈刺激可出现防御反射。角膜反射减弱,瞳孔对光反射迟钝,眼球无转动,深反射可存在。

3）深度昏迷　全身肌肉松弛,对各种刺激均无反应。深、浅反射均消失。

🔲 拓展阅读 3-13　Glasgow 昏迷评分量表

5. 谵妄　一种以兴奋性增高为主的高级神经中枢急性活动失调状态。表现为意识模糊、定向力丧失、感觉错乱(幻觉、错觉)、躁动不安、言语杂乱。谵妄可发生于急性感染的发热期间或某些药物中毒(如颠茄类药物中毒、急性乙醇中毒)、代谢障碍(如肝性脑病)、循环障碍或中枢神经疾病等。由于病因不同可导致不同结果,或康复,或发展为昏迷状态。

四、护理评估要点

1. 起病情况　起病的缓急;发生的时间、环境与现场特点;有无诱因。

2. 主要症状的特点　意识障碍的类型、程度和进展过程。

3. 伴随症状　是否伴发热、头痛、呕吐和腹泻、皮肤黏膜出血、感觉与运动障碍、血压变化和瞳孔改变等。

4. 诊疗经过　是否到医院就诊;是否做过胸部摄片、心电图、超声波、头颅 CT 及 MRI、血常规、血生化、尿常规、肝肾功能等检查及其结果;是否用药,药物种类、剂量和疗效等。

5. 一般状态　如饮食、睡眠、精神、体力和大小便情况。

6. 相关病史　有无药物及食物过敏史、外伤手术史;既往有无类似发作;有无急性感染性休克、高血压、动脉粥样硬化、糖尿病、肝肾疾病、肺源性心脏病、癫痫、颅脑外伤、肿瘤和酒精中毒等病史;有无服用药物;有无烟酒嗜好;月经、婚育情况;有无服毒及毒物接触史。

五、相关护理诊断

1. 急性意识障碍　与疾病本身如脑出血、肝性脑病等有关。

2. 有窒息的风险　与患者无意识、会厌反射减弱或消失有关。

3. 有感染的风险　与久卧、导尿等有关。

4. 有皮肤完整性受损的风险　与久卧使局部皮肤长期受压有关。

5. 有受伤的风险　与患者无意识、躁动不安有关。

（张文霞、刘典晓）

数字课程学习

○教学 PPT　○导入案例解析　○复习与自测　○更多内容……

第四章 身体评估

章前引言

  身体评估(physical assessment)是指护士运用自己的感官,或借助体温计、血压计、听诊器、手电筒和叩诊锤等检查器具,客观地了解和评估患者身体状况的最基本的检查方法,一般于采集完健康史后开始。身体评估的目的是进一步验证问诊中所获得的有临床意义的症状,通过身体评估所发现的异常征象称为体征(sign),如淋巴结肿大、湿啰音和心界扩大等,作为客观资料的重要组成部分,可为确定护理诊断提供客观依据。

  身体评估时应做好相应的检查准备,包括护士、患者以及环境的准备等,检查过程中应尊重和关心患者,手法轻柔、动作熟练,检查的内容全面系统,按顺序依次进行检查,边检查边思考,正确评价,边问边查,核实补充。此外,还应注意动态观察和比较,掌握检查的进度和时间。

学习目标

1. 阐述身体评估的要求和注意事项。
2. 理解各项检查的正常表现及生理变异。
3. 解释身体评估中的常见异常体征的概念及特点。
4. 理解常见异常体征的发生机制及临床意义。
5. 加强医者仁心教育,尊重患者,善于沟通,提升综合素养和人文修养,提高护士的爱伤观念。

思维导图

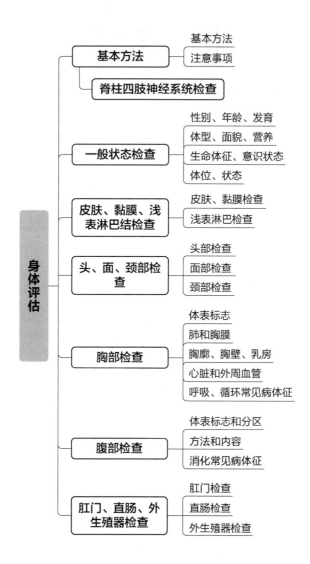

张某,女,35岁,因"发热、咳嗽3天"以"肺炎"收治入院。责任护士通过问诊已经详细了解其健康史,现需要对其进行身体评估。

问题:

1. 什么是身体评估?身体评估可以提供哪些健康信息?

2. 身体评估有哪些方法?检查中需要注意哪些问题?

第一节 身体评估的基本方法

> 思政小课堂4-1 临床查体中重视患者的尊严需求

一、身体评估的基本方法

身体评估的基本方法包括视诊、触诊、叩诊、听诊和嗅诊。要熟练掌握和运用这些方法,必须反复练习和实践,同时还要有丰富的医学基础知识与护理专业知识的指导。

(一)视诊

视诊(inspection)为护士通过视觉了解患者全身或局部状态有无异常的检查方法,包括全身和局部视诊,以及呕吐物或排泄物的观察。全身视诊,包括年龄、性别、发育、营养、面容、表情、体位和步态等,可了解患者的全身状况;局部视诊,如皮肤与黏膜的颜色、头颅、胸廓、腹部、骨骼或关节的外形等,可了解患者身体各部分的改变。

视诊方法简单,适用范围广,可提供重要的诊断资料和线索,但必须有丰富的医学知识和临床经验,通过深入细致的观察才能发现有重要意义的临床征象,否则会出现视而不见的情况。

视诊应在充足的自然光线下进行。对于搏动与轮廓的观察常需在侧面光照下进行。通常情况,视诊可通过护士的眼睛直接进行,但某些特殊部位,如眼底、鼓膜等,则需要借助检眼镜、耳镜等器械的帮助。

(二)触诊

> 在线课程4-1 触诊的方法

通过手与被检查部位接触后的感觉,或观察患者的反应来判断身体某部位有无异常的检查方法。触诊既可以进一步明确视诊发现的一些异常现象,还可以发现一些视诊所不能发现的体征,如体温、湿度、压痛、摩擦感等。手的不同部位对触觉的敏感度不同,其中指腹对触觉较为敏感,掌指关节的掌面对震动较为敏感,手背皮肤对温度较为敏感,触诊时多用这些部位。触诊的适用范围很广,可遍及全身各部位,尤以腹部检查最为常用。

触诊时,因不同的目的所施加的压力不同。因此,有浅部触诊法与深部触诊法之分。

1. 浅部触诊法(light palpation) 是指将手轻置于受检部位,利用掌指关节和腕关节的协同动作以旋转成滑动的方式轻压触摸,可触及的深度为1~2 cm。主要用于检查腹部有无压痛、抵抗感、搏动感、包块或某些肿大的脏器,关节,软组织,浅部动脉、静脉、神经、阴囊,精索等。

2. 深部触诊法(deep palpation) 是指用一手或两手重叠,由浅入深,逐步施加压力以达深部。可触及的深度多在2 cm以上,可达4~5 cm。主要用以检查腹腔内的病

变和脏器的情况。根据检查目的与手法的不同,又将深部触诊分为以下几种:

1)深部滑行触诊法　检查时嘱患者张口呼吸,尽量放松腹肌,可以与患者谈话以转移其注意力。护士以右手并拢的2、3、4指末端逐渐触向腹腔脏器或包块,并在其上做上下左右滑动触摸。常用于腹腔深部包块和胃肠病变的检查。

2)双手触诊法　将右手并拢的中间三指平置于腹壁上,左手掌置于被检查脏器或包块的后部,向右手方向托起,这样既可起到固定脏器或包块的作用,又可使其更接近体表以配合右手触诊。多用于肝、脾、肾及腹腔肿物的触诊。

3)深压触诊法　以右手并拢的2~3个手指逐渐深压腹壁被检部位达4~5 cm,以探测腹腔深在病变的部位或确定腹部压痛点,如阑尾压痛点、胆囊压痛点等。

▶ 在线课程4-2　腹部压痛点

3. 注意事项

1)触诊前的准备　触诊前应向患者说明触诊的目的和配合方法,触诊时手要温暖轻柔,避免患者精神和肌肉紧张,影响触诊检查效果。

2)站立要正确　护士与患者都应采取适宜的位置,护士应站在患者右侧,面向患者,以便随时观察患者的面部表情变化;患者取仰卧位,双手自然置于体侧,双腿稍屈曲,腹肌尽可能放松。

3)患者准备　进行下腹部触诊时,可根据需要嘱患者排空大小便,以免影响触诊,或将充盈的膀胱误认为腹腔包块。

(三) 叩诊

叩诊(percussion)是指用手指叩击或手掌拍击受检部位的表面,使之震动产生音响,根据其震动和音响特点判断受检部位的脏器有无异常的检查方法。叩诊多用于分辨被检查部位组织或器官的位置、大小,形状及密度,如确定肺下界的位置、心界的大小与形状、胸腔积液和腹水的有无与多少、膀胱有无充盈等,在胸、腹部检查中尤为重要。

1. 叩诊方法　根据不同的叩诊手法和目的,可分为间接叩诊法和直接叩诊法(图4-1)。

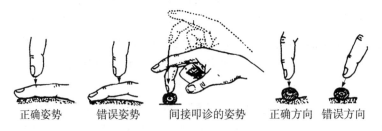

| 正确姿势 | 错误姿势 | 间接叩诊的姿势 | 正确方向 | 错误方向 |

图4-1　间接叩诊法

1)间接叩诊法(indirect percussion)　包括指指叩诊与捶叩诊。①指指叩诊:护士以左手中指第2指节紧贴叩诊部位,其余手指稍抬起,勿与体表接触。右手自然弯曲,以中指指端叩击左手中指第2指关节处或第2节指骨的远端。叩击方向与叩诊部位的体表垂直,叩诊时应以腕关节与掌指关节的活动为主,肘关节和肩关节不参与运动,叩击后右手中指立即抬起,以免影响叩诊音的辨别。叩击力量要均匀,叩击动作要灵活、短促和富有弹性。一个叩诊部位,每次连续叩击2~3下,叩诊过程中左手中指第2指节移动时应抬起并离开皮肤,不可连同皮肤一起移动。②捶叩诊:护士将左手掌平置于受检部位,右手握拳后用其尺侧缘叩击左手背,观察并询问患者有无疼痛。主要用于检查肝区或肾区有无叩击痛。

2)直接叩诊法(direct percussion)　指护士用右手指掌面直接拍击受检部位,根据拍击的反响和指下的震动感判断病变情况。主要适用于胸部和腹部面积广泛的病变,如大量胸腔积液、腹水或气胸等。

⊙ 在线课程4-3　叩诊的方法

2. 叩诊音　叩诊时,被叩诊部位所产生的反响即称为叩诊音(percussion sound)。由于被叩击部位的组织或脏器的致密度、弹性、含气量及与体表的距离不同,可产生不同的音响。根据音响的强弱、频率等不同将叩诊音分为5种,即实音、浊音、轻音、过清音和鼓音。叩诊音的时限与密度呈负相关。实音持续时间最短,随着组织密度减小,叩诊音的时限逐渐延长。各种叩诊音的特点及临床意义见表4-1。

表4-1　各种叩诊音的特点及临床意义

叩诊音	音响强度	音调	持续时间	正常存在部位	临床意义
实音	最弱	最高	最短	心脏、肝脏	大量胸腔积液、肺实变
浊音	弱	高	短	心脏、肝脏被肺覆盖部分	肺炎、肺不张、胸膜增厚
清音	强	低	长	正常肺部	无
过清音	更强	更低	更长	无	阻塞性肺气肿
鼓音	最强	最低	最长	胃泡区	气胸、肺空洞

3. 注意事项

1)叩诊前的准备　环境应安静,以免影响对叩诊音的判断。叩诊时应嘱患者充分暴露被叩诊部位,并使肌肉放松。

2)注意对称部位的对比　叩诊时应注意对称部位的比较与鉴别。

3)注意音响与震动感的比较　叩诊时不仅要注意叩诊音响强度的变化,还要注意不同病灶震动感的差异。例如,肺组织为含气的肺泡所组成,其振动频率低、弹性好、振幅大、振动期长,故音调低但音响强、音时长。

4)叩诊动作规范　叩诊动作应灵活、短促、富有弹性。叩击后右手应立即抬起,以免影响音响的振幅与频率。一个部位每次连续叩击2~3下,如未能获得明确效果,可再连续叩击2~3下。叩击力量要均匀适中,使产生的音响一致,以便正确判断叩击音的变化。叩击力量的轻重应视不同的评估部位及病变组织的性质、范围或位置深浅等具体情况而定。

（四）听诊

听诊（auscultation）是护士以听觉听取发自患者身体各部位的声音，判断其正常与否的检查方法。听诊是身体评估的重要手段，在心、肺部检查中尤为重要，常用以听取正常与异常呼吸音、心音、杂音及心律等。

听诊可分为直接听诊法与间接听诊法两种类型。

1. 直接听诊法（direct auscultation）　用耳直接贴于受检部位体表进行听诊的方法。该法所能听到的体内声音微弱，仅用于某些特殊情况或紧急情况时。

2. 间接听诊法（indirect auscultation）　借助听诊器进行听诊的方法，应用范围广泛。因听诊器对听诊部位的声音有放大作用，且能阻隔环境中的噪声，所以听诊效果好。间接听诊法可用于心脏、肺脏、腹部及血管等的听诊。

听诊器由耳件、体件和软管 3 部分组成。体件常用的有钟型和膜型两种。

💿 思政小课堂 4 - 2　听诊器的发明

3. 注意事项

1）听诊前的准备　听诊时要求环境安静、室温适宜，以避免噪声及排除因寒冷所致肌束震颤产生的附加音的干扰。患者取舒适体位，对虚弱不能起床的患者，为减少其翻身的痛苦，以使用膜型听诊器为佳。

2）正确使用听诊器　听诊前应检查听诊器耳件弯曲方向是否正确，软、硬管腔是否通畅。钟型体件对低频声音敏感，使用时应轻置于受检部位，但应避免体件与皮肤摩擦产生的附加音；膜型体件对高频声音敏感，使用时应紧贴受检部位的皮肤。听诊时注意力要集中，必要时嘱咐患者控制呼吸配合听诊。

（五）嗅诊

嗅诊（smelling）是以嗅觉判断患者的异常气味与疾病之间关系的检查方法。这些异常气味多来自皮肤、黏膜、呼吸道、胃肠道呕吐物或排泄物，以及脓液或血液等。嗅诊时，用手将患者散发的气味扇向自己的鼻部，仔细判别气味的特点与性质。常见的异常气味及其临床意义如下。

1. 汗液味　酸性汗味常见于发热性疾病或长期口服解热镇痛药物者；狐臭味常见于腋臭者；脚臭味见于脚癣合并感染者。

2. 呕吐物　有酸臭味提示食物在胃内滞留时间过长而发酵，常见于幽门梗阻或贲门失弛缓；有粪臭味，见于长期剧烈呕吐或肠梗阻。

3. 呼气味　浓烈的酒味见于酒后；刺激性大蒜味见于有机磷杀虫剂中毒；烂苹果味见于糖尿病酮症酸中毒；氨味见于尿毒症；肝腥味见于肝性脑病。

4. 痰液味　血腥味见于大量咯血；恶臭味提示可能为厌氧菌感染，多见于支气管扩张或肺脓肿。

5. 脓液味　脓液恶臭提示有气性坏疽或厌氧菌感染的可能。

6. 粪便味　腐败性粪臭味多因消化不良或胰腺功能不良引起；腥臭味见于细菌性痢疾。

7. 尿液味　尿液出现浓烈的氨味见于膀胱炎、尿潴留,为尿液在膀胱内被细菌发酵所致。

二、身体评估的注意事项

身体评估的注意事项包括:①检查环境安静、舒适和具有私密性,室温适宜,最好以自然光线为照明。②护士衣着整洁,举止端庄,态度和蔼。③检查前先向患者说明自己的身份、检查的目的与要求,以取得患者的合作,同时尽可能当着患者的面洗净双手。④护士站于患者右侧,充分暴露患者的受检部位,按一定的顺序,动作轻柔、准确、规范,检查内容完整而有重点。⑤检查过程中手脑并用,边检查边思考。⑥检查结束后应就检查结果向患者做必要的解释和说明。⑦根据病情变化,随时复查以发现新的体征,不断补充和修正检查结果,调整和完善护理诊断与相应的护理措施。⑧始终保持对患者的尊重与关爱。

第二节　一般状态评估

一般状态检查是对患者全身状况的概括性观察。检查方法以视诊为主,有时需要配合触诊。检查内容包括年龄与性别、生命体征、发育与体型、营养状态、面容与表情、体位、步态和意识状态。

一、年龄与性别

1. 年龄(age)　可经问诊获知,在某些情况下,如昏迷、死亡或隐瞒真实年龄时则需要通过观察皮肤的弹性与光泽、肌肉状态、毛发的颜色与分布、面部与颈部皮肤的皱纹,以及牙齿的状态粗略估计。年龄与某些疾病的发生密切相关,如佝偻病、麻疹和白喉等多见于幼儿与儿童;结核病、风湿热多见于青少年;动脉粥样硬化与冠状动脉疾患多见于老年人。年龄也是影响疾病发生和预后的重要因素,青年人患病后易恢复,老年人康复则相对较慢。

2. 性别(sex)　生殖器与第二性征的发育情况是判断性别的主要依据。正常成人性征明显,不难判断。某些疾病的发生率与性别有关,如甲状腺疾病和系统性红斑狼疮多发于女性,胃癌、食管癌、痛风等多发于男性,甲型血友病多见于男性。某些疾病可引起性征的改变,如肾上腺皮质肿瘤或长期应用肾上腺糖皮质激素可使女性发生男性化;肾上腺皮质肿瘤也可使男性乳房女性化及出现其他第二性征,如皮肤、毛发、脂肪分布和声音的改变等。此外,性染色体数目或结构异常可导致两性畸形。

二、生命体征

生命体征(vital sign)是评估生命活动存在与否及其质量的重要征象,其内容包括体温（body temperature）、脉搏（pulse）、呼吸（respiration）和血压（blood pressure），是观察病情变化的重要指标。

⊙ 在线课程4-4　生命体征的测量

（一）体温

体温是指人体内部的温度，通过测量体表的温度来反映体温的变化，体温的异常变化是很多疾病的重要表现之一。

1. 测量方法　包括口测法、肛测法和腋测法，其评价见表4-2。

📖 拓展阅读4-1　耳温测量

表4-2　体温测量的方法与评价

方法	评价
口测法	① 将消毒好的体温计头端置于患者舌下，并嘱其紧闭口唇（用鼻呼吸），3 min后读数 ② 结果较为可靠，但不适用于婴幼儿及神志不清者
肛测法	① 患者取侧卧位，将肛门体温计的头端（涂以润滑剂）缓慢插入肛门3～4 cm，3 min后读数 ② 结果稳定，一般较口测法高0.3℃～0.5℃。多用于婴幼儿、神志不清及某些特殊患者
腋测法	① 将体温计头端置于患者腋窝处，并嘱其上臂夹紧体温计（将腋窝汗液擦干，以消除对体温测量的影响），10 min后读数 ② 结果较口测法约低0.5℃。方便、安全，且不易发生交叉感染，为最常用的方法

2. 参考值　生理情况下，体温有一定的波动。正常范围口测法为36.3～37.2℃，肛测法为36.5～37.7℃，腋测法为36～37℃。早晨体温略低，下午略高，24 h内体温波动幅度一般不超过1℃；运动或进食后体温略高；老年人体温略低，女性月经期前或妊娠期体温略高。

3. 注意事项

（1）检查体温计是否完好，汞柱是否在35℃以下。

（2）选择恰当的测量方法：①婴幼儿、精神异常、昏迷、口腔疾病、口鼻手术者忌用口测法；②腋窝有创伤、手术、炎症，腋窝出汗较多者，肩关节受伤或消瘦者（夹不住体温计），忌用腋测法；③直肠肛门手术、腹泻患者忌用肛测法；④心肌梗死者，忌用肛测法（以免刺激肛门引起迷走神经反射，导致心动过速）。

（3）婴幼儿、危重躁动患者应由专人守护，以防意外。

（4）避免影响体温测量的各种因素，如运动、进食冷热饮、冷热敷、洗澡、坐浴和灌肠等。

（5）采用口测法时，如果患者不慎将体温计咬破，应及时清理玻璃碎屑，以免损伤唇、舌、口腔、食管、胃肠道黏膜，再口服鸡蛋清或牛奶，以延迟汞的吸收。

（6）测量结果应及时记录于体温记录单上，并描绘出体温曲线。体温变化的规律

(热型)可为诊断某些疾病提供重要线索。

4. 临床意义　体温高于正常称为发热,见于感染、创伤、恶性肿瘤、脑血管意外及各种体腔内出血等。体温低于正常称为体温过低,见于休克、严重营养不良、甲状腺功能低下及过久暴露于低温环境下。体温≥38.3℃,持续3周或3周以上,且经过1周以上的系统评估和常规诊断性检查仍未明确诊断的发热称为不明原因的发热。

(二)脉搏

脉搏是指动脉脉搏,脉搏的变化可反映心脏跳动的速度和节律。评估脉搏主要是触诊浅表动脉,最常触诊的是桡动脉,特殊情况下可触诊股动脉、足背动脉或颈动脉等。

1. 评估方法　护士将示指、中指、无名指并拢,并将指腹平放于桡动脉近手腕处,以适当的压力触诊桡动脉30 s,判断其搏动的节律、脉率、强弱、紧张度以及与呼吸的关系,并计算每分钟搏动次数。脉搏不规则者应延长触诊时间。

2. 参考值　健康成人脉搏为60～100次/分,节律规整,儿童较快(约90次/分),婴幼儿更快(可达130次/分),老年人较慢(55～60次/分),女性较男性快。

3. 注意事项

(1) 评估脉搏前,患者避免剧烈运动,否则要休息20 min后再评估。

(2) 勿用拇指触诊脉搏,因拇指小动脉的搏动易与患者的脉搏混淆。

(3) 评估脉率与心率是否一致。如果有脉搏短绌,则由2人分别触诊脉搏和听诊心率,同时计数1 min,计算出心率与脉率之比。

4. 临床意义　脉搏可因年龄、性别、活动及情绪状况而变化,但在病理情况下可出现脉率、节律、强弱和紧张度的变化。

1) 脉率　脉搏的生理和病理性变化与心率基本一致(表4-3)。但在心房颤动、频发室性期前收缩时,由于部分心脏搏动的搏出量不足,不能使周围动脉产生搏动或搏动过弱而不能被触及,致使脉率小于心率。

表4-3　脉率异常的临床意义

脉率异常	临 床 意 义
脉率增快	(1) 交感神经兴奋:焦虑、运动、发热、疼痛 (2) 心源性:心力衰竭、心肌炎、心房扑动、心房颤动、阵发性心动过速、加速性心室自主心律、尖端扭转型室性心动过速 (3) 药物性:肾上腺素、阿托品、沙丁胺醇、咖啡因、乙醇、苯丙胺 (4) 其他:贫血、休克、甲亢
脉率减慢	(1) 生理性:运动员、睡眠中 (2) 心源性:急性心肌梗死、病态窦房结综合征、二度以上房室传导阻滞、心肌病 (3) 药物性:地高辛、利血平、普尼拉明、普萘洛尔、美托洛尔,阿片制剂中毒 (4) 神经性:迷走神经张力过高、交感神经兴奋性下降 (5) 感染性:白喉、伤寒 (6) 其他:颅内压增高、胆汁淤积性黄疸、甲状腺功能减退症、体温过低、严重高钾血症等

2）节律：脉搏节律基本上反映心脏搏动的节律，借助脉搏节律可初步判断有无心律失常。节律可表现为：①节律规整；②节律相对不规整，如期前收缩二联律、三联律等；③节律绝对不规整（表4-4）。

表4-4 脉搏节律和强度异常的临床意义

脉搏异常	临床意义
节律异常	（1）脱落脉：二度房室传导阻滞、二度窦房传导阻滞、窦性停搏、期前收缩 （2）联脉：期前收缩（二联律、三联律）、3：2二度房室传导阻滞 （3）不规则脉：心房颤动、频发期前收缩、室上速伴不规则房室传导阻滞
强度异常	（1）洪脉：高热、甲亢、主动脉瓣关闭不全 （2）细脉：心力衰竭、主动脉狭窄、休克

3）强度 脉搏的强度与心搏出量、脉压和外周血管阻力有关。心搏出量大、脉压大和外周血管阻力低时，脉搏增强，且振幅大，称为洪脉。心搏出量小、脉压小、外周血管阻力大时，脉搏减弱且振幅小，称为细脉。其临床意义见表4-4。

4）紧张度和动脉壁状态 脉搏的紧张度取决于动脉的收缩压，可依据手指按压桡动脉所施加的压力和感知到的血管弹性来估计。健康人的动脉壁光滑、柔软，并有一定的弹性。用手指压迫时，动脉远端的搏动不能触及。动脉粥样硬化早期，动脉壁弹性消失，呈条索状；严重动脉粥样硬化时，动脉壁变硬且迂曲。

5）脉波 正常脉波由升支、波峰和降支组成，升支发生在左心室收缩早期，波峰出现在收缩中、晚期，降支发生在心室舒张期。常见的异常波形有水冲脉、迟脉、重搏脉、交替脉、奇脉和无脉。其特点、发生机制和临床意义见表4-5。

表4-5 常见异常脉波的特点及临床意义

脉波	特点	发生机制	临床意义
水冲脉	脉波骤起骤落，犹如潮水涨落，急促有力	脉压增大	主动脉瓣关闭不全、甲亢、严重贫血、动脉导管未闭
迟脉	升支上升缓慢，波峰平宽，降支亦缓慢	脉压减小	主动脉瓣狭窄
交替脉	节律正常而强弱交替	左心室收缩力强弱交替	左心衰竭的体征之一，高血压性心脏病、心肌梗死等
重搏脉	降支上又重复出现一个增高的脉波	周围血管阻力减小	梗阻性肥厚型心肌病、长期发热导致外周血管阻力降低者
奇脉	吸气时脉搏明显减弱或消失	吸气时胸腔负压增加，心搏出量减少	大量心包积液、缩窄性心包炎
无脉	脉波消失	心搏出量减少或动脉阻塞	休克、多发性大动脉炎

(三) 呼吸

呼吸是非常重要且直观的生命体征,有节律的自主呼吸常提示生命体征的存在,若呼吸停止则可说明生命即将停止或已经停止。

1. **评估方法** 护士在评估脉搏后,继续将手指置于桡动脉上,观察患者胸部或腹部的起伏(一起一伏为1次);对呼吸微弱者,护士可将其耳部靠近患者的口鼻处,听其呼吸的气流声(一呼一吸为1次),计数1 min。注意观察呼吸类型、频率、深度、节律以及有无其他异常现象。

2. **参考值**

(1) 成人:在静息状态下,呼吸频率为12~20次/分,呼吸与脉搏之比为1:4。

(2) 新生儿:约为44次/分,随着年龄增长将逐渐减慢。

(3) 儿童和成年男性以腹式呼吸为主,女性则以胸式呼吸为主。

3. **临床意义** 呼吸与心跳相互依存,无呼吸的心跳和无心跳的呼吸都不能长时间维持。

1) 呼吸频率和深度 呼吸频率超过20次/分为呼吸过速,呼吸频率低于12次/分为呼吸过缓。当严重的代谢性酸中毒时,出现深长而快的呼吸,这种深快呼吸又称为库斯莫尔呼吸(Kussmaul respiration)。呼吸频率和深度变化的常见原因见表4-6。

表4-6 呼吸频率和深度变化的常见原因

呼吸变化	常见原因
呼吸过速	发热、疼痛、贫血、甲亢、心力衰竭等
呼吸过缓	麻醉药或镇静剂过量、颅内压增高等
呼吸浅快	呼吸肌麻痹、严重的胃肠胀气、腹水和肥胖、肺炎、胸膜炎、胸腔积液、气胸等
呼吸深快	剧烈运动、情绪激动、代谢性酸中毒等

2) 呼吸节律 成人静息状态下呼吸节律均匀而整齐。病理情况下可出现呼吸节律的变化。常见的异常呼吸节律变化见图4-2,其特征及原因见表4-7。

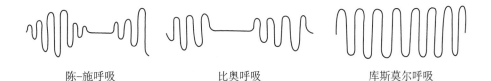

陈-施呼吸　　　　　　　　比奥呼吸　　　　　　　　库斯莫尔呼吸

图4-2 常见的异常呼吸节律变化

注 陈—施呼吸(Cheyne-Stokes respiration)又称潮式呼吸;比奥呼吸(Biot's breathing)又称间停呼吸;库斯莫尔呼吸(Kussmaul respiration)。

表 4-7　常见异常呼吸节律变化的特征及原因

节律异常	特征	原因
呼吸停止	呼吸消失	心脏停搏
比奥呼吸	也称为间停呼吸。有规律地呼吸几次后,突然停止一段时间,又开始呼吸,周而复始	由于呼吸中枢的兴奋性降低,使调节呼吸的反馈系统失常,只有严重的缺氧和 CO_2 潴留,才能有效刺激呼吸中枢,进入到下一个呼吸周期。常见于颅内压升高、药物引起的呼吸抑制、脑损伤(常于延髓水平)
陈—施呼吸	也称为潮式呼吸。呼吸由浅慢逐渐加快加深,达高潮后,又逐渐变浅变慢,暂停数秒之后,又出现上述状态的呼吸,如此周而复始,呼吸呈潮水涨落样。其周期可达 30 s～2 min,暂停期可维持 5～30 s	呼吸中枢对 CO_2 的反应性降低,亦即呼吸中枢兴奋的阈值高于正常。血液 CO_2 分压低于能兴奋呼吸中枢的阈值,因而呼吸暂停,常见于药物引起的呼吸抑制、充血性心力衰竭、脑损伤(常于脑皮质水平)
库斯莫尔呼吸	规则的、快而深长的呼吸,可有鼾音	代谢性酸中毒
抑制性呼吸	胸部剧烈疼痛所致的吸气相突然中断,呼吸运动短暂地受到抑制,呼吸较正常浅而快	急性胸膜炎、胸膜恶性肿瘤、肋骨骨折及胸部严重外伤等
叹气样呼吸	在一段正常呼吸节律中插入一次深大呼吸,并常伴有叹息声	多为功能性改变,见于神经衰弱、精神紧张或抑郁症

(四) 血压

血压是指动脉血压,与呼吸、脉搏和体温共同构成生命体征,是判断生命活动存在和质量的重要而简要的指标。

1. 测量方法　分为直接测量法和间接测量法。前者需要用专用设备,技术要求高且有一定的创伤,仅适用于某些特殊情况;后者无创伤、简便易行,不需要特殊设备,适用于任何人,但其影响因素较多。临床上常用血压计来间接测量血压。血压计有汞柱式、弹簧式和电子血压计,以汞柱式血压计最常用。

(1) 环境舒适安静,患者安静休息 5 min 以上。测量时要安静,不要说话。

(2) 患者一般取坐位,裸露上臂,袖带缠于上臂(袖带下缘距离肘窝 2～3 cm),上臂、血压计与心脏水平一致。

(3) 触及肱动脉搏动,听诊器胸件置于肱动脉搏动明显处(切不可将听诊器胸件插入袖带内)。

(4) 充气至动脉搏动消失,再升高 20～30 mmHg(1 mmHg = 0.133 kPa),然后缓慢放气,闻及第一声搏动音为收缩压,当搏动音突然变弱或消失,即为舒张压。

(5) 休息 1 min,重复测量 1 次,取 2 次结果的平均值记录。

2. 注意事项　由于血压测量的影响因素较多,应特别注意以下几点。

(1) 充分做好测量前的各项准备工作(以汞柱血压计为例)。①血压计的选择与要求：血压计的袖带宽度约为上肢周径的 40%（12～14 cm）；血压计袖带气囊长度约为上肢周径的 80%，以保证能绕上臂一周；打开血压计开关后，汞柱的凸面水平应在零位；若采用非汞柱式血压计，每次使用前均需校准。②血压测量前的准备工作：检查室内应安静、舒适、温暖；测量血压前 30 min，请患者勿吸烟和饮用含有咖啡因的饮料，并至少休息 5～10 min；充分暴露被测量的上肢，且被测量上肢无动静脉瘘、无动脉切开遗留的瘢痕和水肿；触诊肱动脉以保证有搏动；被测量上肢的肱动脉与心脏处于同一水平（仰卧位时平腋中线，坐位时手臂放置于检查桌上比腰部稍高，站立位时手臂则置于中胸部的高度），将袖带均匀紧贴皮肤缠于上臂，使其下缘在肘窝上 2～3 cm；护士触及肱动脉搏动后，将听诊器胸件置于搏动的肱动脉上，准备测量。

（2）选择合适的袖带和规范的测量技术，肥胖的人用宽袖带，儿童用窄袖带，以最大限度地减少测量误差。

（3）重复测量时应将袖带内气体完全排空后 1 min 再测量。

（4）当变音与消失音之间有差异时，两读数都应记录，方式为收缩压/变音/消失音 mmHg，如：150/90/60 mmHg。

3. 临床意义　90%～95% 的血压升高原因未明（原发性高血压），若因某器官或基因缺陷、药物等导致的血压升高则为继发性高血压。新生儿血压平均为 50～60/30～40 mmHg。由成年期至老年期，血压随年龄的增长而稍有增高，男性较女性稍高，但老年人血压的性别差异较小。由于影响血压的因素较多，因此，不能根据一次的测量结果判断其正常与否，应根据多次测量结果综合判断。健康成人脉压为 40～60 mmHg（平均 50 mmHg），双侧上肢血压差为 5～10 mmHg，下肢血压高于上肢 20～40 mmHg。18 岁以上成人血压标准及高血压分类见表 4-8。血压变化的意义见表 4-9。

表 4-8　成人血压标准（mmHg）及高血压分类

类别	收缩压		舒张压
正常血压	＜120	和	＜80
正常高值	120～139	和（或）	80～89
高血压	≥140	和（或）	≥90
1 级高血压（轻度）	140～159	和（或）	90～99
2 级高血压（中度）	160～179	和（或）	100～109
3 级高血压（重度）	≥180	和（或）	≥110
单纯收缩期高血压	≥140	和	＜90

表 4-9　血压变化的临床意义

类别	特点	临床意义
血压升高	血压高于正常标准	大多数原因不明（原发性高血压），1%～2% 为症状性高血压（继发性高血压），见于肾动脉狭窄、肾实质病变、嗜铬细胞瘤、皮质醇增多症（库欣综合征）、原发性醛固酮增多症等

（续表）

类别	特点	临床意义
血压降低	血压＜90/60 mmHg	多种原因的休克、急性心肌梗死、极度衰弱者。有时血压降低也与体位有关（直立性低血压）
血压不对称	两上肢血压相差＞10 mmHg	多发性大动脉炎、先天性动脉畸形和血栓闭塞性脉管炎
脉压增大	脉压＞65 mmHg	主动脉瓣关闭不全、动脉导管未闭、甲亢和严重贫血等
脉压减小	脉压＜30 mmHg	主动脉瓣狭窄、心包积液、心力衰竭和缩窄性心包炎
上下肢血压差减小	下肢血压≤上肢血压	相应部位有动脉狭窄或闭塞，见于主动脉狭窄、胸腹主动脉型大动脉炎、髂动脉或股动脉闭塞等

三、发育与体型

1. 发育（development） 正常与否通常以年龄、智力和体格成长状态（身高、体重与第二性征）及其相互间的关系进行综合判断。发育与种族遗传、地区、内分泌、营养代谢、生活条件和体育锻炼等多种因素密切相关。发育正常者，其年龄、智力与体格成长状态是均衡一致的，各年龄组的身高与体重之间有一定的对应关系。成年之前，随年龄的增长，体格不断成长，至青春期生长速度特别快，称为青春期急速成长。成人发育正常的指标包括：头部的长度为身高的 1/7～1/8，胸围约为身高的 1/2，两上肢展开后左右指端的距离约等于身高，坐高约等于下肢的长度，身体上部量（头顶至耻骨联合上缘的距离）与下部量（身高减去上部量或耻骨联合上缘至足底距离）相当。

2. 体型（somatotype） 是身体各部位发育的外观表现，包括骨骼、肌肉的生长与脂肪分布的状态。临床上将成人的体型分为 3 种类型。

1）无力型（瘦长型） 身高肌瘦、颈细长、肩窄下垂、胸廓扁平，腹上角＜90°。

2）正力型（匀称型） 身体各部分结构匀称适中，腹上角 90°左右。正常成人多为此体型。

3）超力型（矮胖型） 身短粗壮、颈粗短、肩宽平、胸围大、腹上角＞90°。

临床所见发育异常多与内分泌疾病密切相关。发育成熟前腺垂体功能亢进可致体格异常高大，称为巨人症；发育成熟前腺垂体功能低下可致体格异常矮小，称为垂体性侏儒症。甲状腺对体格发育有促进作用，发育成熟前甲状腺功能减退者，体格矮小、智力低下，称为呆小病。性激素决定第二性征的发育，当结核病、肿瘤等破坏性腺分泌功能时，可出现性腺功能低下所致的第二性征改变。男性表现为阉人征，女性表现为男性化。性激素对体格发育也有一定影响，性早熟儿童患病初期可较同龄儿童体格发育快，但因骨骺过早闭合可限制其后期的体格发育。婴幼儿时期营养不良也可影响发育。

四、营养状态

营养状态（nutritional status）与食物的摄入、消化、吸收和代谢等因素有关，并受心理、社会和文化等因素的影响,为评估健康和疾病严重程度的指标之一。营养过度或不良均可导致营养状态改变,前者引起肥胖,后者引起消瘦。

1. 营养状态的评价

1)综合评价　营养状态可依据皮肤、毛发、皮下脂肪和肌肉的情况,结合年龄、身高和体重进行综合判断。临床上,常用良好、中等、不良 3 个等级进行描述:①良好:黏膜红润,皮肤光泽、弹性好、皮下脂肪丰满,肌肉结实,指甲、毛发润泽,肋间隙及锁骨上窝深浅适中,肩胛部和股部肌肉丰满。②不良:皮肤黏膜干燥、弹性降低,皮下脂肪菲薄,肌肉松弛无力,指甲粗糙无光泽,毛发稀疏,肋间隙、锁骨上窝凹陷,肩胛骨和髂骨嶙峋突出。③中等:介于良好与不良之间。

2)测量体重　测量一定时期内体重的增减是观察营养状态最常用的方法。体重测量应于清晨、空腹、排便和排尿后,着单衣裤立于体重计中心进行。成人的理想体重可用以下公式粗略计算:理想体重(kg) = 身高(cm) - 105。一般认为体重在理想体重±10%的范围内,属于正常;超过理想体重 10%～20%,称为超重;超过理想体重 20%,称为肥胖;低于理想体重 10%～20% 为消瘦,低于理想体重 20% 以上为明显消瘦,极度消瘦称为恶病质。由于体重受身高的影响较大,常用体重指数(body mass index,BMI)衡量体重是否正常,为体重与身高平方的比值(kg/m^2)。按照世界卫生组织(World Health Organization,WHO)标准,BMI 18.5～24.9 kg/m^2 为正常,25～29.9 kg/m^2 为超重,≥30 kg/m^2 为肥胖。按照我国标准,成人 BMI 的正常范围 18.5～24 kg/m^2,< 18.5 kg/m^2 为消瘦,24.0～27.9 kg/m^2 为超重,≥28 kg/m^2 为肥胖。

3)判断皮下脂肪的充实程度　是最方便快捷的方法。最方便和最适宜的检查部位是前臂屈侧、上臂背侧下 1/3 处,此处脂肪分布的个体差异最小。

🔲 在线案例 4-1　因胃部间断性疼痛半年就诊

2. 营养状态异常　包括营养不良和营养过剩。

1)营养不良(malnutrition)　表现为消瘦,重者可呈恶病质。其发生主要是由于营养素摄入不足、消化吸收障碍或消耗增多。多见于长期或严重的疾病,如消化道疾病所致摄食障碍或消化吸收不良,神经系统、肝、肾病变引起的严重恶心与呕吐,活动性结核、肿瘤、糖尿病、甲状腺功能亢进症等所致的热量、蛋白质和脂肪消耗过多等。

2)营养过剩(overnutrition)　体内中性脂肪过多积聚,表现为肥胖。按病因可分为:①单纯性肥胖:主要与摄食过多有关,常有一定的遗传倾向,与生活方式和精神因素等也有关系。临床表现特点为全身脂肪分布均匀,儿童期生长较快,青少年期有时可见外生殖器发育迟缓,一般无神经、内分泌与代谢系统功能或器质性异常。②继发性肥胖:多由某些内分泌与代谢疾病引起,如腺垂体功能减退症、甲状腺功能减退症、肾上腺皮质功能亢进和胰岛素瘤等。继发性肥胖者脂肪分布多有显著特征,如:下丘脑病变所致弗勒赫利希综合征(Frohlich syndrome),又称肥胖生殖无能综合征,表现为大量脂肪积聚在面部、腹部、臀部及大腿;库欣综合征(Cushing syndrome),又称皮质醇增多症,表现为向心性肥胖。

五、面容与表情

面容（facial features）与表情（expression）是评价个体情绪状态和身体状况的重要指标。正常人表情自然、神态安怡。情绪与疾病可致痛苦、忧虑、疲惫等面容与表情，某些疾病发展到一定程度时，还会出现一些特征性的面容与表情。临床常见的典型面容如下。

1. 急性病容　表情痛苦、躁动不安、面色潮红，有时可有鼻翼扇动、口唇疱疹等。多见于急性发热性疾病，如大叶性肺炎、疟疾和流行性脑脊髓膜炎等患者。

2. 慢性病容　面容憔悴，面色晦暗或苍白，目光暗淡。见于慢性消耗性疾病，如恶性肿瘤、肝硬化和严重结核病等患者。

3. 甲状腺功能亢进面容　表情惊愕，眼裂增大，眼球突出，兴奋不安。见于甲状腺功能亢进症患者。

📖 拓展阅读 4 - 2　异常面容

4. 黏液性水肿面容　面色苍白，颜面水肿，睑厚面宽，目光呆滞，反应迟钝，眉毛、头发稀疏。见于甲状腺功能减退症患者。

5. 二尖瓣面容　面色晦暗，双颊紫红，口唇发绀。见于风湿性心脏病二尖瓣狭窄患者。

6. 肢端肥大症面容　头颅增大，面部变长，下颌增大前突，眉弓及两颧隆起，唇舌肥厚，耳鼻增大。见于肢端肥大症患者。

7. 满月面容　面圆如满月，皮肤发红，常伴痤疮。见于库欣综合征及长期应用肾上腺糖皮质激素的患者。

8. 面具面容　面部呆板无表情，似面具样。见于震颤性麻痹、脑炎等患者。

9. 贫血面容　面色苍白，唇舌色淡，表情疲惫。见于各种类型贫血患者。

10. 肝病面容　面色晦暗，双颊有褐色色素沉着。见于慢性肝病患者。

11. 肾病面容　面色苍白，眼睑、颜面水肿。见于慢性肾脏病患者。

12. 病危面容　又称 Hippocrates 面容。面部瘦削，面色铅灰或苍白，目光晦暗，表情淡漠，眼眶凹陷，鼻骨峭耸。见于大出血、严重休克、脱水和急性腹膜炎等患者。

六、体位

体位（posture）是指身体所处的状态。常见体位如下。

1. 自动体位　身体活动自如，不受限制。见于正常人、轻症或疾病早期的患者。

2. 被动体位　不能自己随意调整或变换肢体和躯干的位置。见于极度衰弱或意识丧失者。

3. 强迫体位　为减轻疾病的痛苦而被迫采取的某种特殊体位。

1）强迫仰卧位 仰卧,双腿屈曲,以减轻腹部肌肉的紧张。常见于急性腹膜炎等。

2）强迫俯卧位 俯卧位可减轻脊背肌肉的紧张度。常见于脊柱疾病。

3）强迫侧卧位 胸膜疾病患者多卧向患侧,以通过限制胸廓活动减轻胸痛,同时有利于健侧代偿呼吸;大量胸腔积液者亦多卧向患侧,以利健侧代偿性呼吸,减轻呼吸困难。

4）强迫坐位 又称端坐呼吸。患者坐于床沿,两手置于膝盖或床边。该体位可使膈肌下降,有助于胸廓和辅助呼吸肌运动,增加肺通气量,并可减少回心血量,减轻心脏负担。常见于心肺功能不全者。

5）强迫蹲位 患者于步行不远或其他活动的过程中,因感到呼吸困难或心悸,采取蹲踞体位或膝胸位以缓解症状。常见于发绀型先天性心脏病。

6）强迫停立位 步行时心前区疼痛突然发作,被迫立刻站立,并以手按抚心前区,待稍缓解后,才离开原位继续行走。常见于心绞痛。

7）辗转体位 腹痛发作时,患者辗转反侧,坐卧不安。常见于胆石症、胆道蛔虫病和肠绞痛等。

8）角弓反张位 因颈及脊背肌肉强直,致使患者头向后仰,胸腹前凸,背过伸,躯呈弓形。常见于破伤风、脑炎及小儿脑膜炎。

七、步态

步态(gait)是走动时所表现的姿态。健康人的步态因年龄、健康状态和所受训练的影响而不同。某些疾病可致步态发生改变,并具有一定的特征性。常见的异常步态有以下。

1. 蹒跚步态 走路时,身体左右摇摆如鸭步。常见于佝偻病、大骨节病、进行性肌营养不良或双侧先天性髋关节脱位等。

2. 酒醉步态 行走时,躯干重心不稳,步态紊乱如醉酒状。常见于小脑疾病、酒精或巴比妥类药物中毒。

3. 共济失调步态 起步时一脚高抬,骤然垂落,双目下视,两脚间距很宽,摇晃不稳,闭目时不能保持平衡。常见于脊髓疾病。

4. 慌张步态 起步困难,起步后小步急速前冲,身体前倾,越走越快,难以止步。常见于帕金森病。

5. 跨阈步态 患足下垂,行走时必须高抬下肢才能起步。常见于腓总神经麻痹。

6. 剪刀步态 由于下肢肌张力增高,移步时下肢内收过度,两腿交叉呈剪刀状。常见于脑性瘫痪与截瘫患者。

7. 间歇性跛行 步行中因下肢突发性酸痛、软弱无力,患者被迫停止行进,须休息片刻后才能继续走动。常见于高血压、动脉粥样硬化者。

🔵 在线课程4-5 常见异常步态

八、意识状态

意识(consciousness)是人对周围环境与自身的认知与觉察能力,为大脑功能活动的综合表现。正常人意识清晰,反应敏捷精确,思维活动正常,语言流畅、准确,言能达意。凡影响大脑功能活动的疾病都可引起不同程度的意识改变,称为意识障碍。意识障碍的表现详见第三章第十四节。

第三节　皮肤、黏膜及浅表淋巴结评估

一、皮肤黏膜检查

1. **颜色**　皮肤颜色与种族、遗传相关,因色素量、毛细血管分布、血液充盈度及皮下脂肪的厚薄而不同。正常人皮肤颜色均一,暴露部分微深,无发绀、无黄染、无色素沉着或脱失。常见的皮肤颜色异常如下。

1) **苍白(pallor)**　多因血液中血红蛋白降低或血液充盈不足引起,以结膜、口腔黏膜和甲床比较明显。见于贫血、休克等患者,也可见于寒冷和惊恐时。仅表现为肢端苍白,可能与肢体动脉痉挛或阻塞有关,见于雷诺病、血栓闭塞性脉管炎等。

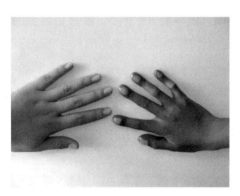

图4-3　发绀

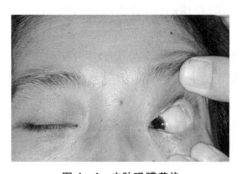

图4-4　皮肤巩膜黄染

2) **发红(redness)**　由毛细血管扩张充盈、血流加速或红细胞数目增多所致。生理情况下,可见于饮酒或运动后。病理情况下,多见于发热性疾病、阿托品或一氧化碳中毒等。

3) **发绀(cyanosis)**　皮肤黏膜呈青紫色(图4-3),常出现于口唇、耳垂、面颊及肢端,主要由于血液中还原血红蛋白量增多或异常血红蛋白血症所引起。见于心、肺部疾病和亚硝酸盐中毒等。

4) **黄染(stained yellow)**　皮肤和黏膜发黄。因胆道阻塞、肝细胞损害或溶血性疾病致血清内胆红素浓度增高,使皮肤黏膜及其他组织黄染者,称为黄疸。黄染最先出现于巩膜、硬腭后部及软腭黏膜,随血中胆红素浓度继续增高,黄染更明显时才见于皮肤(图4-4)。黄疸所致巩膜黄染是连续的,近角膜处黄染淡,远离角膜处黄染深。此外,过多食用胡萝卜、橘子等使血中胡萝卜素含量增高或含有黄色素的药物也可引起皮肤黄染。

5）色素沉着（pigmentation）　因表皮基底层黑色素增多，引起部分或全身皮肤色泽加深。正常人身体外露部分、乳头、腋窝、关节、肛门周围及外阴部皮肤色素较深。妊娠女性面部、额部可有棕褐色对称性色素沉着，称为妊娠斑。老年人面部散在的色素沉着，称为老年斑。全身皮肤颜色加深、口腔黏膜出现色素沉着则为病理征象。

6）色素脱失（depigmentation）　皮肤丧失原有的色素。常见有白癜、白斑和白化病。白癜为多形性大小不等的色素脱失斑片，多出现于身体外露部位，进展缓慢，无自觉症状，见于白癜风（图4-5）。白斑多呈圆形或椭圆形，常发生于口腔黏膜和女性外阴部，部分可癌变。白化病为全身皮肤和毛发色素脱失，因先天性酪氨酸酶合成障碍所致，为遗传性疾病。

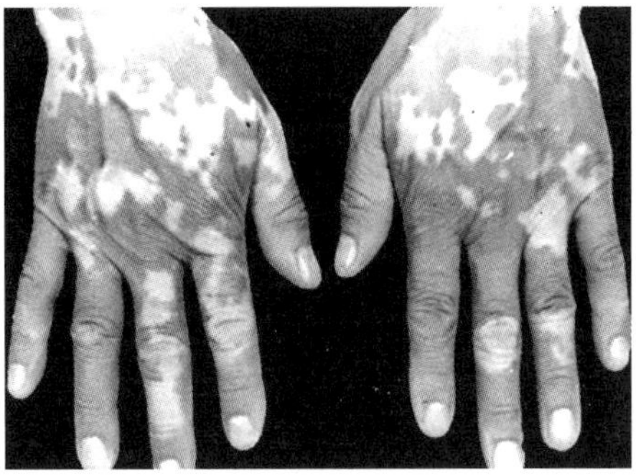

图4-5　白癜风

日常评估中会遇到肤色较深者，故皮肤颜色改变较难评估，可通过观察巩膜、结膜、颊黏膜、舌、唇、甲床、手掌和足掌等处的颜色予以评估。深肤色者皮肤呈黄褐色或黑色人种皮肤呈灰白色等同于苍白。

2. 湿度（moisture）　皮肤湿度与汗腺排泄功能、气温、湿度变化相关，气温高、相对湿度大的环境中，出汗增多为正常的生理调节反应。一般出汗多者皮肤较湿润，出汗少者皮肤较干燥。病理情况下，可发生出汗过多、少汗或无汗。出汗过多见于风湿病、结核病、甲状腺功能亢进症等，淋巴瘤等也常有出汗增多。夜间入睡后出汗称为盗汗，多见于结核病。大汗淋漓伴四肢皮肤发凉为冷汗，见于休克和虚脱。皮肤异常干燥无汗，见于维生素A缺乏、硬皮病、尿毒症和脱水等。

3. 温度（temperature）　一般以手背触摸皮肤表面评估患者皮肤的温度。正常人皮肤温暖，寒冷环境中手、足部温度可稍低。全身皮肤发热见于发热性疾病、甲状腺功能亢进症等。全身皮肤发冷见于休克、甲状腺功能减退症等。局部皮肤发热见于疖、痈和丹毒等炎症。皮肤湿冷常与危重急症相伴随，如休克、低血糖和急性心肌梗死等。发现患者皮肤湿冷，应迅速检查其生命体征，观察有无异常变化，要及时处理。

4. 皮肤弹性（skin elasticity）　与年龄、营养状态、皮下脂肪及组织间隙含液量有关。儿童与青年人皮肤弹性好，中年以后皮肤弹性逐渐减弱，老年人皮肤弹性差（图4-6）。评估皮肤弹性时，常选择手背或上臂内侧部位，用示指和拇指将皮肤捏起，松手后如皮肤皱褶迅速平复为弹性正常，如皮肤皱褶平复缓慢为弹性减退。皮肤弹性减退见于长期消耗性疾病、营养不良或严重脱水者。发热时血液循环加速，周围血管充盈，皮肤弹性可增加。

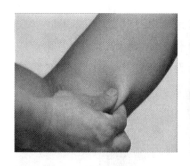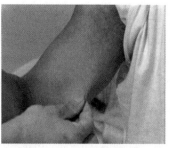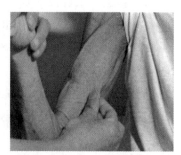

图4-6 各年龄段皮肤弹性

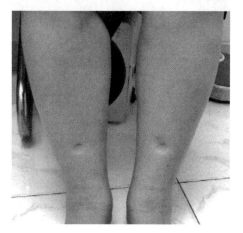

图4-7 凹陷性水肿

5. 水肿（edema） 通过视诊和触诊可以确定皮下组织是否水肿。水肿部位的皮肤张紧发亮，但轻度水肿视诊不易发现，需与触诊结合。触诊时，若手指按压局部组织后发生凹陷，称为凹陷性水肿（图4-7）。组织外观明显肿胀，但指压后无凹陷，称非凹陷性水肿，水肿与患者疾病密切相关，要与患者临床相结合。临床上根据全身水肿的程度将水肿分为轻、中、重三度。

1）轻度水肿 仅见于眼睑、眶下软组织，胫骨前及踝部皮下组织，指压后组织轻度凹陷，平复较快。

2）中度水肿 全身疏松组织均可见明显水肿，指压后组织凹陷较深，平复缓慢。

3）重度水肿 全身组织严重水肿，身体低垂部位的皮肤张紧发亮，甚至有液体渗出，可伴有胸腔、鞘膜腔积液和腹水，外阴部也可见明显水肿。

▶ 拓展阅读4-3 水肿的检查方法

6. 皮肤损害（skin lesion） 常包括原发性皮肤损害、继发性皮肤损害和血管皮肤性损害。

1）皮疹 为原发皮肤损害，多为全身性疾病的征象之一，常见于传染病、皮肤病、药物及其他物质所致的过敏反应。①斑疹：局部皮肤颜色发红，一般不突出皮面也无凹陷（图4-8）。②玫瑰疹：是一种鲜红色的圆形斑疹，直径2～3 mm，压之褪色，多出现于胸腹部，为伤寒或副伤寒的特征性皮疹（图4-9）。③丘疹：为较小的实质性皮肤隆起伴有皮肤颜色改变。见于湿疹、药物疹、麻疹等（图4-10）。④斑丘疹：丘疹周围有皮肤发红的底盘称为斑丘疹。见于风疹，药物疹、猩红热等（图4-11）。⑤荨麻疹（urticaria）：局部皮肤暂时性的水肿性隆起，大小不等，形态不一，苍白或淡红，伴瘙痒，消退后不留痕迹。常见于各种过敏反应（图4-12）。

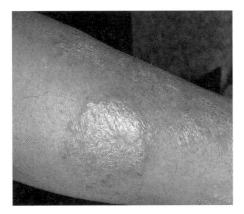

图 4-8　斑疹

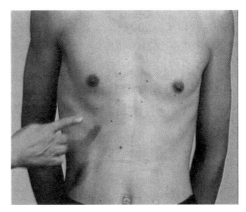

图 4-9　玫瑰疹

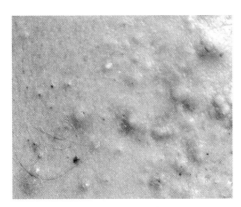

图 4-10　丘疹

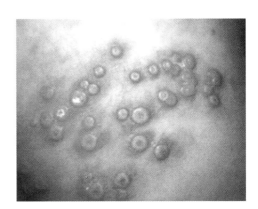

图 4-11　斑丘疹

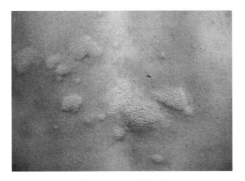

图 4-12　荨麻疹

2）压力性损伤　是指由压力或压力联合剪切力导致的皮肤和（或）皮下组织的局部损伤，通常位于骨隆突处，但也可能与医疗器械或其他物体使用有关。压力性损伤的发生不仅局限于体表皮肤，也可能发生在黏膜上、黏膜内或黏膜下。黏膜（呼吸道、胃肠道和泌尿生殖道黏膜）压力性损伤主要与医疗器械有关。

2019年欧洲压疮咨询委员会发布了《压力性损伤指南》,临床上多根据组织损伤的程度将其分为:①1期:皮肤完整,受压处出现红斑,指压红斑不变白(图4-13);②2期:部分真皮层破损,或者完整/破损的浆液性水疱,无腐肉和瘀伤(图4-14);③3期:全层皮肤破损,可见皮下脂肪,可能存在腐肉,腐肉不掩盖组织缺失深度,无肌肉、肌腱、韧带、软骨和(或)骨暴露(图4-15);④4期:全层皮肤和组织缺失,可见肌肉或肌腱、骨骼外露(图4-16);⑤不可分期的压力性损伤:全层皮肤和组织缺失,由于被腐肉和焦痂掩盖,不能确认组织损伤的程度(图4-17);⑥可疑深部组织损伤:颜色为深红色,栗色或紫色等(图4-18)。

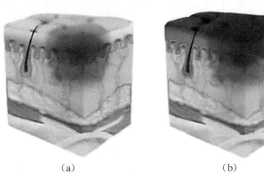

（a）　　　　　　　　　　　（b）

图4-13　1期压力性损伤

注　(a) 浅色皮肤1期压力性损伤;(b) 深色皮肤1期压力性损伤。

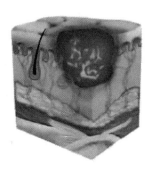 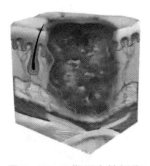 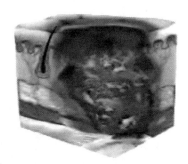

图4-14　2期压力性损伤　　　**图4-15　3期压力性损伤**　　　**图4-16　4期压力性损伤**

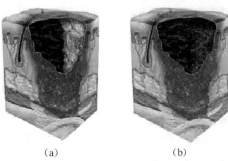 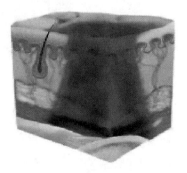

（a）　　　　　　　　　　（b）

图4-17　不可分期的压力性损伤　　　　　**图4-18　可疑深部组织损伤**

注　(a) 腐肉与焦痂完全覆盖;(b) 焦痂完全覆盖。

3）皮下出血 是血管性皮肤损害，其主要表现为局部皮肤呈青紫色或黄褐色，压之不褪色。依出血面积而有瘀点、紫癜、瘀斑和血肿之分。直径<2 mm 称为瘀点；直径在 3～5 mm 为紫癜；直径>5 mm 为瘀斑；片状出血伴有皮肤明显隆起者为血肿。皮下出血常见于血液系统疾病、重症感染、某些药物或毒物中毒等。

4）蜘蛛痣和肝掌 ①蜘蛛痣（spider angioma）：是皮肤小动脉末端分支性扩张形成的血管痣，形似蜘蛛（图 4-19），大小不等，主要出现在上腔静脉分布的区域内。一般认为蜘蛛痣的发生与肝脏对雌激素的灭活作用减弱，体内雌激素水平升高有关，见于慢性肝炎、肝硬化等。②肝掌（liver palm）：慢性肝病患者大小鱼际处皮肤发红，加压后褪色（图 4-20），其发生机制同蜘蛛痣。

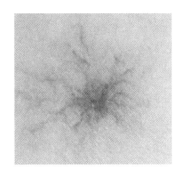 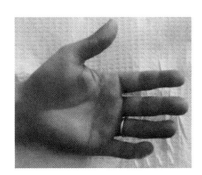

图 4-19 蜘蛛痣　　　　　　　图 4-20 肝掌

二、淋巴结检查

（一）浅表淋巴结分布

浅表淋巴结以组群分布，一个组群的淋巴结收集一定区域的淋巴液，局部炎症或肿瘤可引起相应区域的淋巴结肿大。全身浅表淋巴结的分布与部位详见图 4-21。

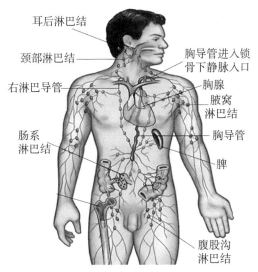

图 4-21 浅表淋巴结

1. 头面部　常见于耳屏的前方、耳后乳突表面,胸锁乳突肌止点处、枕部皮下,斜方肌起点与胸锁乳突肌止点之间、颌下腺附近,下颌角与颏部中间的部位。

2. 颈部　常位于胸锁乳突肌表面及下颌角处、斜方肌前缘、锁骨与胸锁乳突肌形成的夹角处(图4-22)。

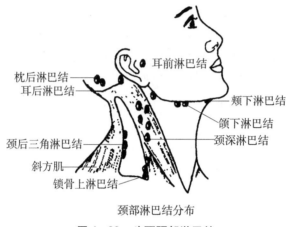

耳前淋巴结

枕后淋巴结
耳后淋巴结

颏下淋巴结
颌下淋巴结
颈深淋巴结

颈后三角淋巴结
斜方肌
锁骨上淋巴结

颈部淋巴结分布

图4-22　头面颈部淋巴结

3. 上肢

1) 腋窝淋巴结　是上肢最大的淋巴结组群,分为5群。①外侧淋巴结群:位于腋窝外侧壁;②胸肌淋巴结群:位于胸大肌下缘深部;③肩胛下淋巴结群:位于腋窝后皱襞深部;④中央淋巴结群:位于腋窝内侧壁近肋骨及前锯肌处;⑤腋尖淋巴结群:位于腋窝顶部。

2) 滑车上淋巴结　位于上臂内侧,内上髁上方3~4 cm处,肱二头肌与肱三头肌之间的肌间沟内。

4. 下肢

1) 腹股沟淋巴结　位于腹股沟韧带下方的股三角内,又可分为上、下两群。上群位于腹股沟韧带下方,与韧带平行排列。下群位于大隐静脉上端,沿静脉走向排列。

2) 腘窝淋巴结　位于小隐静脉与腘静脉的汇合处

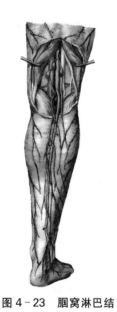

图4-23　腘窝淋巴结 (图4-23)。

(二) 淋巴结的检查方法

淋巴结的检查方法包括视诊和触诊,以触诊为主。触诊时,护士以并拢的示、中、环三指紧贴检查部位,由浅入深,以指腹按压的皮肤与皮下组织之间的滑动顺序触诊耳前、耳后、乳突、枕后、颈后三角、颈前三角、锁骨上窝、腋窝、滑车上、腹股沟和腘窝淋巴结。滑动的方式应取相互垂直的多个方向或转动式滑动,此检查方法有助于区分淋巴结与肌肉和血管结节。

触及肿大的淋巴结时应注意其部位、大小、数目、硬度、有无压痛、活动度、界限是否清楚,以及局部皮肤有无红肿、瘢痕和瘘管等,同时寻找引起淋巴结肿大的原发病灶。

▶ 在线课程4-6　颈部淋巴结分布及检查顺序

(三) 淋巴结肿大的临床意义

1. 局部淋巴结肿大

1) 非特异性淋巴结炎　由引流区域的急、慢性炎症所引起,如急性化脓性扁桃体炎、牙周炎可致颈淋巴结肿大(图4-24),胸壁、乳腺炎症可致腋窝淋巴结肿大,会阴部、臀部、小腿炎症可致腹股沟淋巴结肿大。急性炎症初始,肿大的淋巴结质地柔软、有压痛、表面光滑、无粘连。慢性炎症时淋巴结质地较硬。

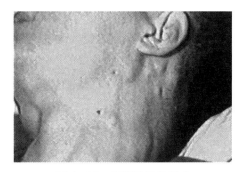

图4-24　局部淋巴结肿大

2) 淋巴结结核　肿大的淋巴结常见于颈部,呈多发性,质地较硬,大小不等,可互相粘连,或与周围组织粘连,晚期破溃后形成瘘管,愈合后形成瘢痕。

3) 恶性肿瘤淋巴结转移　恶性肿瘤转移所致肿大的淋巴结质地坚硬,表面光滑,与周围组织粘连,不易推动,一般无压痛。肺癌多向右侧锁骨上或腋窝淋巴结群转移;胃癌、食管癌多向左侧锁骨上淋巴结群转移,称为菲尔绍淋巴结(Virchow lymph node),为胃癌、食管癌转移的标志。

2. 全身淋巴结肿大　淋巴结肿大的部位遍及全身,大小不等,无粘连。多见于淋巴瘤、白血病和传染性单核细胞增多症等。

第四节　头面部及颈部评估

一、头部检查

头部及其器官是人体最重要的外部特征之一,也是护士最先和最容易见到的部位。头部检查以视诊和触诊为主,检查内容包括头发、头皮和头颅。

(一) 头发

视诊头发的颜色、疏密度、有无脱发及其特点。正常人头发的颜色、曲直和疏密度因种族遗传因素与年龄而异。儿童和老年人的头发较稀疏。随年龄增长,至老年时头发逐渐变白。病理性脱发见于伤寒、甲状腺功能低下、腺垂体功能减退、脂溢性皮炎、斑秃等;也可见于放射治疗或肿瘤化学药物治疗后。检查时要观察脱发的发生部位、形状以及头发改变的特点等。

（二）头皮

检查头皮时，需分开头发观察头皮的颜色，有无头皮屑、头癣、疖痈、血肿及瘢痕等。触诊有无肿块和缺损。正常头皮呈白色，有少量头皮屑。

（三）头颅

1. **检查方法与内容**　头颅检查包括视诊和触诊。视诊时，应注意大小、外形及有无异常运动。然后触诊头颅的每一个部位，了解其外形、有无压痛和异常隆起。头颅大小以头围来衡量，即自眉间最突出处经枕骨粗隆绕头一周的长度，正常成人头围≥53 cm。

2. **头颅大小与形态异常**　头颅大小与形态异常可为某些疾病的典型特征。临床常见的有以下几种。

1）小颅　囟门过早闭合引起的小头畸形，常伴有智力障碍。

2）方颅　前额左右突出，头颅平坦呈方形。见于佝偻病、先天性梅毒和先天性成骨不全等。

3）巨颅　额、顶、颞及枕部突出膨大呈圆形，头颅明显增大，颜面相对很小。由于颅内压增高，压迫眼球，形成双目下视、巩膜外露的特殊表情，称为"落日现象"，常见于脑积水。

4）尖颅又称塔颅　头顶部尖突高起，与颜面的比例异常，系矢状缝和冠状缝过早闭合所致。

5）长颅　自颅顶至下颌部的长度明显增大。见于马方综合征（Marfan syndrome）及肢端肥大症。

6）变形颅　发生于中年人，以颅骨增大变形为特征，同时伴有长骨的骨质增厚与弯曲，见于畸形性骨炎[佩吉特病（Paget disease）]。

▶ 拓展阅读4-4　常见异常头颅

3. **头部运动异常**　一般经视诊即可发现。头部活动受限多见于颈椎病；头部不随意运动见于帕金森病；不能抬头见于重症肌无力、进行性肌萎缩；与颈动脉搏动一致的点头运动，称为 DeMusset 征，见于严重的主动脉瓣关闭不全。

二、颜面部检查

为头部前面不被头发遮盖的部分，除面部器官本身病变外，许多全身性疾病在颜面及器官上可有特征性地改变，所以检查颜面部及器官对于一些疾病的诊断具有重要的意义。

（一）眼

眼的检查应该依照由外向内，先右后左的顺序进行。检查眼外部时，借助自然光或用手电筒斜照光进行；检查眼底时，护士应在暗室内佩戴检眼镜进行检查。

1. **眼睑**　分上睑和下睑。正常睁眼时两侧眼裂相等，闭眼时上下眼睑闭合，无眼睑水肿等。常见眼睑异常有以下。

1）睑内翻　由于瘢痕形成使睑缘向内翻转,见于沙眼。

2）上睑下垂　双侧上睑下垂见于重症肌无力;单侧上睑下垂见于蛛网膜下腔出血、脑炎、外伤等所致动眼神经麻痹。

3）眼睑闭合障碍　双侧眼睑闭合障碍伴有眼球突出、眼裂增宽,见于甲状腺功能亢进症;单侧眼睑闭合障碍,见于面神经麻痹。

4）眼睑水肿　眼睑皮下组织疏松,轻度或初发水肿常在眼睑表现出来,见于肾炎、营养不良、贫血以及血管神经性水肿。

5）倒睫　由于睫毛囊瘢痕性收缩,睫毛乱生所致,常见于沙眼、睑缘炎、外伤和烧伤。

2. 结膜　分为睑结膜、穹隆部结膜和球结膜三部分。检查上睑结膜时需翻转眼睑,其方法为用示指和拇指捏住上睑中部的边缘,嘱患者双目下视,然后轻轻地向前下方牵拉,同时以示指向下压迫睑板上缘,与拇指配合将睑缘向上捻转即可将眼睑翻开,观察结膜状况。正常睑结膜为粉红色。结膜常见异常如下。

1）结膜充血　可见结膜发红及血管充盈,常见于结膜炎或角膜炎。

2）结膜苍白　见于贫血。

3）结膜发黄　见于黄疸。

4）颗粒与滤泡　见于沙眼。

5）结膜出血　多少不等的散在的出血点,见于感染性心内膜炎,如同时伴有充血和分泌物,见于急性结膜炎;大片结膜下出血,见于高血压和动脉粥样硬化。

6）球结膜水肿　见于重症水肿、颅内压增高。

▶ 在线课程4-7　上睑结膜的检查方法

3. 眼球　主要检查眼球的外形与运动。正常人双侧眼球对称,无突出或凹陷。检查眼球运动时,护士将示指置于被评估者眼前 30~40 cm 处,嘱其头部固定,眼球随示指方向按左→左上→左下及水平向右→右上→右下 6 个方向移动。每一方向代表双眼一对配偶肌的功能。正常人双侧眼球可随着示指所示 6 个方向移动。若有某一方向运动受限,提示该对配偶肌的功能障碍。

常见的眼球外形或运动异常有以下 3 个方面。

1）眼球突出　双侧眼球突出常见于甲状腺功能亢进症。单侧眼球突出多见于眶内占位性病变或局部炎症,偶见于颅内病变。

2）眼球下陷　双侧眼球下陷见于严重脱水或慢性消耗性疾病;单侧眼球下陷见于霍纳综合征(Horner syndrome)。

3）眼球运动异常　眼球运动受动眼、滑车、外展 3 对脑神经支配,当支配眼球运动的神经麻痹时,眼球运动障碍伴复视。麻痹性斜视多由颅脑外伤、鼻咽癌、脑炎、脑膜炎和脑脓肿等病变所致。眼球震颤是指眼球有规律地快速往返运动,自发的眼球震颤见于耳源性眩晕、小脑疾患和视力严重低下。

4. 眼压　可通过眼压计检查眼压。正常眼压范围为 11～21 mmHg（1.47～2.79 kPa）。眼压升高，常见于眼压增高性疾病，如青光眼等；眼压降低伴双侧眼球内陷，见于眼球萎缩或脱水。

5. 角膜　表面有丰富的感觉神经末梢，对刺激十分敏感。正常角膜透明，表面光滑、湿润、无血管。检查时注意角膜的透明度，有无云翳、白斑、溃疡、软化和新生血管等。老年人由于类脂质沉着，角膜边缘及周围出现灰白色混浊环，称为老年环，无自觉症状，亦不妨碍视力。云翳与白斑如发生在角膜的瞳孔部位，可引起不同程度的视力障碍。常见的角膜异常有以下几种。

1）角膜软化　常见于婴幼儿营养不良以及维生素 A 缺乏。

2）角膜周边血管增生　可能为严重沙眼所致。

3）角膜边缘出现的黄色或棕褐色色素环　环的外缘较清晰，内缘较模糊，称为凯-弗环（Kayser-Fleischer ring）。常见于肝豆状核变性［威尔逊病（Wilson disease）］。

6. 巩膜　正常巩膜呈不透明瓷白色。发生黄疸时以巩膜黄染最为明显。中年以后，内眦因脂肪沉着可见黄色斑块，呈不均匀分布，应与黄疸鉴别。血液某些黄色色素成分增多时也可见巩膜黄染，但一般只出现于角膜周围或在该处最明显。

7. 虹膜　正常虹膜纹理近瞳孔部分呈放射状排列，周边呈环形排列。虹膜纹理模糊或消失见于虹膜炎症、水肿或萎缩；虹膜形态异常或有裂孔，见于虹膜后粘连、外伤或先天性虹膜缺损等。

8. 瞳孔　是虹膜中央的孔洞，可提示中枢神经的一般功能状况，为重危患者的主要监测项目。检查时注意瞳孔的形状、大小，双侧是否等大、等圆，对光反射是否正常等。

1）瞳孔形状与大小　正常瞳孔圆形，双侧等大，在自然光线下直径 3～4 mm，幼儿及老年人稍小，青少年较大；明亮处较小，昏暗处较大。交感神经兴奋时，如疼痛、惊恐等情况下，瞳孔较大；副交感神经兴奋时，如深呼吸、脑力劳动等情况下，瞳孔较小。瞳孔形状与大小的常见异常有：①瞳孔形态改变：青光眼或眼内肿瘤时瞳孔呈椭圆形；虹膜粘连时形状可不规则。②瞳孔缩小：见于虹膜炎症，有机磷农药中毒，毛果芸香碱、吗啡和氯丙嗪等药物反应。③瞳孔扩大：见于外伤、颈交感神经受刺激、青光眼绝对期、视神经萎缩，以及阿托品、颠茄、可卡因等药物反应。④双侧瞳孔大小不等：见于脑外伤、脑肿瘤、脑疝等颅内病变；双侧瞳孔大小不等且变化不定，多是中脑功能损害的表现。

2）瞳孔对光反射　包括直接对光反射和间接对光反射。正常人瞳孔对光反射敏捷，当眼受到光线刺激后瞳孔立即缩小，移开光源后瞳孔迅速复原。直接受到光线刺激一侧瞳孔的反应，称为直接对光反射；而另一侧眼的瞳孔也会出现同样的反应，称为间接对光反射。检查时，通常用手电筒分别照射两侧瞳孔并观察其反应。瞳孔对光反射以敏捷、迟钝、消失加以描述。瞳孔对光反射迟钝或消失，见于昏迷患者；两侧瞳孔散大并伴对光反射消失为濒死状态的表现。

3）集合反射与调节反射 护士将示指置于患者眼前 1 m 外，嘱其注视示指，同时将示指逐渐移向患者的眼球，距离眼球 5～10 cm 处，正常人此时可见双眼内聚，为集合反射。再次将示指置于患者眼前 1 m 外，嘱其注视示指，同时将示指迅速移向患者的眼球，距离眼球 5～10 cm 处，正常人此时可见双眼瞳孔缩小，为调节反射。集合反射消失见于动眼神经功能损害。

9. 眼底 眼底检查要求患者在不扩瞳和不戴眼镜的情况下，借助检眼镜进行，主要观察内容包括视神经盘、视网膜血管、黄斑区及视网膜各象限。正常视神经盘卵圆形或圆形，边缘清楚，色淡红，颞侧较鼻侧稍淡，中央凹陷。动脉色鲜红，静脉色暗红，动静脉管径的正常比例为 2∶3。黄斑部呈暗红色、无血管，视网膜透明，呈深橘色（图 4 – 25）。

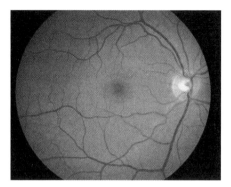

图 4 – 25 正常眼底检查

视盘水肿常见于颅内压增高。高血压、动脉粥样硬化、慢性肾炎、糖尿病等均可引起视盘及视网膜血管的特征性改变。如原发性高血压患者早期表现为视网膜动脉痉挛，晚期围绕视盘可见火焰状出血、棉絮状渗出物，严重者可以出现视盘水肿等。糖尿病患者则主要表现为静脉扩张迂曲，视网膜有点状或片状深层出血，晚期可出现视网膜剥离。

10. 视功能

1）视力 分为远视力和近视力。视力检查可初步判断有无近视、远视、散光，或器质性病变如白内障、眼底病变等。检查远视力时使用远距离视力表，患者距视力表 5 m 远，分别检查两眼，以能看清"1.0"行视标者为正常视力。如在 1 m 处不能辨认 0.1 行视标者，改为"数手指"，即辨认护士所示的手指数。手指移近眼前 5 cm 仍数不清者，改为指动检测。不能看到眼前手动者，到暗室中检测其光感是否存在，如光感消失，即为失明。检查近视力使用国际标准近距离视力表，在距视力表 33 cm 处，能看清"1.0"行视标者为正常视力。

2）色觉 色觉检查应在适宜的光线下进行，让患者在距离 50 cm 处读出色盲表上的数字或图像。患者在 5～10 s 内不能读出表上的彩色数字或图像，可按色盲表的说明判断为某种色弱或色盲。色弱是对某种颜色的识别能力降低。色盲是对某种颜色的识别能力丧失。色觉异常可分为先天性和后天性两种，后天性者多由视网膜病变、视神经萎缩和球后视神经炎引起。

3）视野 当眼球向正前方固视不动时所能看见的空间范围，为周围视力，是反映黄斑中心凹以外的视网膜功能。粗略测定视野的方法为：与患者相对而坐，约 1 米距离，检查右眼时，遮住患者左眼，同时遮住护士右眼。在护士与患者中间距离处，护士将手指分别自上、下、左、右等不同方向从外周逐渐向眼的中央部移动，嘱患者在发现手指时立即示意。如患者与护士在各方向同时看到手指，则视野大致正常。若对比检查结果异常或有视野缺失，可利用视野计进行精确的视野测定。视野在各方向均缩小者，称为向心性视野缩小。在视野内的视力缺失区称为暗点。视野左或右的一半缺失称为偏盲，如发生双眼视野颞侧偏盲，见于视神经交叉以后的中枢病变。单侧不规则的视野缺失见于视神经或视网膜病变。

（二）耳

耳是听觉和平衡器官。

1. **耳廓**　检查耳廓的外形、大小、位置和对称性，注意有无发育畸形、外伤瘢痕、红肿和结节等。痛风者耳廓上可触及痛性小结，为尿酸钠沉着所致；耳廓红肿并有发热和疼痛者见于感染；牵拉或触诊耳廓时引起疼痛多提示炎症的可能。

2. **外耳道**　观察外耳道皮肤是否正常，有无溢液。外耳道局部红肿疼痛，伴耳廓牵拉痛见于疖肿；有黄色液体流出伴痒感，常见于外耳道炎；有脓液流出伴有全身中毒症状，见于急性化脓性中耳炎；外伤后有血液或脑脊液流出提示颅底骨折的可能。此外，对于耳鸣患者，应注意其外耳道是否有瘢痕狭窄、耵聍或异物堵塞。

3. **中耳**　观察有无鼓膜穿孔及穿孔的位置等。正常鼓膜平坦，颜色灰白，呈圆形。中耳积液时，鼓膜呈灰白色或橘黄色；鼓室积血时，呈紫红色或蓝黑色；真菌感染时鼓膜呈绿色。当鼓膜内陷时，如有溢脓并有恶臭，可能为胆脂瘤。

4. **乳突**　其内腔与中耳相连，正常人乳突表面皮肤无红肿，触诊无压痛。化脓性中耳炎引流不畅可蔓延为乳突炎。乳突部皮肤红肿并有明显压痛，见于乳突炎，严重者可继发耳源性脑脓肿或脑膜炎。

5. **听力**　一般采用粗测法测定。方法是在安静的室内，嘱患者闭目静坐，并用手掌堵塞一侧耳廓及其外耳道，护士以拇指与示指互相摩擦（或手持手表），自 1 米以外逐渐移近患者耳部，直到其听到声音为止，测量距离。用同样方法检测另一耳听力。正常人一般约在 1 米处即可听到捻指音或机械表的滴答声。测量两侧听力距离，相互比较并与标准听力表对照，以确定听力的好坏。精确法为使用规定频率的音叉或电测听器设备进行的测试。如果粗测法发现有听力减退，建议进行精确法测试及其他相应的专科检查。听力减退可见于外耳道有耵聍或异物、听神经损害、局部或全身血管硬化、中耳炎等。

（三）鼻

视诊和触诊为鼻检查的主要方法。

1. **鼻外形与颜色**　注意观察鼻外形及皮肤颜色有无改变。鼻腔部分或完全阻塞，外鼻变形，鼻梁宽平，称蛙状鼻，见于鼻息肉。鼻梁塌陷称马鞍鼻，见于鼻骨骨折、先天性梅毒或麻风病。鼻梁部皮肤出现红色斑块，高出皮面并向两侧面颊部扩展，见于系统性红斑狼疮。鼻尖和鼻翼皮肤发红，伴毛细血管扩张和组织肥厚称酒渣鼻。鼻部皮肤出现色素沉着，见于慢性肝病。

2. **鼻翼扇动** 表现为吸气时鼻孔开大,呼气时鼻孔回缩,常见于伴有呼吸困难的高热性疾病及支气管哮喘或心源性哮喘发作时。

3. **鼻腔** 用左手将鼻尖轻轻上推,右手持电筒分别照射左右鼻腔。观察鼻黏膜的颜色,有无肿胀或萎缩,鼻甲大小,鼻腔是否通畅,有无分泌物;鼻中隔有无偏曲及穿孔;有无鼻出血等。

1) **鼻黏膜** 正常人鼻黏膜湿润呈粉红色,无充血、肿胀或萎缩。急性鼻黏膜充血肿胀,伴有鼻塞、流涕,见于急性鼻炎。慢性鼻黏膜肿胀表现为鼻黏膜组织肥厚,见于慢性鼻炎。鼻黏膜萎缩、分泌物减少、鼻甲缩小、鼻腔宽大、嗅觉减退或丧失,见于慢性萎缩性鼻炎。

2) **鼻腔分泌物** 正常人鼻腔无异常分泌物,当鼻腔黏膜受刺激时可致分泌物增多。清稀无色的分泌物为卡他性炎的表现,见于流行性感冒;黏稠发黄或发绿的脓性分泌物常见于鼻、鼻窦或上呼吸道细菌性化脓性炎症。

3) **鼻出血** 多为单侧,见于外伤、鼻腔感染、局部血管损伤或鼻咽癌等。双侧鼻出血多由全身性疾病引起,如流行性出血热、伤寒等发热性传染病,血小板减少性紫癜、再生障碍性贫血、白血病和血友病等血液系统疾病以及高血压、肝脾疾患、维生素 C 或维生素 K 缺乏等。若女性发生周期性鼻出血应考虑子宫内膜异位症的可能。

4. **鼻窦** 共 4 对,包括上颌窦、额窦、筛窦和蝶窦,其中蝶窦因解剖位置较深,不能在体表进行检查(图 4 - 26)。各鼻窦均有窦口与鼻腔相通,引流不畅时易发生鼻窦炎,表现为鼻塞、流涕、头痛和鼻窦压痛。

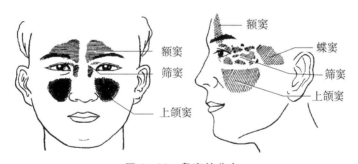

图 4 - 26 鼻窦的分布

检查各鼻窦区有无压痛的方法:检查上颌窦时,护士双手拇指分别置于患者鼻侧颧骨下缘向后向上按压,其余 4 指固定在患者的两侧耳后。检查额窦时,护士双手拇指分别置于患者眼眶上缘内侧,用力向后上按压,其余 4 指固定在患者头颅颞侧作为支点。检查筛窦时,护士双侧拇指分别置于患者鼻根部与眼内眦之间向后按压,其余 4 指固定在患者两侧耳后。按压的同时询问患者有无疼痛,并作两侧比较。正常人鼻窦无压痛。

▶ 在线课程4-8 鼻窦的检查方法

(四) 口

口的检查内容包括口唇、口腔黏膜、牙齿与牙龈、舌、咽、扁桃体和腮腺等。

1. **口唇** 观察口唇颜色,有无口唇干燥皲裂、疱疹、口角糜烂或口角歪斜等。正常人口唇红润光泽。常见的口唇异常如下。

1)**口唇颜色异常** 口唇苍白见于贫血、虚脱、主动脉瓣关闭不全;口唇发绀见于心肺功能不全;口唇颜色深红见于急性发热性疾病;口唇呈樱桃红色见于一氧化碳中毒。

2)**口唇干燥有皲裂** 见于严重脱水。

3)**口唇疱疹** 表现为口唇黏膜与皮肤交界处成簇的小水泡,半透明,初起有痒或刺激感,随后出现疼痛,1周左右结棕色痂,愈合后不留瘢痕,多为单纯疱疹病毒感染所致,常伴发于大叶性肺炎、感冒、流行性脑脊髓膜炎和疟疾等。

4)**口角糜烂** 见于核黄素缺乏症。

5)**口唇肥厚增大** 见于黏液性水肿、肢端肥大症及呆小症。

6)**口角歪斜** 见于面神经瘫痪或脑血管意外。

7)**上唇裂开畸形** 见于先天性唇裂及外伤等。

2. **口腔黏膜** 正常的口腔黏膜光洁,呈粉红色。口腔黏膜检查应在充分的自然光线下进行,也可用手电筒进行照明。检查口底黏膜和舌底部时,嘱患者舌头上翘,触及硬腭。常见的口腔黏膜异常有以下。

1)**口腔黏膜斑片状蓝黑色色素沉着** 见于原发性慢性肾上腺皮质功能减退症[艾迪生病(Addison disease)]。

2)**口腔黏膜损害** 口腔黏膜下出现大小不等的出血点或瘀斑,见于各种出血性疾病或维生素 C 缺乏;若在相当于第二磨牙的颊黏膜处出现白色斑点,周围有红晕,称为麻疹黏膜斑(科化斑,Koplik spot),为麻疹早期的体征;黏膜肿胀、充血伴小出血点,称为黏膜疹,多为对称性,见于猩红热、风疹及某些药物中毒等;黏膜上有白色或灰白色凝乳块状物(鹅口疮)为白念珠菌感染所致,多见于重病衰弱者或长期使用广谱抗生素和抗肿瘤药物者。

3. **牙齿** 主要作用是对食物进行机械加工、咀嚼及协助发音。重点观察牙齿的颜色、数目,有无龋齿、残根、缺齿和义齿等。

人的一生只更换一次牙,小儿牙称乳牙,共有20个,即上下颌左右各5个;成人牙称恒牙,共32个,即上、下颌左右各8个(图4-27)。正常牙齿白色,排列整齐,无龋齿、残根或缺牙。牙齿呈黄褐色称为斑釉牙,由于长期饮用含氟量过高的水所致。中切牙切缘呈月牙形凹陷且牙齿间隙过宽,称为哈钦森牙(Hutchinson tooth),为先天性梅毒的重要体征,单纯牙齿间隙过宽见于肢端肥大症。

4. **牙龈** 观察牙龈形态、颜色及质地,注意有无肿胀、增生或萎缩、溢脓及出血等。正常牙龈呈粉红色,质坚韧且与牙颈部紧密贴合,压迫后无出血及溢脓。牙龈水肿见于慢性牙周炎;牙龈肿胀见于牙龈炎;牙龈萎缩见于牙周病晚期;牙龈缘出血常为口腔局部因素引起如牙石,也可见由全身疾病所致如维生素 C 缺乏症、肝脏疾病等。牙龈游离缘出现蓝灰色点线称为铅线,为铅中毒的特征。

5. **舌** 检查时嘱患者伸舌,舌尖翘起,并左右侧移,以观察舌质、舌苔及舌的运动

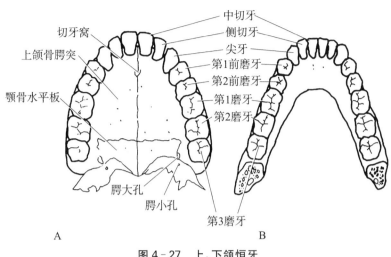

图 4-27　上、下颌恒牙

注　A. 上颌恒牙；B. 下颌恒牙。

状态。正常人舌质淡红，表面湿润，覆有薄白苔，伸出居中，活动自如无颤动。舌常见的异常表现有以下。

1）干燥舌　见于鼻部疾患、大量吸烟、放射治疗后或阿托品的药物作用。严重干燥舌者舌体缩小，有纵沟，见于严重脱水，可伴有其他体征如皮肤弹性减退。

2）草莓舌　舌乳头肿胀、发红似草莓舌，见于猩红热和长期发热患者。

3）牛肉舌　舌面绛红似牛肉状，见于糙皮病。

4）裂纹舌　舌面横向裂纹见于核黄素缺乏，纵向的裂纹见于梅毒性舌炎。

5）镜面舌　又称为光滑舌。舌头萎缩、舌体较小，舌面光滑呈粉红色或红色，见于缺铁性贫血、恶性贫血、重度营养不良及慢性萎缩性胃炎。

6）毛舌　也称为黑舌。舌面敷有黑色或黄褐色毛，见于久病衰弱或长期使用广谱抗生素的患者。

7）地图舌　舌面可见形如地图的黄色隆起，边缘不规则，数日即可剥脱并恢复正常，其发生原因不明，可能由核黄素缺乏引起，多不伴有其他病变。

8）舌体增大　暂时性舌体增大见于舌炎、口腔炎、舌蜂窝织炎、脓肿或血管神经性水肿等。长时间舌体增大见于黏液性水肿、舌肿瘤、先天愚型和呆小症。

9）活动的异常　伸舌有细微震颤见于甲状腺功能亢进；伸舌偏向一侧，见于舌下神经麻痹。

6. 咽及扁桃体　咽自上而下分为鼻咽、口咽和喉咽 3 个部分。口咽位于咽峡后方，软腭至会厌上缘。口咽部侧壁有腭帆向两侧延伸的腭舌弓及腭咽弓，及两弓的三角形凹陷，称扁桃体窝，容纳腭扁桃体。咽腭弓后方称为咽后壁，一般咽部检查即指这个范围。

　　进行咽及扁桃体检查时,嘱患者取坐位,头稍后仰,张口并发"啊"音,护士用压舌板于患者舌的前 2/3 与后 1/3 交界处迅速下压,此时软腭上抬,在照明的配合下即可见软腭、腭垂、腭咽弓、腭舌弓、扁桃体和咽后壁(图 4 - 28)。

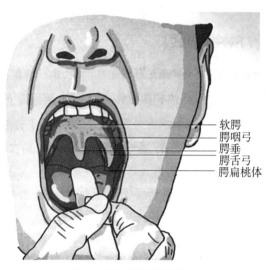

软腭
腭咽弓
腭垂
腭舌弓
腭扁桃体

图 4 - 28　咽及扁桃体

　　检查时注意观察咽部颜色、对称性,有无充血、肿胀、分泌物及扁桃体的大小。正常人咽部无充血、红肿及黏液分泌增多,扁桃体不大。

　　咽部黏膜充血、红肿,黏液腺分泌物增多见于急性咽炎。慢性咽炎时咽部黏膜充血,表面粗糙,并可见淋巴滤泡呈簇状增殖。扁桃体炎症时腺体红肿、增大,扁桃体窝内有黄白色分泌物或渗出物形成的苔状假膜,易剥离,此可与咽白喉鉴别。咽白喉在扁桃体上形成的假膜不易剥离,强行剥离则易引起出血。

　　扁桃体肿大分为 3 度:扁桃体肿大,不超过咽腭弓者为 Ⅰ 度;超过咽腭弓者为 Ⅱ 度;达到或超过咽后壁中线者为 Ⅲ 度(图 4 - 29)。

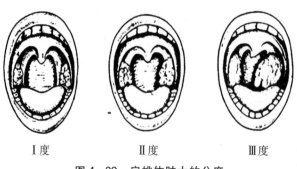

Ⅰ度　　　　　　Ⅱ度　　　　　　Ⅲ度

图 4 - 29　扁桃体肿大的分度

▶ 思政小课堂4-3　用爱心和奉献诠释医者仁心

7. 腮腺 位于耳屏、下颌角、颧弓所构成的三角区内。正常人腮腺体薄而软,一般不能触及其轮廓。腮腺导管开口于上颌第二磨牙相对的颊黏膜上(图 4-30)。检查时注意导管口有无红肿及分泌物。

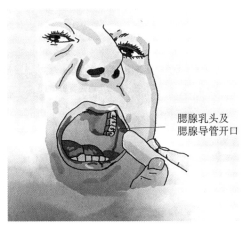

腮腺乳头及
腮腺导管开口

图 4-30 腮腺导管开口

三、颈部检查

颈部检查应在平静而自然的状态下进行,患者最好取舒适坐位,也可以取卧位,应充分暴露颈部和上胸部。检查时手法应轻柔,疑有颈椎疾病时应更加注意。

颈部每侧以胸锁乳突肌为界分为颈前三角和颈后三角。颈前三角为胸锁乳突肌内缘、下颌骨下缘与前正中线之间的区域。颈后三角为胸锁乳突肌后缘、锁骨上缘与斜方肌前缘之间的区域。

正常人颈部直立,两侧对称,伸曲、转动自如。矮胖者较粗短,瘦长者较细长。男性甲状软骨较突起,女性不明显,侧转头时胸锁乳突肌突起。头稍后仰时,更易观察颈部的对称性、有无包块及瘢痕等。头不能抬起见于重症肌无力、脊髓前角细胞炎、进行性肌萎缩。头部向一侧偏斜称为斜颈,见于颈肌外伤、瘢痕收缩、先天性颈肌挛缩或斜颈。颈部运动受限伴疼痛,可见于软组织炎症、颈肌扭伤、肥大性脊椎炎、颈椎结核或肿瘤等。颈部强直见于各种脑膜炎、蛛网膜下腔出血等,为脑膜刺激征的体征。

(一) 颈部血管

1. 颈静脉 观察颈静脉的充盈水平及有无颈静脉搏动。正常人去枕平卧位时颈静脉可稍见充盈,充盈水平仅限于锁骨上缘至下颌骨距离的下 2/3 以内;坐位或半坐位(上身与水平面呈 45°夹角)时,颈静脉常不显露,也看不到颈静脉搏动。若坐位或半坐位时,颈静脉明显充盈,或平卧位时充盈的颈静脉超过正常水平,称为颈静脉怒张,提示静脉压增高,见于右心衰竭、缩窄性心包炎、心包积液和上腔静脉阻塞综合征。平卧位时若看不到颈静脉充盈,提示低血容量状态。颈静脉搏动可见于三尖瓣关闭不全等。

2. 颈动脉　正常人静息状态下不易看到颈动脉搏动,仅在剧烈活动心输出量增加时才能见到。静息状态下出现明显的颈动脉搏动,多见于主动脉瓣关闭不全、高血压、甲状腺功能亢进及严重贫血。由于颈动脉和颈静脉都可能发生搏动,且部位邻近,应予以鉴别。一般静脉搏动柔和,范围弥散,触诊无搏动感;而动脉搏动比较强劲,呈膨胀性,搏动感明显。

(二) 甲状腺

甲状腺(thyroid)位于甲状软骨下方和两侧(图 4-31),呈"H"形,由左右两侧叶和连接两侧叶的峡部组成,形态大小因人而异,表面光滑、柔软,不易触及。

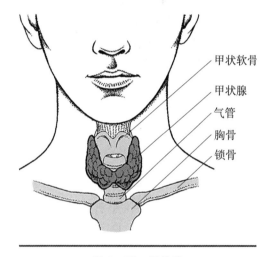

图 4-31　甲状腺

甲状腺检查一般按视诊、触诊和听诊的顺序进行。

1. 视诊　患者取坐位,头后仰,嘱其做吞咽动作,观察甲状腺的大小和对称性。正常情况下,除女性在青春发育期甲状腺可略增大外,甲状腺外观不明显,若能看到其轮廓即可认为甲状腺肿大。

2. 触诊　内容包括甲状腺的大小、硬度、对称性、表面光滑度,有无结节及震颤等。

1) 前面触诊　护士立于患者前面,一手拇指施压于一侧甲状软骨,将气管推向对侧;另一手示指、中指在对侧胸锁乳突肌后缘向前推挤甲状腺侧叶,拇指在胸锁乳突肌前缘触诊,配合吞咽动作,重复检查,可触及被推挤的甲状腺。用同法检查另一侧甲状腺侧叶,最后自胸骨上切迹向上触摸甲状腺峡部。

2) 后面触诊　护士立于患者后面,一手示指、中指施压于一侧甲状软骨,将气管推向对侧,另一手拇指在对侧胸锁乳突肌后缘向前推挤甲状腺,示指、中指在其前缘触诊甲状腺,配合吞咽动作,重复检查。用同法检查另一侧甲状腺。最后用一手的示指自胸骨上切迹向上触摸甲状腺峡部。

3. 听诊　当触及肿大的甲状腺时,用钟型听诊器直接置于肿大的甲状腺上,注意有无血管杂音。正常甲状腺无血管杂音。甲状腺功能亢进者,可闻及收缩期或连续性"嗡鸣"音。

甲状腺肿大可分为 3 度:视诊无肿大但能触及者为Ⅰ度;视诊可见肿大又能触及,但在胸锁乳突肌以内者为Ⅱ度;超过胸锁乳突肌外缘者为Ⅲ度。甲状腺肿大常见于甲状腺功能亢进症、单纯性甲状腺肿、甲状腺癌、慢性淋巴性甲状腺炎(桥本甲状腺炎)、甲状腺瘤和甲状旁腺腺瘤。

(三) 气管

正常情况下,气管居于颈前正中位置。检查时嘱患者取坐位或仰卧位,使颈部处于自然直立状态。护士将右手示指与环指分别置于患者两侧胸锁关节上,中指置于胸骨柄上窝的气管正中,观察中指是否在示指与环指中间。也可比较气管与两侧胸锁乳突肌间的空隙大小是否一致。若两侧距离或空隙不等,则为气管移位。

根据气管偏移的方向可判断病变的性质。大量胸腔积液、积气、纵隔肿瘤及单侧甲状腺肿大可将气管推向健侧,肺不张、肺纤维化和胸膜粘连则可将气管拉向患侧。

第五节　胸部评估

胸部是指颈部以下和腹部以上的区域,主要由胸壁、胸廓、乳房、气管、支气管、肺脏、心脏、淋巴管、血管、食管和纵隔等构成,胸部检查的内容主要包括胸廓、肺、胸膜、乳房、心脏和血管检查。

一、胸部的体表标志

为了准确描述胸部脏器在胸廓内的位置和轮廓,以及异常体征的位置和范围等,需要借助相应的体表标志,包括骨骼标志、自然陷窝、解剖区域和人工划线等。

1. 骨骼标志　胸廓由 12 对肋骨、锁骨和胸骨及 12 个胸椎组成,其骨骼标志见图 4 - 32。

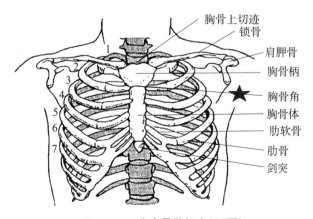

图 4 - 32　胸廓骨骼标志(正面)

1）胸骨柄 为胸骨上端略呈六角形的骨块。其上部两侧与左右锁骨的胸骨端相连接，下方则与胸骨体相连。

2）胸骨上切迹 位于胸骨柄的上方。正常情况下气管位于切迹正中。

3）胸骨角 又称路易斯角（Louis angle），由胸骨柄与胸骨体的连接处向前突起而成，其两侧分别与左右第2肋软骨连接，为前壁计数肋骨和肋间隙的重要标志。此外，也是气管分叉、心房上缘和上下纵隔交界的重要标志，相当于第4或第5胸椎的水平。

4）剑突 为胸骨体下端突出的部位，呈三角形，其底部与胸骨体相连接。

5）肋骨 共12对，在背部与相应的胸椎相连，由后上方向前下方倾斜，倾斜度上方略小，下方稍大。第1~7肋骨在前胸部与各自的肋软骨相连接，第8~10肋骨与3个连合在一起的肋软骨连接后，再与胸骨相连，构成胸廓的骨性支架。第11~12肋骨不与胸骨连接，其前端为游离缘，称为浮肋。

6）肋间隙 为两个肋骨之间的间隙，是前胸壁水平位置的常用标志。第1肋骨下面的间隙为第1肋间隙，第2肋骨下面的间隙为第2肋间隙，其余以此类推。

7）腹上角 为前胸下缘左右肋弓（由第7~10肋软骨相互连接而成）在胸骨下端汇合形成的夹角，又称胸骨下角，相当于横膈的穹隆部。正常为70°~110°夹角，其后为肝脏左叶、胃及胰腺所在区域。临床上常以此作为判断体型的标志，体型瘦长者角度较锐，矮胖者角度较钝，深吸气时角度可稍增宽。

8）肩胛骨 位于后胸壁脊柱两侧第2~8肋骨间，肩胛冈及其肩峰端较易触及，肩胛骨的下端称为肩胛下角。患者取直立位、两上肢自然下垂时，肩胛下角可作为第7或第8肋骨水平的标志，或相当于第8胸椎水平，为后胸壁计数肋骨的重要标志。

9）脊柱棘突 为后正中线的标志。以第7颈椎棘突最为突出，其下为胸椎的起点，即第1胸椎，常以此作为计数胸椎的标志。

10）肋脊角 为第12肋骨与脊柱构成的夹角，其前方为肾和上输尿管所在区域。

2. 自然陷窝与解剖区域 胸部有4个自然陷窝和3个解剖区域（图4-33）。

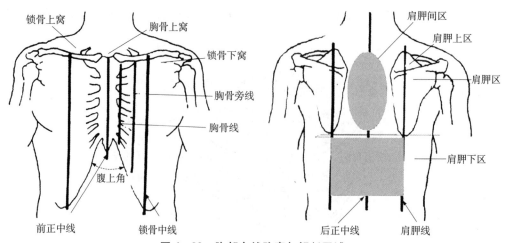

图4-33 胸部自然陷窝与解剖区域

1) 胸骨上窝 为胸骨柄上方的凹陷部,气管位于其后正中。

2) 锁骨上窝 为左、右锁骨上方的凹陷部,相当于两肺上叶肺尖的上部。

3) 锁骨下窝 为左、右锁骨下方的凹陷部,下界为第3肋骨下缘,相当于两肺尖的下部。

4) 腋窝 为左、右上肢内侧与胸壁相连的凹陷部。

5) 肩胛上区 为左、右肩胛冈上方的区域,其外上界为斜方肌的上缘,相当于上叶肺尖的下部。

6) 肩胛下区 为两肩胛下角连线与第12胸椎水平线之间的区域,后正中线将此区分为左、右两部分。

7) 肩胛间区 两肩胛骨内缘之间的区域,后正中线将此区分为左、右两部分。

3. 人工划线 自前胸部、侧胸部到后胸部,共有9条人工划线(图4-34)。

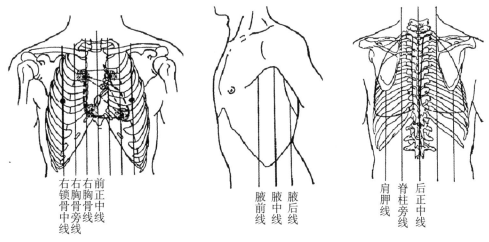

图 4-34 胸部人工划线

1) 前正中线 胸骨中线,为胸骨正中的垂直线,以胸骨柄上缘中点为起点,向下通过剑突中央的垂直线。

2) 锁骨中线 通过锁骨中点向下的垂直线,为通过左、右锁骨的肩峰端与胸骨端两者中点(锁骨中点)向下的垂直线。

3) 胸骨线 为沿左、右胸骨边缘与前正中线平行的垂直线。

4) 胸骨旁线 为通过胸骨线和左、右锁骨中线中间的垂直线。

5) 腋前线 为通过左、右腋窝前皱襞沿前侧胸壁向下的垂直线。

6) 腋后线 为通过左、右腋窝后皱襞沿后侧胸壁向下的垂直线。

7) 腋中线 自腋窝顶端于腋前线和腋后线之间中点向下的垂直线。

8) 肩胛线 为双臂自然下垂时通过左、右肩胛下角与后正中线平行的垂直线。

9) 后正中线 脊柱中线通过椎骨棘突,或沿脊柱正中下行的垂直线。

二、胸廓与肺脏检查

胸廓、肺和胸膜的检查应在安静、温暖和光线充足的环境中进行。患者视病情或检查需要采取坐位或卧位,尽可能暴露整个胸廓,按视诊、触诊、叩诊和听诊的顺序,一般先检查前胸部及侧胸部,然后再检查背部,注意两侧对比。

（一）视诊

胸廓与肺脏的视诊内容包括胸廓外形、胸壁、呼吸运动、呼吸频率与深度和呼吸节律。

1. **胸廓外形** 正常胸廓的大小和外形存在一定的个体差异。成年人胸廓两侧大致对称,呈椭圆形,前后径较左右径短,两者的比例约为 $1:1.5$;小儿和老年人的前后径略小于左右径或几乎相等,呈圆柱形。常见的胸廓外形改变如下。

1）扁平胸 胸廓呈扁平状,前后径不及左右径的一半。常见于瘦长体型者,也可见于慢性消耗性疾病如肺结核、恶性肿瘤晚期等。

2）桶状胸 胸廓前后径增加,有时与左右径几乎相等,甚至超过左右径,呈圆桶状。肋骨的斜度变小,其与脊柱的夹角常大于 $45°$,肋间隙增宽且饱满,腹上角增大。常见于严重慢性阻塞性肺疾病患者,也可发生于老年或矮胖体型者。

3）佝偻病胸 为佝偻病所致的胸廓改变,常见于儿童,包括:①鸡胸:胸廓的前后径长于左右径,其上下距离较短,胸骨下端常前突,胸廓前侧壁肋骨凹陷,形如鸡的胸廓。②佝偻病串珠:沿胸骨两侧各肋软骨与肋骨交界处呈串珠状的异常隆起。③肋膈沟:下胸部前面的肋骨常外翻,自剑突沿膈附着部位的胸壁向内凹陷形成的沟状带。④漏斗胸:胸骨剑突处显著内陷,形似漏斗。

4）胸廓一侧变形 胸廓侧膨隆多见于大量胸腔积液、气胸或一侧严重代偿性肺气肿等,胸廓一侧平坦或下陷见于肺不张、肺纤维化、广泛性胸膜增厚和粘连等。

5）胸廓局部隆起 见于心脏明显扩大、大量心包积液、主动脉瘤及胸内或胸壁肿瘤,肋软骨突起处常有压痛。此外,还可见于肋软骨炎和肋骨骨折等,前后挤压胸廓时局部出现剧痛,骨折断端处可闻及骨摩擦音。

6）脊柱畸形 因脊柱前凸、后凸或侧凸,导致胸廓两侧不对称,肋间隙增宽或变窄。严重脊柱畸形所致的胸廓外形改变可引起呼吸、循环功能障碍,常见于先天性畸形、脊柱外伤和结核等。

2. **胸壁** 视诊时,除观察营养状态、骨骼肌发育情况及皮肤以外,还应着重以下项目的检查。

1）静脉 正常胸壁无明显静脉可见。当上腔静脉或下腔静脉血流受阻建立侧支循环时,可见胸壁静脉充盈或曲张。

2）肋间隙 正常肋间隙无凹陷或膨隆。吸气时肋间隙凹陷提示上呼吸道阻塞使吸入气体不能顺利进入肺内。肋间隙膨隆见于大量胸腔积液、张力性气胸及严重慢性阻塞性肺疾病患者用力呼气时。

3. **呼吸运动** 在中枢神经和神经反射的调节下,通过膈肌和肋间肌的收缩与松弛来完成。正常成年男性和儿童的呼吸以膈肌运动为主,胸廓下部及上腹部的运动幅度较大,形成腹式呼吸;成年女性呼吸则以肋间肌运动为主,形成胸式呼吸。通常两种呼吸运动不同程度同时存在。

1）呼吸运动改变 腹式呼吸减弱而胸式呼吸增强见于腹膜炎、大量腹水、肝脾极度肿大、腹部巨大肿瘤等腹部疾病；胸式呼吸减弱，腹式呼吸增强见于肋间神经痛、肋骨骨折、肺炎、重症肺结核、胸膜炎等胸壁与肺部疾病；呼吸运动减弱或消失见于肺实变、肺部肿瘤、肺部空洞、肺气肿、胸腔积液、气胸、胸膜增厚或粘连等；呼吸运动增强见于酸中毒深大呼吸等。

2）呼吸困难 根据临床表现和致病因素不同，可将其分为吸气性呼吸困难、呼气性呼吸困难及混合性呼吸困难。临床上三凹征通常是指因呼吸困难引起的锁骨上窝、胸骨上窝、肋间隙凹陷。

拓展阅读4-5 呼吸困难常见疾病

（二）触诊

1. 胸壁触诊

1）胸壁压痛 正常人胸壁无压痛。胸壁局部压痛见于肋间神经炎、肋软骨炎、软组织炎症、皮肌炎、外伤及肋骨骨折等。胸骨压痛和叩击痛，见于白血病患者，因骨髓异常增生所致。

2）皮下气肿 正常胸壁无皮下气肿。气管、肺或胸膜破裂后，气体逸出存积于胸皮下组织，称为皮下气肿，重者气体可由胸壁向颈部、腋部或其他部位皮下组织蔓延。视诊可见胸壁肿胀，触诊能感觉到气体在皮下组织移动，而出现捻发感或握雪感。用听诊器按压皮下气肿部位时，可闻及捻发音。常见于自发性气胸、纵隔气肿、胸部外伤、肋骨骨折等，偶见于产气杆菌感染。

2. 胸廓扩张度 即呼吸时的胸廓动度。主要检查患者在平静呼吸及深呼吸时两侧胸廓动度是否对称。因胸廓前下部呼吸时动度较大，因此常在此处进行胸廓扩张度的检查。

检查前胸廓扩张度时，护士两手置于胸廓前下部的对称部位，左右拇指分别沿两侧肋缘指向剑突，并与前正中线的距离相等，手掌和伸展的手指置于前侧胸壁。检查后胸廓扩张度时，护士手平置于患者背部，约于第10肋骨水平，拇指与中线平行，并将两侧皮肤向中线轻推。嘱患者做深呼吸运动，观察和比较两手的动度是否一致。

正常人平静呼吸或深呼吸时，两侧拇指随胸廓活动而对称性地离合。一侧胸廓的扩张度降低常见于大量胸腔积液、气胸、胸膜增厚和肺不张等。此时可见对侧胸廓扩张度代偿性增强。双侧胸廓扩张度受限可见于双侧胸膜增厚、肺气肿等。双侧胸廓扩张度增强见于发热、代谢性酸中毒及腹部病变等。

3. 语音震颤 指患者发出语音时，声波沿气管、支气管及肺泡传到胸壁引起的共鸣震动，可用手触及，又称触觉震颤。检查时，护士以两手掌或两手掌的尺侧缘轻置于患者胸壁对称部位，嘱患者用同等的强度重复发"yi"的长音，然后双手交叉重复一次，自上而下，先前胸后背部，边触诊边比较两侧相应部位语音震颤的异同，注意有无单侧、双侧或局部语音震颤的增强、减弱或消失。

正常人双侧语音震颤基本一致。语音震颤的强度受发音强弱、音调高低、胸壁厚薄以及支气管至胸壁距离等因素的影响。通常前胸壁胸骨角附近及背部肩胛区声音最强,前胸上部强于前胸下部,右胸上部强于左胸上部,成年男性和消瘦者强于儿童、女性和肥胖者。

语音震颤检查对判断受检部位肺组织密度及胸腔病变有重要价值。常见的异常改变如下。

1) 语音震颤增强　主要见于肺组织实变,如大叶性肺炎实变期、大片肺梗死;靠近胸壁的肺内大空腔,尤其是当空洞周围有炎症浸润并与胸壁粘连时,如空洞型肺结核、肺脓肿等。

2) 语音震颤减弱或消失　主要见于肺泡内含气量过多,如慢性阻塞性肺疾病;支气管阻塞,如阻塞性肺不张;大量胸腔积液或气胸;胸膜显著增厚粘连;胸壁皮下气肿或水肿。

4. **胸膜摩擦感**　两手平置于患者的胸壁上,嘱患者做深呼吸运动,此时若两手有两层皮革相互摩擦的感觉,即为胸膜摩擦感,于胸廓的下前侧部或腋中线第5、6肋间最易触及。正常胸膜脏层和壁层之间滑润,呼吸运动时不产生摩擦感。胸膜炎症、胸膜原发或继发肿瘤、胸膜高度干燥、肺部病变累及胸膜时,因纤维蛋白沉积于胸膜,使其表面粗糙,呼吸时脏、壁两层胸膜互相摩擦,方可触及胸膜摩擦感。当出现胸腔积液时,脏层胸膜与壁层胸膜分离,胸膜摩擦感消失。在积液吸收过程中摩擦感可再次出现。

(三) 叩诊

1. **叩诊方法**　叩诊时,协助患者取仰卧位或坐位,按前胸、侧胸和背部的顺序进行叩诊。依次检查前胸、侧胸和背部,自上而下,并注意对称部位的比较。叩诊前胸时,患者胸部稍向前挺;叩诊侧胸时,患者双臂抱头;叩诊背部时,患者上身略前倾,头稍低,双手交叉抱肘,尽可能使肩胛骨移向外侧。可根据情况采用间接叩诊法或直接叩诊法,以前者常用。间接叩诊时,以左手中指第2指节为板指平贴于肋间隙,叩诊肩胛间区时板指应与脊柱平行。然后用右手中指以垂直的方向叩击板指,自上而下、由内向外,逐一肋间进行叩诊,注意对称部位叩诊音的比较。直接叩诊时,将右手指并拢,以手指掌面对胸壁进行直接拍击,主要用于判断大量胸腔积液或气体大致的含量,以及病变所在的部位。

2. **胸部叩诊音**

1) 正常叩诊音　正常的胸部叩诊音为清音,其音响强弱和音调高低与肺脏含气量、胸壁厚薄以及邻近器官对其的影响有关。前胸上部的叩诊音较下部稍浊,惯用右手者右肺上部的叩诊音比左侧稍浊,背部的叩诊音较前胸部稍浊,左侧腋前线下方因靠近胃泡叩诊呈鼓音,右侧腋下部因受肝脏的影响叩诊音稍浊。

2) 异常叩诊音　正常肺脏的清音区范围内出现实音、浊音、过清音或鼓音时称为胸部异常叩诊音,提示肺、胸膜、膈或胸壁存在病理改变。异常叩诊音的类型取决于病变的性质、范围及深度。①浊音或实音：见于肺含气量减少的病变，如肺不张、肺炎、肺结核、肺水肿、肺硬化及肺梗死等；肺内不含气的占位性病变，如肺肿瘤、肺包虫或囊虫病、未液化的肺脓肿、胸腔积液及胸膜病变等。②过清音：见于肺张力减弱而含气量增多的病变，如慢性阻塞性肺疾病。③鼓音：见于肺内空腔性病变，空腔直径大于 3～4 cm，且靠近胸壁，如空洞型肺结核、肺囊肿及肺脓肿等；胸膜腔积气时，叩诊也可呈鼓音。若空洞巨大，位置表浅且腔壁光滑或张力性气胸的患者，局部叩诊鼓音的同时伴有金属性回响，又称空瓮音。

3. 肺界叩诊

1) 肺上界　即肺尖的宽度，其内侧为颈肌，外侧为肩胛带。叩诊时，自斜方肌前缘中央部开始逐渐向外侧叩诊，标记由清音到浊音的点，该点即为肺上界外侧终点；随后再由上述中央部向内侧叩诊，当清音变为浊音时，即为肺上界的内侧终点，外侧终点与内侧终点之间的距离为肺尖的宽度［又称克勒尼峡（Kronig isthmus）］。正常肺尖的宽度为 4～6 cm，右侧较左侧窄。

2) 肺前界　正常的肺前界相当于心脏的绝对浊音界。左肺前界大约在胸骨旁线第 4～6 肋间隙，右肺前界相当于胸骨线的位置。两肺前界浊音区扩大主要见于心脏扩大、心肌肥厚、主动脉瘤、心包积液及肺门淋巴结明显增大等，两肺前界浊音区缩小见于慢性阻塞性肺疾病。

3) 肺下界　嘱患者平静呼吸，分别从锁骨中线第 2 肋间隙、腋窝顶部、肩胛线上第 8 肋间隙的清音区开始向下叩诊，当叩诊音由清音转为浊音时即为肺下界。正常人两侧肺下界基本相等，平静呼吸时分别位于锁骨中线、腋中线和肩胛线的第 6、8、10 肋间隙（图 4－35）。因体型、发育情况不同，肺下界的位置可稍有差异。

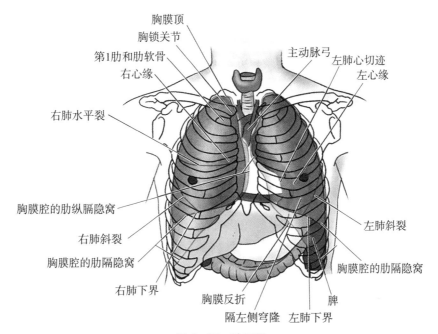

图 4－35　肺下界

4）肺下界移动范围　正常肺下界的移动范围相当于呼吸时膈肌的移动范围,正常为6～8 cm。叩诊时,先于患者平静呼吸时,在肩胛线上叩出肺下界的位置,做好标记；然后分别于患者深吸气与深呼气后屏住呼吸,再次叩出肺下界并做好标记；标记的最高点与最低点之间的距离即为肺下界的移动范围。肺下界移动范围减小见于肺组织萎缩,如肺纤维化、肺不张；肺组织弹性消失,如肺气肿；肺组织炎症或水肿,如肺炎和肺水肿等。膈神经麻痹者肺下界移动度消失；大量胸腔积液、积气及广泛的胸膜粘连时,不能叩出肺下界及其移动范围。

(四) 听诊

听诊是肺脏最重要的检查方法。听诊时,患者取卧位或坐位,微张口作均匀呼吸。听诊一般从肺尖开始,按前胸部、侧胸部和背部的顺序进行。其中前胸部沿锁骨中线和腋前线,侧胸部沿腋中线和腋后线,背部应沿肩胛间区和肩胛线自上而下,左右交替逐一肋间隙进行(图4-36)。每个听诊部位至少听诊1～2个呼吸周期,注意左右、上下对称部位对比。必要时,可进行深呼吸或咳嗽动作。

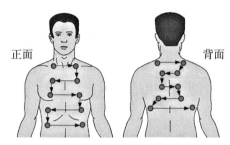

图4-36　肺部听诊

▶ 在线课程4-9　肺部听诊

1. 正常呼吸音

1）支气管呼吸音　指气体进出声门、气管和主支气管处形成湍流而产生的声音,类似抬舌后经口腔呼气时发出的"ha"音。

2）肺泡呼吸音　吸气时气流经气管、支气管进入肺泡,冲击肺泡壁,肺泡由松弛变为紧张,呼气时则由紧张变为松弛,这种因肺泡的弹性变化和气流振动所形成的声音称为肺泡呼吸音,类似上齿咬下唇吸气时发出的"fu"声,性质柔和。

3）支气管肺泡呼吸音　又称混合性呼吸音,兼有支气管呼吸音和肺泡呼吸音的特点,正常人于胸骨两侧第1、2肋间、肩胛间区第3、4胸椎水平及肺尖前后部可闻及支气管肺泡呼吸音。

2. 异常呼吸音

1）异常肺泡呼吸音　为病理情况下肺泡呼吸音的强度、性质或时间的变化。①肺泡呼吸音减弱或消失:胸廓活动受限,如肋软骨骨化、肋切除及胸痛等；呼吸肌疾病,如重症肌无力、肌瘫痪及膈肌升高等；支气管阻塞,如支气管狭窄、慢性阻塞性肺疾病等；压迫性肺不张,如气胸、胸腔积液等；腹部疾病,如腹部巨大肿瘤、腹水及肠胀气等。②肺泡呼吸音增强:双侧肺泡呼吸音增强见于剧烈运动、发热、贫血、代谢亢进、酸中毒等。单侧肺泡呼吸音增强见于肺结核、肺肿瘤、胸腔积液或积气等一侧肺脏或胸膜病变,导致健侧代偿性通气功能增强时。③断续性呼吸音:由于支气管狭窄、肺内局部炎症等,使空气不能均匀地进入肺泡,出现不规则断续的呼吸音所致,又称为齿轮呼吸音。常见于肺炎和肺结核。④粗糙性呼吸音:主要由于支气管黏膜轻度水肿或炎症浸润,致使管腔内壁狭窄或不光滑,气流进出不畅所致。常见于支气管或肺部炎症的早期。⑤呼吸音延长:常见于支气管哮喘、慢性阻塞性肺疾病等。

2)异常支气管呼吸音 在正常肺泡呼吸音部位闻及支气管呼吸音,即为异常支气管呼吸音,又称为管样呼吸音,常发生于如下病变:①肺组织实变:常见于大叶性肺炎实变期、肺结核。②肺内大空腔:可闻及清晰的支气管呼吸音。常见于肺脓肿、空洞型肺结核。③压迫性肺不张:胸腔积液压迫肺组织,可发生压迫性肺不张。

3)异常支气管肺泡呼吸音 在正常肺泡呼吸音的部位闻及支气管肺泡呼吸音,即为异常支气管肺泡呼吸音。常见于支气管肺炎、肺结核、大叶性肺炎初期或在胸腔积液上方肺膨胀不全的区域内。

3. 啰音 为呼吸音以外的附加音,正常情况下并不存在。按性质不同分为干啰音和湿啰音两种类型。

1)干啰音 吸气与呼气时均可闻及,以呼气时明显,音调较高,持续时间较长,强度、性质和部位不稳定易改变,瞬间数量可明显增减。局限分布的干啰音由局部支气管狭窄所致,常见于支气管肺癌、支气管异物及支气管内膜结核等。广泛分布于双侧肺部的干啰音常见于支气管哮喘、心源性哮喘、慢性喘息性支气管炎等。

2)湿啰音 多出现于吸气相,也可出现于呼气早期,以吸气末较明显,断续而短暂,一次常连线多个出现,部位较恒定,性质不易变化,大、中、小水泡音可同时存在,咳嗽后可减轻或消失。湿啰音出现在局部主要见于局部病变,如支气管扩张、肺炎或肺结核等;两肺底湿啰音主要见于支气管肺炎、左心功能不全引起的肺淤血;双肺布满湿啰音见于急性肺水肿或严重的支气管肺炎。

4. 语音共振 又称为听觉语音,其发生机制与语音震颤相似,通过听觉感受,较触诊更敏感。检查时嘱患者用一般的声音强度重复发出"yi"的长音,同时用听诊器听取语音。一般在气管和大支气管附近最强,听诊时应上下左右对比。正常人闻及的语音共振音节含糊难辨。语音共振增强、减弱或消失,其临床意义同语音震颤。

5. 胸膜摩擦音 正常胸膜表面光滑,胸膜腔内有微量液体起润滑作用,呼吸时无声响。当胸膜发生炎症时,由于纤维素渗出导致胸膜粗糙,随着呼吸运动脏层和壁层胸膜相互摩擦产生的声音称为胸膜摩擦音。常见于纤维素性胸膜炎、胸膜肿瘤、肺梗死及尿毒症等。当纵隔胸膜发炎时,在呼吸及心脏搏动时均可闻及胸膜摩擦音。

三、乳房检查

乳房检查应依据先健侧后患侧,先视诊后触诊的原则进行,除检查乳房外,还应包括引流乳房部位的淋巴结。检查时应有良好的照明,患者取坐位或仰卧位,充分暴露双侧乳房,丰满或下垂乳房者宜取仰卧位检查。

（一）视诊

正常儿童和男性乳房一般不明显,乳头位于双侧锁骨中线第 4 肋间隙处。正常女性乳房在青春期逐渐增大,呈半球形,乳头也逐渐增大呈圆柱状,乳头和乳晕颜色较深。妊娠及哺乳期乳房明显增大,乳晕扩大、颜色加深,乳房皮肤可见浅表静脉扩张。乳房视诊的主要内容如下。

1. **对称性** 正常女性坐位时两侧乳房基本对称,也有轻度不对称者,主要因两侧乳房发育程度不完全相同所致。一侧乳房明显增大见于先天畸形、囊肿形成、炎症或肿瘤等;一侧乳房明显缩小多因发育不全所致。

2. **乳房皮肤** 重点观察有无红肿、下陷、溃疡、皮疹、瘢痕和色素沉着等。

1）皮肤发红或溃疡 乳房皮肤发红提示局部炎症或乳腺癌累及浅表淋巴管引起的癌性淋巴管炎。前者常伴有局部肿、热、痛;后者局部皮肤呈深红色,不伴疼痛,发展快,面积多超过一个象限;乳房溃疡常提示皮肤及皮下组织破坏,为乳腺癌晚期的典型表现,也可继发于外伤、感染或放射性损伤;乳房瘘管形成提示乳腺结核或脓肿。

2）乳房水肿 常见于乳腺癌或炎症。癌症引起的水肿为癌细胞浸润阻塞乳房淋巴管所致的淋巴水肿。此时,因毛囊及毛囊孔明显下陷,所以局部皮肤外观呈"橘皮"或"猪皮"样。炎症所致的水肿,由于炎性刺激使毛细血管通透性增加,血浆渗出至血管外,并进入细胞间隙,常伴有皮肤发红。

3）皮肤回缩 多见于外伤、炎症、乳腺癌早期。外伤或炎症可使局部脂肪坏死,成纤维细胞增生,造成受累区乳房表层和深层之间悬韧带纤维缩短,呈现皮肤回缩。如无明确的外伤病史,皮肤回缩常提示恶性肿瘤存在,轻度的皮肤回缩,常为早期乳腺癌的征象。为能发现乳房皮肤回缩现象,护士可让患者做各种可能使前胸肌收缩、乳房悬韧带拉紧的上肢动作,如双臂上举超过头部,或双手叉腰等,可使局部皮肤回缩现象更加明显。

3. **乳头** 注意乳头大小、位置、两侧是否对称,有无回缩与分泌物。正常乳头呈圆柱形、颜色相似,两侧大小相等、对称,无回缩和分泌物。乳头回缩,如自幼发生为发育异常,如近期发生可能为乳腺癌或炎性病变。乳头出现浆液性、黄色、绿色或血性分泌物时,提示乳房导管有病变。黄色分泌物见于慢性囊性乳腺炎,血性分泌物见于导管内乳头状瘤、乳腺癌及乳管炎等。

4. **腋窝和锁骨上窝** 为乳房淋巴引流最重要的区域,检查时,应仔细观察该部位有无红肿、溃疡、瘢痕和肿块。

（二）触诊

乳房的上界是第 2 或第 3 肋骨,下界是第 6 或第 7 肋骨,内界起自胸骨缘,外界止于腋前线。触诊乳房时,为便于记录病变部位,通常以乳头为中心作一垂直线和水平线,将其分为外上象限、外下象限、内下象限和内上象限。

触诊乳房时,患者取坐位或仰卧位。若取坐位,先两臂下垂,然后双臂高举过头或双手叉腰。若取仰卧位,肩下放一小枕抬高肩部,手臂置于枕后,使乳房能较对称地位于胸壁上以方便检查。护士将手指和手掌平置于乳房上,用指腹轻施压力,以旋转或来回滑动的方式进行触诊。检查左侧乳房时,自外上象限开始,然后沿顺时针由浅入深直至4个象限检查完毕,最后检查乳头。以同样方法检查右侧乳头,但沿逆时针方向进行。触诊的重点为乳房有无红、肿、热、痛和包块,乳头有无硬结、弹性消失和分泌物。乳腺癌早期临床表现即为患侧乳房出现无痛、单发的小肿块,常发生在乳房的外上象限。

正常乳房触诊有弹性,呈模糊的颗粒感和柔韧感,随不同年龄而有所区别。青年人乳房柔韧,质地均匀一致;老年人乳房多松弛有结节感。月经期乳房小叶充血,触诊有紧绷感;妊娠期乳房增大饱满,有柔韧感;哺乳期呈结节感。触诊时必须注意以下征象。

1. 硬度和弹性　乳房炎症或新生物浸润时,局部硬度增加,弹性消失。此外,也应注意乳头的硬度和弹性,当乳晕下有癌肿存在时,该区域皮肤的弹性常消失。

2. 压痛　乳房局部压痛可见于乳腺增生及炎性病变。月经期乳房压痛较敏感,恶性病变甚少出现压痛。

3. 包块　触及乳房包块时应注意其部位、大小、外形、数目、硬度、有无压痛及活动度等。

1)部位　包块的定位方法是以乳头为中心,按时钟钟点的方位和轴向予以描述。并且记录包块与乳头间距离,使包块的定位确切无误。

2)大小与外形　触诊时注意观察包块的长度、宽度和厚度,以作为日后比较包块有无增大或缩小及其程度的依据。此外,还应注意包块的外形是否规则、边缘是否清楚及有无与周围组织粘连固定。良性肿瘤表面大多光滑规整,恶性肿瘤则凸凹不平,边缘多固定。乳腺炎性病变时,也可出现不规则的外形。

3)硬度　包块的软、硬度必须明确叙述。一般可描写为柔软、质韧、中等硬度及坚硬等。良性肿瘤多呈中等硬度、表面光滑及形态较规则;恶性肿瘤多质地坚硬伴表面不规则。

4)活动度　注意触诊的包块是否可以自由移动。若包块固定不动或只能向某一方向移动时,应明确包块是固定于皮肤、乳腺周围组织还是固定于深部结构。良性病变的包块一般活动度较大;炎性病变的包块相对比较固定。早期的恶性包块可活动,至病程晚期,其他结构被癌肿侵犯时,固定度会明显增加。

乳房触诊后,还应仔细触诊腋窝、锁骨上窝及颈部的淋巴结有无肿大或其他异常,因其为乳房炎症或恶性肿瘤扩散和转移所在。

四、心脏

心脏检查是全身身体评估的重要部分,对于初步判断有无心脏病以及疾病的病因、性质、部位及程度有重要意义。检查时按视诊、触诊、叩诊和听诊的顺序进行。

（一）视诊

患者取仰卧位或坐位,充分暴露胸部,护士立于患者的右侧,视线与患者胸廓同高。视诊的主要内容包括心前区外形、心尖冲动及有无心前区其他部位搏动。

1. **心前区外形** 正常人心前区外形与右侧相应部位对称,无异常隆起或凹陷。心前区异常隆起,常见于先天性心脏病,如法洛四联症或儿童期患风湿性心脏病伴右心室增大者。成人大量心包积液时,可表现为心前区饱满。

2. **心尖冲动** 心室收缩时,心尖向前撞击心前区胸壁,使相应部位肋间软组织向外搏动,称为心尖冲动。

1) **正常心尖冲动** 位于左侧第 5 肋间锁骨中线内侧 0.5～1.0 cm 处,距前正中线 7.0～9.0 cm,搏动范围直径 2.0～2.5 cm。体胖或女性乳房悬垂者不明显。心尖冲动位置可因体型、体位、年龄、妊娠等生理因素而有所差异。心尖冲动的强弱及范围与胸壁厚度、肋间隙宽窄及心脏活动强度等有关。

2) **异常心尖冲动** 包括心尖冲动移位、心尖冲动强度与范围变化、异常搏动。

（1）心尖冲动移位:常见于心脏疾病、胸部疾病、腹部疾病。左心室增大时,心尖冲动向左下移位;右心室增大时,心尖冲动向左移位;全心增大时,心尖冲动向左下移位,伴心界向两侧扩大;一侧胸腔积液或气胸,心尖冲动移向健侧;一侧肺不张或胸膜粘连,心尖冲动移向患侧;大量腹水或腹腔巨大肿块使膈肌抬高,心尖冲动向左上移位。

（2）心尖冲动强度与范围变化:包括心尖冲动增强、减弱或消失,见于左心室肥大、甲状腺功能亢进、发热和严重贫血、扩张型心肌病、心肌梗死、心包积液、左侧胸腔大量积液、气胸或肺气肿等。

（3）心前区异常搏动:胸骨左缘第 2 肋间搏动见于肺动脉高压;胸骨左缘第 3、4 肋间搏动多见于右心室肥大;剑突下搏动见于肺气肿、右心室肥大或腹主动脉瘤等。

（二）触诊

心脏触诊除可进一步验证视诊的结果外,还可发现心脏病特有的震颤和心包摩擦感。通常先用右手全手置于患者心前区进行触诊,必要时,可用手掌尺侧或并拢的示指与中指指腹进行触诊以准确定位。

1. **心尖冲动** 对于确定心尖冲动及心前区其他搏动的位置、强弱和范围,触诊较视诊更准确。左心室肥大时,触诊的手指可被强有力的心尖冲动抬起,称为抬举样心尖冲动,是左心室肥大的可靠体征。

2. **震颤** 是触诊时手掌或手指指腹感觉到的一种细微震动感,与猫喉部触到的呼吸震颤相似,又称为"猫喘"。震颤的发生是由于血液流经狭窄的口径或循异常方向流动形成湍流(漩涡),使瓣膜、血管壁或心腔壁震动传导至胸壁所致。震颤的强度与瓣膜的狭窄程度、血流速度及心脏两腔室间压力的大小有关。震颤是器质性心血管疾病的特征性体征,多见于心脏瓣膜狭窄或某些先天性心脏病。

3. **心包摩擦感** 是一种与胸膜摩擦感相似的心前区摩擦振动感,以胸骨左缘第 4

肋间最易触及,多呈收缩期与舒张期双相,以收缩期、前倾坐位或深呼气末明显。常见于急性心包炎,当心包渗液增多时,壁层与脏层心包分离,则摩擦感消失。

(三) 叩诊

心脏叩诊可确定心界大小、形状及其在胸腔内的位置。心脏为不含气器官,其不被肺遮盖的部分,叩诊呈绝对浊音(实音);其左右缘被肺遮盖的部分,叩诊呈相对浊音。叩诊心界是指叩诊心脏相对浊音界,反映心脏的实际大小。

1. 叩诊方法　患者取仰卧位或坐位。仰卧位时,护士的叩诊板指与肋间平行,坐位时板指与肋间垂直。叩诊时以轻叩为宜,力度适中,用力均匀。先叩左界,后叩右界,自下而上,按由外向内的顺序进行。

叩诊心左界时,从心尖冲动最强点外2~3 cm处(一般为第5肋间左锁骨中线稍外)开始,沿肋间由外向内叩诊,当叩诊音由清音变为浊音时,提示已达心脏边界,用笔作一标记,如此逐一肋间向上叩诊,直至第2肋间。叩诊心右界时,先沿右锁骨中线自上而下叩出肝上界,然后在其上一肋间(通常第4肋间)开始,由外向内叩出浊音界,作一标记,再逐一向上即至第2肋间。用硬尺测量前正中线至各标记点的垂直距离,再测量左锁骨中线至前正中线的距离以记录心脏相对浊音界的位置。

2. 正常心脏浊音界　正常心脏左界在第2肋间几乎与胸骨左缘一致,第3肋间以下向左下逐渐形成一外凸弧形,直至第5肋间。心脏右界几乎与胸骨右缘平齐,仅在第4肋间处稍向外偏离1~2 cm(图4-37)。

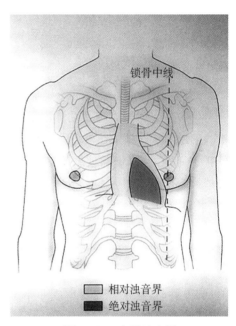

锁骨中线

　相对浊音界
　绝对浊音界

图4-37　心脏浊音界

3. 心脏浊音界的各部组成　心脏左界第2肋间处相当于肺动脉段,第3肋间为左心耳,第4、5肋间为左心室,主动脉与左心室交界处向内的凹陷称心腰部。心脏右界第2肋间相当于升主动脉和上腔静脉,第3肋间以下为右心房(图4-38)。

4. 心脏浊音界的改变及其意义　心脏浊音界的大小、形态和位置可因心脏本身病变或心外因素而发生改变。

1) 心脏本身病变

(1) 左心室增大:心左界向左下扩大,心腰部加深近似直角,心浊音界呈靴形。常见于主动脉瓣关闭不全,又称为主动脉型心或靴形心。也可见于高血压性心脏病。

(2) 右心室增大:轻度增大时,心脏绝对浊音界扩大,相对浊音界无明显变化;显著增大时,相对浊音界向左右两侧扩大,由于心脏沿长轴顺时针转位,因而以向左扩大明显。常见于肺源性心脏病。

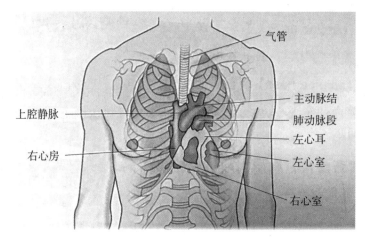

图4-38　心脏解剖及位置

（3）左、右心室增大：心浊音界向两侧扩大，心左界向左下扩大，呈普大型心。常见于扩张型心肌病、重症心肌炎和全心衰竭等。

（4）左心房增大与肺动脉段扩大：左心房显著增大时，胸骨左缘第3肋间心浊音界扩大，使心腰消失。当左心房与肺动脉段均增大时，胸骨左缘第2、3肋间心浊音界向外扩大，使心腰部饱满或膨出，心浊音界呈梨形。常见于二尖瓣狭窄，又称为二尖瓣型心或梨形心。

（5）心包积液：达一定量时，心浊音界向两侧扩大，并且随体位而改变。坐位时心浊音呈三角烧瓶形，侧卧位时心底部浊音区明显增宽呈球形，此为心包积液的特征性体征。

2）心外因素　一侧胸腔大量积液或气胸时，患侧心界叩不出，健侧心音界向外移位；肺气肿时，心浊音界变小或叩不出；腹腔大量积液或巨大肿瘤，横膈上抬，心脏呈横位，叩诊时心界向左扩大。

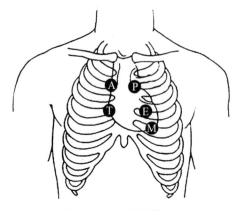

图4-39　心脏瓣膜听诊

注　M：二尖瓣区；A：主动脉瓣区；E：主动脉瓣第二听诊区；P：肺动脉瓣区；T：三尖瓣区。

（四）听诊

听诊是心脏检查最重要和较难掌握的方法。听诊时患者取仰卧位或坐位，必要时可改变体位，或作深吸气、深呼气，或适当运动后听诊，以更好地辨别心音或杂音。

1. 心脏瓣膜听诊区　心脏各瓣膜开放与关闭时产生的声音，沿血流方向传导至胸壁不同部位，在体表听诊最清楚的部位即为该瓣膜听诊区。心脏各瓣膜听诊区与其瓣膜口在胸壁上的投影并不完全一致，通常有5个心脏瓣膜听诊区（图4-39）。

1）二尖瓣区 位于心尖冲动最强点。心脏大小正常时,多位于第 5 肋间左锁骨中线稍内侧。

2）肺动脉瓣区 位于胸骨左缘第 2 肋间。

3）主动脉瓣区 位于胸骨右缘第 2 肋间。

4）主动脉瓣第二听诊区 位于胸骨左缘第 3、4 肋间。

5）三尖瓣区 位于胸骨体下端左缘,即胸骨左缘第 4、5 肋间。

2. 听诊顺序 通常自二尖瓣区开始,然后循逆时针方向按二尖瓣区、肺动脉瓣区、主动脉瓣区、主动脉瓣第二听诊区和三尖瓣区的顺序进行。也可依病变好发部位按二尖瓣区、主动脉瓣区、主动脉瓣第二听诊区、肺动脉瓣区和三尖瓣区的顺序进行。

3. 听诊内容 包括心率、心律、心音、额外心音、杂音和心包摩擦音。

1）心率 为每分钟心搏的次数,一般在心尖部听取第一心音,计 1 min,正常成人心率为 60～100 次/分,3 岁以下婴幼儿多 100 次/分以上,老年人稍慢。常见的心率异常如下。

（1）心动过速:静息状态下,成人心率超过 100 次/分,婴幼儿心率超过 150 次/分,称为心动过速。生理情况常见于运动、情绪激动时;病理情况见于发热、贫血、甲状腺功能亢进、心力衰竭和休克等。

（2）心动过缓:心率低于 60 次/分,称为心动过缓。生理情况见于运动员或长期从事体力劳动的健康人。病理性情况见于颅内压增高、胆汁淤积性黄疸、甲状腺功能减退、房室传导阻滞或普萘洛尔、美托洛尔等药物作用。

2）心律 为心脏跳动的节律。正常成人心律基本规则,部分青年和儿童的心律在吸气时增快,呼气时减慢,这种随呼吸而出现的心律不齐称为窦性心律不齐,一般无临床意义。听诊能发现的最常见的心律失常是期前收缩和心房颤动。

（1）期前收缩:是指在规则心律基础上突然提前出现的心跳。听诊特点为:规则的节律中心音提前出现,其后有一个较长的间歇（代偿间歇）;期前收缩第一心音增强,第二心音减弱;长间歇后出现的第一个心跳的第一心音减弱,第二心音增强。期前收缩规律出现,可形成联律,如每一次正常心跳后出现一次期前收缩称为二联律,每两次正常心跳后出现一次期前收缩或每一次正常心跳后出现两次期前收缩称为三联律。二联律和三联律多为病理性,常见于器质性心脏病、洋地黄中毒及低血钾等。

（2）心房颤动:由于心房内异位节律点发出异位冲动产生的多个折返所致。听诊特点为心律绝对不规则;第一心音强弱不等,脉率少于心率,这种脉搏脱漏的现象称为脉搏短绌。心房颤动常见于二尖瓣狭窄、冠心病或甲状腺功能亢进症等。

3）心音 按其在心动周期中出现的先后顺序,依次命名为第一心音（S1）、第二心音（S2）、第三心音（S3）和第四心音（S4）。通常只能闻及第一和第二心音,在部分儿童和青少年中可闻及第三心音,第四心音多属病理性,一般不易闻及。心音的产生及特点如下:

（1）第一心音:主要是由于二尖瓣和三尖瓣关闭,瓣叶突然紧张引起的振动所致。

S1 标志着心室收缩(收缩期)的开始。

(2) 第二心音:主要是由于主动脉瓣和肺动脉瓣关闭引起的瓣膜振动所致。S2 标志着心室舒张(舒张期)的开始。S2 由主动脉瓣成分(A2)和肺动脉瓣成分(P2)组成,A2 在主动脉瓣区最清楚,P2 在肺动脉瓣区最清楚。青少年 P2 大于 A2,成人 P2 等于 A2,老年人 P2 小于 A2。

(3) 第三心音:可能是由于心舒张早期血流快速流入心室,使心室壁、乳头肌和腱索紧张、振动所致。S3 出现在心室舒张早期。

(4) 第四心音:其产生与心房收缩使房室瓣及其相关结构突然紧张振动有关。

正常心音的特点如表 4-10 所示。

表 4-10　正常心音的特点

心音	特　点
第一心音	①音调较低;②声音较响;③性质较钝;④时间较长(持续约 0.1 s);⑤与心尖冲动同时出现;⑥心尖部听诊最清楚
第二心音	①音调较高;②声音较低;②性质较清脆;④时间较短(持续约 0.08 s);⑤在心尖冲动之后出现;⑥心底部听诊最清楚
第三心音	①音调轻而低;②声音更低;③性质更低钝;④时间更短(持续约 0.02 s);⑤取左侧卧位、呼气末、运动后、抬高下肢时易听到;⑥心尖部及其内上方听诊最清楚

常见的心音改变包括心音强度改变、心音性质改变和心音分裂。心音强度改变包括 S1 强度变化、S2 强度变化、S1 与 S2 同时增强或减弱。心肌严重受损时,S1 失去原有低钝的特征而与 S2 相似,伴有心率增快致收缩期与舒张期时限几乎相等,听诊有如钟摆的"dido"声,称为钟摆律或胎心律。一旦出现钟摆律,常提示心肌严重受损,病情危重,如大面积急性心肌梗死和重症心肌炎等。心音分裂是心室收缩和舒张时,2 个房室瓣和 2 个半月瓣的关闭间隔时间延长明显,在听诊时可出现 1 个心音分成 2 个心音的现象。

⊙ 在线课程 4-10　心音产生机制

4) 额外心音　指在正常 S1 和 S2 之外出现的附加心音,多为病理性。可出现于收缩期,也可出现于舒张期,以舒张早期额外心音最多见,临床意义也较大。因额外心音发生在 S2 之后,与原有的 S1 和 S2 组成三音律,在心率>100 次/分时,犹如马奔跑的蹄声,又称为舒张早期奔马律,是心肌严重损害的重要体征之一。常见于心力衰竭、急性心肌梗死、重症心肌炎和扩张性心肌病等。此外,由于心血管病治疗技术的发展,人工器材在心脏植入,也可产生相应额外心音,常见的如人工瓣膜音、人工起搏音等。

5) 杂音　指除心音与额外心音以外,在心脏收缩或舒张过程中出现的异常声音,其特点为持续时间较长,强度、频率不同,可与心音完全分开或连续,甚至完全掩盖心音。

（1）最响部位与传导方向：一般杂音在某瓣膜区最响，提示病变部位就位于该区相应瓣膜。如杂音在心尖部最响，提示二尖瓣病变；杂音在主动脉瓣区或肺动脉区最响，提示主动脉瓣或肺动脉瓣病变；室间隔缺损的杂音在胸骨左缘第3肋间最响；房间隔缺损的杂音在胸骨左缘第2肋间最响；动脉导管未闭的杂音在胸骨左缘第2肋间稍外侧处最响。

（2）时期：出现S1与S2之间的杂音称收缩期杂音（systolic murmur）。出现S2与下一心动周期S1之间的杂音称舒张期杂音（diastolic murmur）。连续出现在收缩期和舒张期的杂音称连续性杂音，均为器质性杂音，收缩期杂音则有器质性和功能性两种，应加以区分。

（3）性质：指杂音的音色和音调，由于杂音的频率不同其产生的音色和音调也不同。杂音的音色常以吹风样、隆隆样、叹气样、机器样和乐音样等人们共知的声音来描述。此外，按音调高低分为柔和与粗糙两种。功能性杂音较柔和，器性杂音较粗糙。临床上，常根据杂音的性质推断不同的病变，如二尖瓣区舒张期隆隆样杂音提示二尖瓣狭窄；二尖瓣区收缩期粗糙的吹风样杂音，提示二尖瓣关闭不全；主动脉瓣区舒张期叹气样杂音为主动脉瓣关闭不全的特征；机器样杂音见于动脉导管未闭；乐音样杂音见于感染性心内膜炎、梅毒性心脏病。

（4）强度：杂音的强度与狭窄程度、血流速度、两侧压力差、心肌收缩力等多种因素有关。一般狭窄越重、血流速度越快、狭窄的瓣膜口或心室内异常通道两侧的压力阶差越大时，杂音越强；反之，杂音则越弱。但严重狭窄以致通过血流极少时，杂音反而减弱或消失。

（5）体位、呼吸和运动对杂音的影响：通过改变体位、深呼吸或屏气、运动等可使某些杂音的强度发生变化，有助于对杂音的判断。

（6）杂音的临床意义：有无杂音对心血管疾病的诊断与鉴别诊断具有重要价值，但有杂音不一定有心脏病，有心脏病也可无杂音。杂音有器质性与功能性之分，产生杂音的部位有器质性病变者为器质性杂音；产生杂音的部位无器质性病变者为功能性杂音，包括生理性杂音、全身疾病所致血流动力学改变引起的杂音，以及有病理意义的相对性狭窄或关闭不全引起的杂音（相对性杂音）。①二尖瓣区收缩期杂音：包括功能性、相对性和器质性收缩期杂音。功能性杂音较常见，可见于部分正常健康人、运动、发热、贫血和甲状腺功能亢进等，听诊特点为吹风样，性质柔和；相对性杂音因左心室扩张引起二尖瓣相对性关闭不全，见于高血压性心脏病、冠状动脉粥样硬化性心脏病、贫血性心脏病和扩张型心肌病等，听诊特点为吹风样，性质柔和；器质性杂音主要见于风湿性心脏病二尖瓣关闭不全所致，听诊特点为吹风样，性质粗糙、响亮、高调，向左腋下或左肩胛下传导，呼气及左侧卧位时明显。②主动脉瓣区收缩期杂音：以主动脉瓣狭窄引起的器质性杂音多见，听诊特点为喷射样或吹风样收缩中期杂音，性质粗糙，向颈部传导，常伴震颤及主动脉瓣区第二心音减弱。③肺动脉瓣区收缩期杂音：以功能性杂音多见，器质性少见。功能性杂音见于儿童和青少年，听诊特点为柔和、吹风样、短促。器质性杂音见于肺动脉瓣狭窄,听诊特点为喷射性、响亮、粗糙,伴有震颤。④三尖瓣区收缩期杂音:多见于右心室扩大导致的相对性三尖瓣关闭不全,听诊特点为柔和、吹风样、吸气时增强;器质性音极少见。室间隔缺损时,可在胸骨左缘第3、4肋间闻及响亮而粗糙的收缩期杂音,常伴震颤。⑤二尖瓣区舒张期杂音:可因器质性或相对性二尖瓣狭窄引起。器质性杂音主要见于风湿性心脏病二尖瓣狭窄,听诊特点为舒张中晚期低调、隆隆样杂音,左侧卧位易闻及,较局限,常伴有震颤。相对性杂音最常见于主动脉瓣关闭不全引起的相对性二尖瓣狭窄,听诊特点为性质柔和,不伴有震颤和开瓣音。⑥主动脉瓣区舒张期杂音:主要见于主动脉瓣关闭不全,听诊特点为舒张早期叹气样杂音,于胸骨左缘第3、4肋间(主动脉瓣第二听诊区)最清晰,前倾坐位及深呼气末屏住呼吸时更明显,杂音向心尖部传导。⑦肺动脉瓣区舒张期杂音:常见于二尖瓣狭窄、肺源性心脏病等,多由于肺动脉高压、肺动脉扩张致肺动脉瓣相对关闭不全所引起,听诊特点为吹风样或叹气样,于胸骨左缘第2肋间最响,平卧或吸气时增强。⑧三尖瓣区舒张期杂音:三尖瓣狭窄时可在胸骨左缘第4、5肋间闻及低调隆隆样杂音,深吸气末杂音增强,临床极为少见。⑨连续性杂音:最常见于动脉导管未闭。听诊特点为杂音于收缩期杂音后不久开始,性质粗糙、响亮似机器转动,持续整个收缩期和舒张期,期间不中断,于胸骨左缘第2肋间稍外侧处最响。

6) 心包摩擦音　正常心包膜表面光滑,壁层与脏层之间有少量液体起润滑作用,不会因摩擦而发出声音。当心包因炎症或其他原因发生纤维蛋白沉着而使心包膜变得粗糙,在心脏搏动时,壁层与脏层心包互相摩擦产生振动而出现的声音称心包摩擦音。听诊特点为音调高,音质粗糙,类似于用指腹摩擦耳郭的声音,与心搏一致,与呼吸无关,屏气时摩擦音仍存在。可在整个心前区闻及,但以胸骨左缘第3、4肋间最清楚,坐位前倾及呼气末更明显。当心包积液达到一定量时,心包摩擦音消失。心包摩擦音常见于各种感染性心包炎,也可见于尿毒症、急性心肌梗死等。

五、血管检查

血管检查是心血管检查的重要组成部分,检查内容包括脉搏、血压、周围血管征和血管杂音。

1. 周围血管征

1) 枪击音　是指在四肢动脉处闻及的一种短促的、一如开枪的声音。听诊部位常选择股动脉,部分病例在肱动脉、足背动脉处也可闻及。

2) 杜若兹埃双重杂音　将听诊器体件置于股动脉上,稍加压力,在收缩期与舒张期可听到连续性的吹风样杂音。

3) 毛细血管搏动征　用手指轻压指甲末端,或以清洁的玻片轻压口唇黏膜,若受压部分边缘有红、白交替的节律性微血管搏动现象,称毛细血管搏动征。

水冲脉、枪击音、杜若兹埃双重杂音和毛细血管搏动征等阳性体征,统称为周围血管征阳性。主要见于脉压增大的疾病,如主动脉瓣关闭不全、甲状腺功能亢进症和严重贫血等。

2. **血管杂音** 产生机制同心脏杂音,由于血流加速或血流紊乱,形成湍流,致血管壁震动而引起。由于静脉压力较低,不易出现湍流,因而静脉杂音一般不明显。临床上以动脉杂音较多见,如甲状腺功能亢进症者,在肿大的甲状腺侧叶可闻及连续性动脉杂音;多发性大动脉炎患者在受累动脉的狭窄部位可闻及收缩期动脉杂音;肾动脉狭窄患者,在上腹部或腰背部可闻及收缩期杂音。

第六节 腹部评估

腹部主要由腹壁、腹腔和腹腔内脏器组成。腹部的范围以膈为顶,下至骨盆,前面及侧面为腹壁,下至耻骨联合和腹股沟,后面为脊柱及腰肌。其内有消化系统、泌尿系统、部分生殖系统及脾和肾上腺等。由于腹腔脏器很多,且又互相交错重叠,故体检时正常脏器部分与异常肿块容易混淆,因此需要仔细检查及辨别。腹部体检中以触诊为主,尤以脏器触诊最为重要。任何现代化的特殊检查方法,目前尚无法代替检查者的体检。因此,在腹部疾病的诊断中,腹部体检就显得更为重要。为了避免触诊引起胃肠蠕动增加,使肠鸣音发生变化,腹部检查的顺序为视、听、叩、触,但记录时为了统一格式,仍按照视、触、叩、听的顺序。

一、腹部体表标志及分区

为了准确描述脏器病变和体征的部位及范围,常借助于腹部的天然体表标志,可人为地将腹部划分成几个区,以熟悉腹脏器的位置以及其在体表的投影。现将常用分区及标志介绍如下。

1. **腹部体表标志** 如图 4-40 所示。

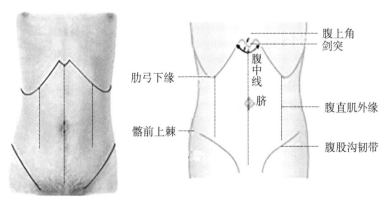

图 4-40 腹部体表标志

1）剑突　胸骨下端的软骨，是腹部体表的上界，常作为肝测量的标志。

2）肋弓下缘　肋弓是由第8～10肋软骨连接形成的肋缘和第11、12浮肋构成。其下缘为体表腹部上界，常用于腹部分区及肝、脾测量和胆囊的定位。

3）腹上角　为两侧肋弓至剑突根部的交角，用于判断体型及肝脏的测量。

4）脐　为腹部的中心，向后投影相当于第3～4腰椎之间，为腹部四区分法及腰椎穿刺的标志。此处易有脐疝。

5）髂前上棘　为髂嵴前方突出点，是腹部九区分法的标志及常用骨髓穿刺部位。

6）腹直肌外缘　相当于锁骨中线的延续，常用做手术切口位置，右侧腹直肌外缘与肋弓下缘交界处为胆囊点。

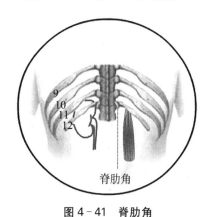

图4-41　脊肋角

注　9～12指第9～12肋骨。

7）腹中线　前腹壁上两腹直肌间的腱性正中线，由三种扁平腹肌腱膜的交叉纤维构成。为前正中线的延续，为四区分法的垂直线，此处易有白线疝。

8）腹股沟韧带　两侧腹股沟韧带与耻骨联合上缘共同构成腹部体表的下界，此处为寻找股动、静脉的标志，并为腹股沟疝的通过部位（腹股沟管或腹股沟三角）。

9）脊肋角　背部两侧第12肋骨与脊柱的交角，为检查肾脏压痛、叩痛的位置（图4-41）。

10）耻骨联合　是两耻骨间的纤维软骨连接，与耻骨共同组成腹部体表下界。

11）腹直肌腱划　在腹直肌表面可见到数条横沟即为腱划的体表投影。一般3条，分别位于脐部正中线两侧、剑突与脐之间正中线两侧、与剑突尖平齐的正中线两侧。

2. 腹部分区　依据腹部自然标志及若干人为画线将腹部分为几个区域。常用的是九区法和四区法。

1）九区分法　由两条水平线和两条垂直线将腹部分为"井"字形的九区，上面的水平线为两侧肋弓下缘连线，下面的水平线为左右髂前上棘连线，两条垂直线是左右髂前上棘至腹中线连线的中点，四线相交将腹部分为左右上腹部（季肋部）、左右侧腹部（腰部）、左右下腹部（髂窝部）及上腹部、中腹部和下腹部（图4-42）。

（1）右上腹部（右季肋部）：肝右叶、胆囊、结肠右曲、右肾、右肾上腺。

（2）左上腹部（左季肋部）：胃、脾、结

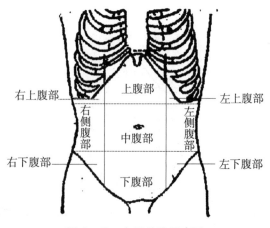

图4-42　九区分法示意图

肠左曲、胰尾、左肾、左肾上腺。

（3）上腹部：胃、肝左叶、十二指肠、胰头、胰体、横结肠、腹主动脉、大网膜。

（4）右侧腹部（右腰部）：升结肠、空肠、右肾。

（5）左侧腹部（左腰部）：降结肠、空肠、回肠、左肾。

（6）中腹部（脐部）：十二指肠、空肠、回肠、下垂的胃或横结肠、输尿管、腹主动脉、肠系膜及其淋巴结、大网膜。

（7）右下腹部（右髂部）：盲肠、阑尾、回肠末端、淋巴结、女性右侧卵巢及输卵管、男性右侧精索。

（8）左下腹部（左髂部）：乙状结肠、女性左侧卵巢及输卵管、男性左侧精索、淋巴结。

（9）下腹部（耻骨上部）：回肠、乙状结肠、输尿管、胀大的膀胱、女性增大的子宫。

2）四区分法　通过脐分别画一水平线与一垂直线，两线相交，将腹部分为四个区，即右上腹、右下腹、左上腹和左下腹（图4-43）。

（1）右上腹部：肝、胆囊、幽门、十二指肠、小肠、胰头、右肾上腺、右肾、结肠肝曲、部分横结肠、腹主动脉、大网膜。

（2）右下腹部：盲肠、阑尾、部分升结肠、小肠、膨胀的膀胱、增大的子宫、女性的右侧卵巢和输卵管、男性的右侧精索、右输尿管、淋巴结。

（3）左上腹部：肝左叶、脾、胃、小肠、胰体、胰尾、左肾上腺、左肾、结肠脾曲、部分横结肠、腹主动脉、大网膜。

（4）左下腹部：乙状结肠、部分降结肠、小肠、膨胀的膀胱、增大的子宫、女性的左侧卵巢和输卵管、男性的左侧精索、左输尿管、淋巴结。

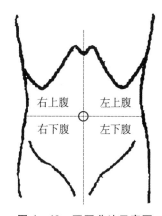

图4-43　四区分法示意图

二、视诊

进行腹部视诊前，嘱患者排空膀胱，取低枕仰卧位，两手自然置于身体两侧，充分暴露全腹，上自剑突，下至耻骨联合，躯体其他部分应遮盖，暴露时间不宜过长，以免腹部受凉引起不适。光线宜充足而柔和，从前侧方射入视野，有利于观察腹部表面的器官轮廓、肿块、肠型和蠕动波等。检查者应站立于患者右侧，按一定顺序自上而下地观察腹部，有时为了查出细小隆起或蠕动波，检查者应将视线降低至腹平面，从侧面呈切线方向进行观察。

腹部视诊的主要内容有腹部外形、呼吸运动，腹壁皮肤，腹壁静脉，胃肠型和蠕动波以及疝等。

（一）腹部外形

应注意腹部外形是否对称，有无全腹或局部的膨隆或凹陷，有腹水或腹部肿块时，还应测量腹围的大小。

健康正常成年人平卧时,前腹壁大致处于肋缘至耻骨联合同一平面或略为低凹,称为腹部平坦,坐起时脐以下部分稍前凸。肥胖者或小儿(尤其餐后)腹部外形较饱满,前腹壁稍高于肋缘与耻骨联合的平面,称为腹部饱满。消瘦者及老年人,因腹壁皮下脂肪较少,腹部下陷,前腹壁稍低于肋缘与耻骨联合的平面,称为腹部低平,这些都属于正常腹部外形。

1. 腹部膨隆　平卧时前腹壁明显高于肋缘与耻骨联合的平面,外观呈凸起状,称腹部膨隆,可因生理状况如肥胖、妊娠,或病理状况如腹水、腹内积气、巨大肿瘤等引起,因情况不同又可表现为:

1)全腹膨隆　弥漫性膨隆指腹部呈球形或椭圆形,除因肥胖、腹壁皮下脂肪明显增多,脐凹陷外,因腹腔内容物增多所致者腹壁无增厚,腹压影响使脐突出。常见于下列情况:

(1)腹腔积液:腹腔内有大量积液称腹水。平卧位时腹壁松弛,液体下沉于腹腔两侧,致侧腹部明显膨出扁而宽,称为蛙腹。侧卧或坐位时,因液体移动而使腹下部膨出。常见于肝硬化门静脉高压症,腹水量多致腹压增高,此时可使脐部突出。亦可见于心力衰竭、缩窄性心包炎、腹膜癌转移(肝癌、卵巢癌多见)、肾病综合征、胰源性腹水或结核性腹膜炎等。腹膜有炎症或肿瘤浸润时,腹部常呈尖凸型,称为尖腹。

(2)腹内积气:多在胃肠道内,大量积气可引起全腹膨隆,使腹部呈球形,两侧腰部膨出不明显,变动体位时其形状无明显改变,见于各种原因引起的肠梗阻或肠麻痹。积气在腹腔内,称为气腹,见于胃肠穿孔或治疗性人工气腹,前者常伴有不同程度的腹膜炎。

(3)腹内巨大肿块:如足月妊娠、巨大卵巢囊肿、畸胎瘤等,可引起全腹膨隆。

当全腹膨隆时,为观察其程度和变化,常需测量腹围。方法为让患者排尿后平卧,用软尺经脐绕腹一周,测得的周长即为腹围(脐周腹围),通常以厘米为单位,还可以测其腹部最大周长(最大腹围),同时记录。定期在同样条件下测量比较,可以观察腹腔内容物(如腹水)的变化。

2)局部膨隆　腹部的局限性膨隆常因为脏器肿大,腹内肿瘤或炎性肿块、胃或肠胀气,以及腹壁上的肿物和疝等。视诊时应注意膨隆的部位、外形,是否随呼吸而移位或随体位而改变,有无搏动等。脏器肿大一般都在该脏器所在部位,并保持该脏器的外形特征。

上腹中部膨隆常见于肝左叶肿大、胃癌、胃扩张(如幽门梗阻、胃扭转)、胰腺肿瘤或囊肿等。右上腹膨隆常见于肝大(肿瘤、脓肿、淤血等),胆囊肿大及结肠肝曲肿瘤等。左上腹膨隆常见于脾肿大、结肠脾曲肿瘤或巨结肠。腰部膨隆见于多囊肾、巨大肾上腺肿瘤、肾盂大量积水或积脓。脐部膨隆常因脐疝、腹部炎症性肿块(如结核性腹膜炎致肠粘连)引起。下腹膨隆常见于子宫增大(妊娠、子宫肌瘤等)、膀胱胀大,后者在排尿后可以消失。右下腹膨隆常见于回盲部结核或肿瘤、克罗恩病及阑尾周围脓肿等。左下腹膨隆见于降结肠及乙状结肠肿瘤,亦可因干结粪块所致。

此外,还可因游走下垂的肾脏或女性患者的卵巢癌或囊肿而致下腹部膨隆。有时局部膨隆是由于腹壁上的肿块(如皮下脂肪瘤、结核性脓肿等)而非腹腔内病变。其鉴别方法是嘱患者仰卧位作屈颈抬肩动作,使腹壁肌肉紧张,如肿块更加明显,说明肿块位于腹壁上。反之如变得不明显或消失,说明肿块在腹腔内,被收缩变硬的腹肌所掩盖。

2. 腹部凹陷　仰卧时前腹壁明显低于肋缘与耻骨联合的平面。凹陷亦分全腹和局部,但以前者意义更为重要。

1) 全腹凹陷　患者仰卧时前腹壁明显凹陷,见于消瘦和脱水者。严重时前腹壁凹陷几乎贴近脊柱,肋弓、髂嵴和耻骨联合显露,使腹外形如舟状,称舟状腹,见于恶病质,如结核病、恶性肿瘤等慢性消耗性疾病;吸气时出现腹凹陷见于膈肌麻痹和上呼吸道梗阻。早期急性弥漫性腹膜炎引起腹肌痉挛性收缩,膈疝时腹内脏器进入胸腔,都可导致全腹凹陷。

2) 局部凹陷　较少见,多由于手术后腹壁瘢痕收缩所致,患者立位或加大腹压时,凹陷可更明显。白线疝(腹直肌分裂)、切口疝于卧位时可见凹陷,但立位或加大腹压时,局部反而膨出。

(二) 呼吸运动

正常人可以见到呼吸时腹壁上下起伏,吸气时上抬,呼气时下陷,即为腹式呼吸运动,男性及小儿以腹式呼吸为主,而成年女性则以胸式呼吸为主,腹壁起伏不明显。

1. 腹式呼吸减弱　常见于腹膜炎症、腹水、急性腹痛、腹腔内巨大肿物或妊娠等。

2. 腹式呼吸消失　常见于胃肠穿孔所致急性腹膜炎或膈肌麻痹等。

3. 腹式呼吸增强　不多见,常为分离障碍性呼吸或胸腔疾病(大量积液等)。

(三) 腹壁静脉

正常情况下腹壁静脉一般不显露,在较瘦或皮肤白皙的人才隐约可见,明显消瘦和腹壁松弛的老年人可见静脉暴露于皮肤,但较直,并不迂曲、怒张。若腹壁静脉明显且有曲张现象,表示已有侧支循环建立,多见于门静脉、上腔静脉及下腔静脉三大静脉阻塞引起。腹压增加的情况如腹水、腹腔巨大肿物、妊娠等也可见静脉暴露。

正常时脐水平线以上的腹壁静脉血流自下向上经胸壁静脉和腋静脉而进入上腔静脉,脐水平线以下的腹壁静脉自上向下经大隐静脉而流入下腔静脉。腹壁静脉曲张(或扩张)常见于门静脉高压致循环障碍或上、下腔静脉回流受阻而有侧支循环形成时,此时腹壁静脉可易见迂曲变粗,称为腹壁静脉曲张。为辨别腹壁静脉曲张的来源需检查其血流方向。

1. 检查方法

(1) 选择一段没有分支的腹壁静脉,检查者将手示指和中指并拢压在静脉上,然后示指固定原位阻断血流;中指挤出该段静脉内血液至一定距离,不超过静脉分支点。

（2）中指放开，若此段静脉迅速又被充盈，说明此静脉血流流向为从中指向示指方向；如不充盈，则血流方向相反。

（3）中指仍压原处，为阻断血流，以示指挤出一段静脉血后放开，若此段静脉迅速又被充盈，说明静脉血流方向为从示指向中指方向。

在线课程 4-11 判断静脉血流方向

2. 结果判定

（1）肝门静脉阻塞有门脉高压时，腹壁曲张静脉常以脐为中心向四周伸展。典型的可呈"水母头"样扩张现象，血液经脐静脉（胚胎时的脐静脉于胎儿出生后闭塞而成圆韧带，此时再通）脐孔而入腹壁浅静脉流向四方，常在此处听到静脉血管杂音。静脉血流方向与正常人相同，即脐以上者向上流，脐以下者向下流。

（2）下腔静脉阻塞时，腹部两侧浅静脉皆见扩张或曲张，有时延及胸壁两侧，脐上下的静脉血流方向皆向上。

（3）上腔静脉阻塞时，上腹壁或胸壁的浅静脉曲张，血流均转向下方。

（四）胃肠型和蠕动波

正常成年人腹部一般看不到胃和肠的轮廓及蠕动波，在小儿、腹壁菲薄或松弛的老年人、经产妇或极度消瘦者可能见到。病理情况下可见于胃肠道梗阻者。

1. 胃肠型　胃肠道发生梗阻时，梗阻近端的胃或肠段饱满而隆起，可显出各自的轮廓，称为胃型或肠型伴有该部位的蠕动加强，可以看到蠕动波。

2. 蠕动波　指幽门梗阻或肠梗阻时，可见到的胃肠的蠕动。若胃蠕动波自左肋缘下开始，缓慢地向右推进，到达右腹直肌下（幽门区）消失，此为正蠕动波。若见到胃蠕动波自右向左推进则为逆蠕动波。肠梗阻时亦可看到肠蠕动波，小肠阻塞所致的蠕动波多见于脐部。严重梗阻时，胀大的肠襻呈管状隆起，横行排列于腹中部，组成多层梯形肠型，并可看到明显的肠蠕动波，运行方向不一致，此起彼伏，全腹膨胀，听诊时可闻高调肠鸣音或呈金属音调。结肠远端梗阻时，其宽大的肠型多位于腹部周边，同时盲肠多胀大成球形，随每次蠕动波的到来而更加隆起。如发生了肠麻痹，则蠕动波消失。在观察蠕动波时，从侧面观察更易察见，亦可用手轻拍腹壁而诱发之。

（五）腹壁其他情况

1. 皮疹　不同种类的皮疹提示不同的疾病，充血性或出血性皮疹常出现于发疹性高热疾病或某些传染病（如麻疹、猩红热、斑疹伤寒）及药物过敏等。紫癜或荨麻疹可能是过敏性疾病全身表现的一部分。一侧腹部或腰部的疱疹（沿脊神经走行分布）提示带状疱疹的诊断。

2. 色素　正常情况下，腹部皮肤颜色较暴露部位稍淡。常见的异常情况如下。

1）褐色素沉着　散在点状深褐色色素沉着常为血色病。皮肤皱褶处（如腹股沟及系腰带部位）有褐色素沉着，可见于原发性慢性肾上腺皮质功能减退症。妇女妊娠时，在脐与耻骨之间的中线上有褐色素沉着，常持续至分娩后才逐渐消退。

2）卡伦征（Cullen sign）和格雷·特纳征（Grey Turner sign）　脐部周围皮下迁移性瘀斑，皮肤呈蓝色，称卡伦征，见于急性出血性胰腺炎或宫外孕破裂等。此征有时可出现在左腰部，使此部位皮肤呈蓝色，为血液自腹膜后间隙渗到侧腹壁的皮下所致，称为格雷·特纳征。

3）腹部和腰部不规则的斑片状色素沉着　见于多发性神经纤维瘤。妇女妊娠时，在脐与耻骨之间的中线上有褐色素沉着，常持续至分娩后才逐渐消退。

此外，长久地热敷腹部可留下红褐色环状或地图样痕迹，类似皮疹，需注意辨别。

3. 腹纹　多分布于下腹部和左、右下腹部。

1）白纹　为腹壁真皮结缔组织因张力增高断裂所致，呈银白色条纹，可见于肥胖者或经产妇女。

2）妊娠纹　出现于下腹部和髂部，下腹部以耻骨为中心略呈放射状，条纹处皮肤较薄，在妊娠期呈淡蓝色或粉红色，产后则转为银白色而长期存在。

3）紫纹　是皮质醇增多症的常见征象，出现部位除下腹部和臀部外，还可见于股外侧和肩背部。由于糖皮质激素引起蛋白分解增强和被迅速沉积的皮下脂肪膨胀，真皮层中结缔组织胀裂，以致紫纹处的真皮萎缩变薄，上面覆盖一层薄薄表皮，而此时因皮下毛细血管网丰富，红细胞偏多，故条纹呈紫色。

4. 瘢痕　腹部瘢痕多为外伤、手术或皮肤感染的遗迹，有时对诊断和鉴别很有帮助，特别是某些特定部位的手术瘢痕，常提示患者的手术史。如右下腹麦氏点处切口瘢痕标志曾行阑尾手术，右上腹直肌旁切口瘢痕标志曾行胆囊手术，左上腹弧形切口瘢痕标志曾行脾切除术等。对诊断很有帮助。

5. 疝　腹部疝可分为腹内疝和腹外疝两大类，前者少见，后者较多见。为腹腔内容物经腹壁或骨盆壁的间隙或薄弱部分向体表突出而形成。

6. 脐

1）凸出或凹陷　正常情况下脐与腹壁相平或稍凹陷，儿童或腹壁薄者脐可稍突出。若脐部向外明显突出，见于腹内压力增高，如腹水或妊娠时。肥胖时虽腹部膨隆，但脐部凹陷。此点有助于鉴别肥胖与腹内压增高。

2）脐凹分泌物　分泌物呈浆液性或脓性，有臭味，多为炎症所致。分泌物呈水样，有尿臊味，为脐尿管未闭的征象。

3）脐部溃烂　可能为化脓性或结核性炎症；如溃疡坚硬、固定而突出，多为癌肿所致。

三、触诊

触诊是腹部检查的主要方法，对腹部体征的认知和疾病的诊断有重要作用。有些体征如腹膜刺激征、腹部包块、脏器肿大等主要靠触诊发现。

具体操作注意事项如下：①根据检查目的不同，嘱被检查者采取不同体位。若取仰卧位检查时，头垫低枕，两手自然放于躯干两侧，两下肢屈曲并稍分开，平静状态下做腹式呼吸,以放松腹肌,并使膈下脏器上下移动;检查肝、脾时,可分别采用向左、向右侧卧位;检查肾时可用坐位或立位;检查腹部肿瘤时可用肘膝位。②检查者站在被检查者右侧,前臂应与腹部表面在同一水平。检查时手要温暖,动作要轻柔,先行腹部浅表触诊,以全手掌放于腹壁上部,使患者适应片刻,并感受腹肌紧张度。检查顺序,作为常规,自左下腹开始逆时针方向触诊腹的各部。③若患者有腹痛,应先触诊未诉病痛的部位,逐渐移向病痛部位,以免造成患者感受的错觉。边触诊边观察被检查者的反应与表情,对精神紧张或有痛苦者给以安慰和解释。亦可边触诊边与患者交谈,转移其注意力而减少腹肌紧张,顺利完成检查。④合理应用不同触诊法。

腹部触诊主要包括腹壁紧张度、有无压痛和反跳痛、腹部包块、液波震颤及肝脾等腹内脏器情况等。

(一) 腹壁紧张度

正常人腹壁有一定张力,但触之柔软,较易压陷,称腹壁柔软。有些人,尤其是儿童因不习惯触摸或怕痒而发笑,致腹肌自主性痉挛,称肌卫增强。在适当诱导或转移注意力后可消失,此属正常情况。某些病理情况可使全腹或局部紧张度增加、减弱或消失。

1. **腹壁紧张度增加** 主要因腹膜炎症刺激引起腹肌痉挛所致。

1) 全腹紧张度增加

(1) 腹部饱满感:触诊时,腹部张力增大,但无肌痉挛,亦不具压痛。见于腹内容物增加如肠胀气或人工气腹、腹腔内大量腹水者。

(2) 板状腹:指腹壁明显紧张,甚至强直硬如木板。见于急性胃肠穿孔或脏器破裂所致急性弥漫性腹膜炎,腹膜刺激而引起腹肌痉挛所致。

(3) 揉面感或柔韧感:指全腹紧张,腹壁柔韧而具抵抗力,不易压陷,触之犹如揉面团一样。多见于结核性腹膜炎,此乃由于结核性炎症发展较慢,对腹膜刺激较缓,且有腹膜增厚和肠管、肠系膜的粘连所致。此征亦可见于癌性腹膜炎。

2) 腹壁局部紧张度增加 常因其下的脏器炎症波及邻近腹膜而引起。如上腹或左上腹肌紧张常见于急性胰腺炎;右上腹肌紧张常见于急性胆囊炎;右下腹肌紧张常见于急性阑尾,但也可见于胃肠穿孔,穿孔时胃肠内容物顺肠系膜右侧流至右下腹,引起该部的肌紧张和压痛。

另外,在年老体弱、腹肌发育不良、大量腹水或过度肥胖者中腹膜虽有炎症,但腹壁紧张可不明显。盆腔脏器炎症也不会引起明显腹壁紧张。

2. **腹壁紧张度减小** 表现为按压腹壁时,感到腹壁松软无力,多为腹肌张力降低或消失所致。全腹紧张度减小见于重症肌无力、慢性消耗性疾病、严重低钾或大量放腹水后,也可见于身体瘦弱的老年人或经产妇。局部紧张度减小、腹壁局部松软无力较少见,常为该部腹肌瘫痪或缺陷所致。前者多见于脊髓灰质炎或周围神经损伤,后者多见于疝或腹直肌分离等。

(二) 压痛及反跳痛

1. **压痛** 是采用触诊方法检查患者患处时出现的一种疼痛反应。检查者先根据患者的症状来估计可能出现压痛的部位,然后再自其远方开始逐渐按压到此部位,按压时要由浅入深。如有压痛,则应确定最痛点及压痛的分布。腹膜炎性刺激、脏器的炎症、瘀血、肿瘤、破裂、扭转以及腹壁的病变等均可引起压痛。腹部重要脏器病变所致压痛的部位如下:

1）阑尾炎　早期压痛常在上腹部,以后才转至右下腹,即位于脐与右髂前上棘连线的中、外 1/3 交界处的麦氏点压痛。这是阑尾病变的标志。

2）胆囊病变　压痛点位于右锁骨中线与肋缘交界处,称为胆囊点压痛,是胆囊病变的标志。

3）胰体和胰尾的炎症和肿瘤　可有左腰部压痛。

4）胸部病变　如下叶肺炎、胸膜炎、心肌梗死等,常在上腹部或肋下部出现压痛。

5）盆腔疾病　如膀胱、子宫及附件病变,可在下腹部出现压痛。

2. 反跳痛　检查者的手徐徐压迫腹痛部位,手指在该处稍停片刻,使压痛感觉趋于稳定后,将手迅速抬起,此时患者感到该处剧烈"抽痛",并有痛苦表情或呻吟,即称反跳痛。反跳痛是腹膜壁层已受炎症累及的征象,当突然抬手时腹膜被牵拉引起疼痛。多见于腹内脏器病变累及邻近腹膜时,也见于原发性腹膜炎。当腹内脏器炎症尚未累及壁腹膜时,可仅有压痛而无反跳痛。

（三）肝脏触诊

肝脏触诊主要用于了解肝脏的大小、质地、形态及有无压痛、搏动、震颤和摩擦感等。触诊时,被检查者处于仰卧位,两膝关节屈曲,使腹壁放松,并做较深的腹式呼吸动作以使肝脏上下移动。常用的检查方法包括单手触诊法(图 4 - 44)、双手触诊法(图 4 - 45)、钩指触诊法。无论哪种方法,都应在同一部位的不同深度触诊,触诊部位应由平脐或脐下逐渐向肋缘下或剑突下部位进行。于腹部某处触到肝下缘后应自该处起,向两侧延续触摸,以了解全部肝下缘的位置、质地和形态等。触及肝脏时,应详细检查并描述的内容如下。

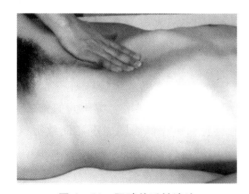

图 4 - 44　肝脏单手触诊法

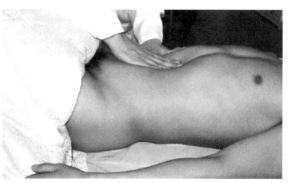

图 4 - 45　肝脏双手触法

1. 大小　正常成人的肝脏,一般在肋缘下触不到,但腹壁松软的瘦长体形者,于深吸气时可于肋弓下触及肝下缘,但在 1 cm 以内。在剑突下可触及肝下缘,多在 3 cm 以内,但腹上角较锐的瘦长体形者剑突根部下可达 5 cm。如超出上述标准,为肝大或肝下移。弥漫性肿大见于肝炎、肝淤血、脂肪肝、早期肝硬化、巴德-吉亚利综合征(Budd-Chiari syndrom)、白血病、血吸虫病、华支睾吸虫病等。局限性肝大常可看到或触到局部膨隆,见于肝脓肿、肝肿瘤及肝囊肿(包括肝包囊虫病)等。肝缩小见于急性和亚急性重型肝炎、门脉性肝硬化晚期,后果更为严重。

2. 质地 一般将肝质地分为三级:质软、质韧(中等硬)和质硬。如触之柔软似口唇者为质软,见于正常人;触之似鼻尖者为质韧(中等硬),见于肝炎、脂肪肝及肝淤血;触之硬如额头者为质硬,见于肝硬化、肝癌。肝脓肿或囊肿有液体时呈囊性感,大而表浅者可能触到波动感。

3. 表面状态和边缘 包括检查肝脏的表面是否光滑、有无结节,边缘的薄厚,是否整齐等。正常肝表面光滑,边缘整齐,且薄厚一致。异常改变有以下几种。

(1)肝脏边缘钝圆常见于脂肪肝或肝淤血。

(2)肝脏表面不光滑,呈不均匀的结节状,边缘厚薄也不一致者见于肝癌、多囊肝。

(3)肝脏表面呈大块状隆起者,见于巨块型肝癌、肝脓肿和肝包虫病。

(4)肝脏呈分叶状似香蕉者,见于肝脏梅毒。

4. 压痛 正常肝脏无压痛,如果肝包膜有炎症反应或因肝大受到牵拉,则肝脏有压痛,轻度弥漫性压痛见于肝炎、肝淤血等,局限性剧烈压痛见于较表浅的肝脓肿(常在右侧肋间隙处)。

(四)胆囊触诊

正常胆囊一般不能触及。当胆囊肿大时可用单手滑行触诊法和钩指触诊法进行触诊。胆囊触诊时除注意胆囊有无肿大、肿大胆囊的质地外,还要探测胆囊有无触痛。

1. 胆囊肿大的触诊 胆囊肿大明显时,可在右肋下腹直肌外缘可触及一梨形或卵圆形张力较高的包块,随呼吸而上下移动,质地视病变性质而定。若未肿大到肋缘以下,触诊时就不能查到胆囊。此时可探测胆囊有无触痛。

2. 胆囊触痛检查法 患者取仰卧位,腹壁放松,检查者以左手掌平放于患者右肋下部,以拇指指腹勾压于右肋下胆囊点处,然后嘱患者缓慢深吸气,在吸气过程中发炎的胆囊下移时碰到用力按压的拇指,即可引起疼痛,此为胆囊触痛。如因剧烈疼痛而致吸气中止称胆囊触痛征阳性,又称墨菲征(Murphy sign)阳性(图 4-46)。常见于急性胆囊炎。

3. 胆囊病变

(1)胆囊肿大,有囊性感,并有明显压痛(墨菲征阳性),常见于急性胆囊炎。

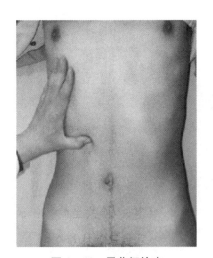

图 4-46 墨菲征检查

（2）胆囊肿大，有囊性感，但无压痛，见于壶腹周围癌。

（3）胆囊肿大，有实性感，可见于胆囊结石或胆囊癌。胆囊显著肿大，有渐进加深的、明显的黄疸，但无压痛者，称为库瓦西耶征（Courvoisier sign）阳性，见于胰头癌。此乃胰头癌进行性压迫胆总管导致胆道阻塞所致。

（4）胆总管结石胆道阻塞时，也可发生明显黄疸，但胆囊常不肿大，乃因胆囊多有慢性炎症，囊壁因纤维化而皱缩，且与周围组织粘连而失去移动性所致。

（五）脾脏触诊

正常情况下脾脏位于左季肋区，相当于第 9～11 肋的深面，肋缘下不能触及。内脏下垂或左侧胸腔积液、积气时膈下降，可使脾向下移位。除此以外能触到脾则提示脾肿大。

1. 脾触诊方法 脾脏肿大明显且又表浅时，用右手单手触诊轻用力即可触及肿大的脾脏。脾脏肿大位置较深时，应用双手触诊法进行检查。嘱患者屈膝仰卧位，两腿稍屈曲，检查者左手掌置于其左胸下部的第 9～11 肋处向前托，使脾脏从后向前托起，并尽可能使胸廓固定。嘱患者做腹式深呼吸运动，检查者右手平放于腹部，手的长轴与左肋弓呈垂直方向，然后逐渐自下而上接近左侧肋弓，手指末端稍弯曲，轻轻压入腹壁，当患者深吸气时，脾脏下降而碰到触诊的手指，即可触及脾脏下缘（图 4-47）。轻度肿大而仰卧位不易触到时，可嘱患者改用右侧卧位，患者右下肢伸直，左下肢屈髋、屈膝进行检查，则较易触到轻度肿大的脾脏。触诊时注意脾脏的大小、表面情况、质地、边缘、有无压痛以及摩擦感等。

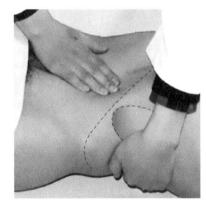

图 4-47 脾脏触诊法

2. 脾脏肿大的测量方法 通常用 3 条线来表示（图 4-48）："Ⅰ"线（又称甲乙线）指左锁骨中线左肋缘至脾下缘的距离（以厘米表示）。脾轻度肿大时只作第Ⅰ线测量。脾明显肿大时，应加测"Ⅱ"线（甲丙线）和"Ⅲ"线（丁戊线），前者系指左锁骨中线与左肋缘交点至脾最远点的距离（应大于"Ⅰ"线），后者指脾右缘与前正中线的距离。如脾高度增大向右越过正中线，则测量脾右缘至正中线的最大距离，以"＋"表示；未超过正中线则测量脾右缘与正中线的最短距离，以"－"表示。

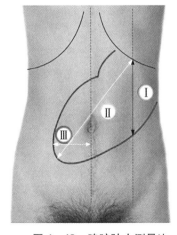

图 4-48 脾脏肿大测量法

注 Ⅰ:甲子线,指左锁骨中线左肋缘至脾下缘的距离;Ⅱ:甲丙线,指左锁骨中线与左肋缘交点至脾最远点的距离;Ⅲ:丁戊线,指脾右缘与前正中线的距离。

3. 脾肿大的分度　临床上，一般将脾肿大分为轻、中、高三度。深吸气时，脾缘不超过肋下 2 cm，为轻度肿大，见于急慢性肝炎、伤寒、急性疟疾、亚急性感染性心内膜炎及败血症等，一般质地柔软；超过 2 cm 至脐水平线，为中度肿大，常见于肝硬化、疟疾后遗症、慢性淋巴细胞白血病、慢性溶血性疾病、淋巴瘤、系统性红斑狼疮等，质地一般较硬；超过脐水平线或前正中线则为高度肿大，亦称巨脾，脾表面光滑者见于慢性粒细胞白血病、黑热病、慢性疟疾和骨髓纤维化症等；表面不平滑而有结节者见于淋巴肉瘤和恶性组织细胞病；脾表面有囊性感者见于脾囊肿；脾压痛见于脾脓肿、脾梗死等；脾周围炎或脾梗死时，由于脾包膜有纤维素性渗出，并累及壁腹膜，故脾触诊时有摩擦感并有明显压痛。

（六）肾脏触诊

正常情况下，肾脏一般不易触及，有时可触到右肾下极。身材瘦长者，肾下垂、游走肾或肾代偿性增大时，肾较易触到。肾脏触诊一般采用双手触诊法。如触诊右肾时，患者仰卧，两腿稍屈起，检查者位于患者右侧，右手掌放在患者右季肋部肋弓的下方，左手掌顶住患者右后腰部。随着患者呼吸运动将右手逐渐压向腹腔深部，同时用左手将后腹壁顶向前方，当两手相互配合触诊时即可触及肾脏。如未触到，让患者深吸气，使肾脏下降，如果肾脏大部分能被触知，则可以将其在两手间夹住，有时仅能触及肾脏下极。

如能触及肾脏，要注意其大小、形态、硬度、表面状态、敏感性和移动性等。正常肾不易触及。能触及的肾可能为肾下垂、游走肾、肾肿大或肿块。当肾和尿路有炎症或其他疾病时，可在一些部位出现压痛点。

（七）膀胱触诊

正常膀胱空虚时不能触到。当膀胱积尿，充盈胀大时，可在下腹正中部可触及。膀胱触诊一般采用单手滑行法。在仰卧屈膝情况下检查者以右手自脐开始向耻骨方向触摸，触及包块后应详察其性质。以便鉴别其为膀胱、子宫或其他肿物。若为充盈胀大的膀胱，则在下腹正中部可触到圆形、具有压痛的弹性肿物，不能被推移，呈横置的椭圆形或球形，下界因隐于耻骨后而触不清楚，按压时有尿意，排空膀胱后，该肿物缩小或消失。借此可与妊娠子宫、卵巢囊肿及直肠肿物等鉴别。

（八）胰腺触诊

胰位于腹膜后，位置较深，且正常胰柔软，故不能触到。但应了解其位置横于上腹部相当于第 1、2 腰椎处（脐上 5～10 cm），胰头及胰颈约于中线偏右，而胰体尾在中线左侧。常见的胰腺病变有以下几种。

1. 胰腺炎　在上腹中部或左上腹有横行带状压痛及肌紧张，并涉及左腰部者，提示急性胰腺炎；如同时有左腰部皮下淤血且发蓝，则提示出血性胰腺炎。该部位触到质硬而无移动性的肿物时，如为横行索条状，应考虑为慢性胰腺炎。

2. 胰腺癌　如在上腹中部或左上腹有坚硬块状，表面不光滑似有结节，应考虑胰腺癌的可能。发生于胰头部者，可出现无痛性黄疸，即库瓦西耶征。

3. **胰腺假性囊肿** 在上腹部肝缘下或左上腹部触到囊性肿物,如位置固定,表面光滑,无压痛多为胰腺假性囊肿。但因胃在胰腺前面,故此区发现肿物需与胃壁上肿物鉴别。

四、叩诊

腹部叩诊的目的是检查腹部正常浊音区和鼓音区扩大或缩小;异常浊音区或鼓音区的部位、大小及其随体位而改变的情况;脏器或肿块边界、大小的确定。

腹部叩诊有直接叩诊法和间接叩诊法,但多采用间接叩诊法,因其较为可靠。叩诊内容如下。

(一)腹部叩诊音

正常情况下,腹部叩诊大部分区域均为鼓音,只有肝脾所在部位,增大的膀胱和子宫占据的部位,以及两侧腹部近腰肌处叩诊为浊音。当肝、脾或其他脏器极度肿大,腹腔内肿瘤或大量腹水时,病变部位可出现浊音或实音,导致鼓音范围缩小。当胃肠高度胀气、人工气腹和胃肠穿孔时,鼓音范围增大或出现于不应有鼓音的部位(如肝浊界内)。

(二)肝脏及胆囊叩诊

1. **肝上界和肝下界** 用叩诊法确定肝上界时,一般是沿右锁骨中线、右腋中线和右肩胛线,由肺区向下叩向腹部。叩指用力要适当,勿过轻或过重。当由清音转为浊音时,即为肝上界。此处相当于被肺遮盖的肝顶部,故又称肝相对浊音界。再向下叩1~2肋间,则浊音变为实音,此处的肝不再为肺遮盖而直接贴近胸壁,称肝绝对浊音界(亦为肺下界)。由腹部鼓音区沿右锁骨中线或正中线向上叩,由鼓音转为浊音处即是肝下界。但因肝下界与胃、结肠等重叠,很难叩准,故多用触诊与叩诊相结合来确定,一般叩得的肝下界比触得的肝下缘高1~2 cm,但若肝缘明显增厚,则两项结果较为接近。

匀称体型者的肝脏在右锁骨中线上,上界为第5肋间,下界位于右季肋下缘,二者之间距离为肝上下径,为9~11 cm;在右腋中线上,其上界为第7肋间,下界相当于第10肋骨水平;在右肩胛线上,其上界为第10肋间。矮胖体型者肝上下界均可高出一个肋间,瘦长体型者则可低一个肋间。

几种肝浊音界变化如下。

1)肝浊音界扩大 见于肝癌、肝脓肿、肝炎、肝淤血和多囊肝等。

2)肝浊音界缩小 见于急性重型肝炎、暴发性肝衰竭、肝硬化和胃肠胀气等。

3)肝浊音界消失 代之以鼓音者,多由于肝表面覆有气体所致,是急性胃肠穿孔的一个重要征象,但也可见于腹部大手术后数日内、人工气腹后、间位结肠(结肠位于肝与横膈之间)、全内脏转位等。

4)肝浊音界向上移位 见于右肺纤维化、右下肺不张及气腹鼓肠等。

5)肝浊音界向下移位 见于肺气肿、右侧张力性气胸等。

2. 肝区及胆囊叩击痛　对诊断肝炎、肝脓肿有一定的意义。胆囊位置较深,用叩诊方法不能叩出其大小,但出现胆囊叩击痛,有助于胆囊炎的诊断。

(三) 脾脏叩诊

当脾脏触诊不满意或在肋下触到很少的脾缘时,宜用脾脏叩诊法进一步检查脾脏大小。一般脾脏浊音区的确定宜采用轻叩法。患者仰卧或右侧卧位,检查者用指指叩诊法沿左腋中线由后向前轻叩诊,当由清音变为浊音时,即为脾区边缘;然后继续向前叩诊,当变为鼓音时(胃泡鼓音区),即为脾前缘。正常脾脏浊音区前界不超过腋前线,后界与肾脏浊音区之间隔有结肠鼓音区。脾脏浊音区为腋中线第9～11肋之间,其宽度为4～7 cm。脾浊音区扩大见于各种原因所致的脾肿大。脾浊音区缩小见于左侧气胸、胃扩张、鼓肠等。

(四) 胃泡鼓音区

胃泡鼓音区又称特劳伯鼓音区(Traube's area),是在左前胸下部叩出的呈半圆形的鼓音区,为胃内含气所致。其上界为膈及肺下缘,下界为肋弓,左界为脾脏,右界为肝左缘。正常情况下,此区的大小既与胃泡含气量多少有关,也受邻近器官和组织的影响。常见的异常改变如下:①明显扩大,见于胃扩张、幽门梗阻等;②明显缩小,见于心包积液、左侧胸腔积液、肝左叶肿大、脾肿大等;③胃泡鼓音区全转为浊音,多由于胃内充满液体或食物所致,见于进食过多所致急性胃扩张或溺水患者。

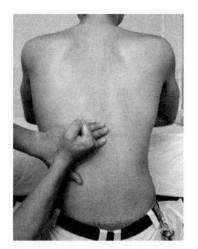

(五) 肾区叩诊

肾区叩诊主要检查肾有无叩击痛(图4-49)。患者采取立位、坐位或侧卧位,检查者用左手掌平放在患者的肾区,右手握拳用由轻到中等强度的力量向左手背进行叩击。正常时肾区无叩击痛。当有肾炎、肾盂肾炎、肾结石及肾周围炎时,肾区有不同程度的叩击痛。

图4-49　肾区叩诊

(六) 膀胱叩诊

当膀胱触诊不满意时,可用叩诊进行检查(图4-50)。用间接或直接叩诊法,由耻骨联合上方逐步向外叩诊,或由四周向耻骨联合上方叩诊。膀胱空虚时,因耻骨上方有肠管存在,叩诊呈鼓音,叩不出膀胱的轮廓。当膀胱内有尿液充盈时,在耻骨上方可叩出圆形浊音区。排尿或导尿后复查,如浊音区转为鼓音,即为尿潴留所致的膀胱胀大。中期妊娠的子宫、子宫肌瘤或卵巢囊肿等,该区叩诊时也可

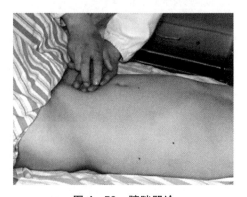

图4-50　膀胱叩诊

呈浊音,应注意区别。

(七) 移动性浊音

移动性浊音指腹腔积液时,因体位改变而出现的浊音区变动的现象。嘱患者仰卧,用间接叩诊法由脐部开始逐渐叩向腹部两侧,若有腹水则两侧呈浊音。而腹中部由于肠管内有气体而在液面浮起,故叩诊呈鼓音。当患者变换体位时,液体因重力而移动,浊音也随之变动。嘱患者侧卧时,因腹水积于下部、肠管上浮,故叩下部呈浊音,上侧腹部转为鼓音。移动性浊音阳性是腹腔内有游离液体的一个可靠征象。当腹腔内游离腹水在 1 000 ml 以上时,即可查出移动性浊音。

五、听诊

腹部听诊时,将听诊器模型体件置于腹壁上,全面听诊各区,尤其注意上腹部、中腹部、腹部两侧及肝、脾各区。主要用于检查肠鸣音、血管杂音、摩擦音和腹部振水音等。妊娠 5 个月以上的妇女还可在脐下方听到胎心音(130～160 次/分)。

(一) 肠鸣音

肠蠕动时,肠管内气体和液体随之而流动,产生一种断断续续的咕噜声(或气过水声)称为肠鸣音。肠鸣音的强度、频率、音调性质与高低等反映肠蠕动强弱、肠内容的多少及肠壁的紧张度等状况。正常肠鸣音在脐部听得最清楚,时隐时现,时强时弱,每分钟出现 4～5 次。病理情况下可有增强、减弱或消失。

1. 肠鸣音增强 肠蠕动增强时,肠鸣音达每分钟 10 次以上,但音调不特别高亢,称肠鸣音活跃,见于急性胃肠炎、服泻药后或胃肠道大出血时;如次数多且肠鸣音响亮、高亢,甚至呈叮当声或金属音,称肠鸣音亢进,见于机械性肠梗阻。此类患者肠腔扩大,积气增多,肠壁被胀大变薄,且极度紧张,与亢进的肠鸣音可产生共鸣,因而在腹部可听到高亢的金属性音调。如肠梗阻持续存在,肠壁肌肉劳损,肠壁蠕动减弱时,肠鸣音亦减弱。

2. 肠鸣音减弱 肠鸣音明显少于正常,或数分钟才听到 1 次,称肠鸣音减弱,见于老年性便秘、腹膜炎、电解质紊乱(低血钾)、胃肠动力低下等。

3. 肠鸣音消失 若持续听诊 2 min 以上未听到肠鸣音,此时应重点听诊右下腹,并可用手指轻叩或搔弹腹部仍无肠鸣音,称为肠鸣音消失,见于急性腹膜炎或麻痹性肠梗阻。

(二) 血管杂音

正常人腹部无血管杂音。腹部血管杂音对诊断某些疾病有一定作用,因此听诊中不应忽视。血管杂音有动脉性和静脉性杂音。

1. 动脉性杂音 杂音出现的部位常在腹中部或腹部两侧,不同常提示不同病变(图 4－51)。

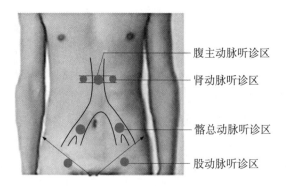

图 4-51 腹部动脉性杂音听诊区

腹主动脉听诊区
肾动脉听诊区
髂总动脉听诊区
股动脉听诊区

1）中腹部的收缩期血管杂音（喷射性杂音）　常提示腹主动脉瘤或腹主动脉狭窄。前者可在该部位触到搏动的肿块；后者则搏动减弱，下肢血压低于上肢，严重者触不到足背动脉搏动。

2）左、右上腹部的收缩期血管杂音　常提示肾动脉的狭窄，可见于年轻的高血压患者。

3）下腹两侧的杂音　应考虑髂动脉狭窄。

4）其他部位杂音　当左叶肝癌压迫肝动脉或腹主动脉时，亦可在肿块部位听到吹风样血管杂音，或在肿瘤部位（较浅表时）听到轻微的连续性杂音。

2. 静脉性杂音　为连续的嗡鸣声，无收缩期与舒张期性质。常出现于脐周或上腹部，尤其是腹壁静脉曲张严重处，此音提示门静脉高压（常为肝硬化引起）时有侧支循环形成，称为克吕韦耶-鲍姆加藤综合征（Cruveilhier-Baumgarten syndrome）

（三）摩擦音

在脾梗死、脾周围炎、肝周围炎或胆囊炎累及局部腹膜等情况下，可于深呼吸时，在各相应部位听到摩擦音，严重时触诊亦有摩擦感。腹膜纤维渗出性炎症时，亦可在腹壁听到摩擦音。

（四）腹部振水音

腹部振水音又称"拍水音"，系胃内有大量气体和液体共同存在时，当身体受到摇动而发出的声音。

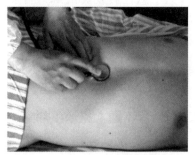

图 4-52　腹部振水音听诊

1. 检查方法　嘱被检查者仰卧，腹部尽量放松。检查者将两手置于其腰部或髂部，连续振摇数次，或以微屈的手指连续迅速冲击被检者上腹部，如腹部空腔脏器中存在大量液体和气体即可发生气、液撞击声，此时检查者侧耳贴近患者腹部或用听诊器，即可听到腹部振水音（图 4-52）。

2. 临床意义　正常人进食大量液体后可出现，

如空腹或饭后 6 h 以上仍能听到振水音,临床上可见于幽门梗阻、急性胃扩张、胃下垂、乙状结肠扭转、肠梗阻等。

六、腹部常见疾病的主要症状和体征

(一) 消化性溃疡

消化性溃疡主要是指发生于胃、十二指肠的深达黏膜肌层的慢性溃疡,即胃溃疡和十二指肠溃疡,因其形成与胃肠道黏膜在某种情况下有胃酸和胃蛋白酶的消化作用参与故而得名,是一种常见病和多发病。食管下端及胃肠吻合术后空肠上段的溃疡也属于此类。

1. 症状 慢性发作性上腹痛是本病的主要特点,其可能机制:①胃酸作用于溃疡及周围组织引起化学性炎症,使溃疡壁和溃疡底部神经末梢的痛阈降低。②溃疡局部肌张力增高或痉挛。③胃酸对溃疡面的刺激。④溃疡穿透,浆膜面受侵。

1) 上腹痛的特点

(1) 部位:胃溃疡的疼痛多在上腹部正中或偏左,十二指肠溃疡则位于上腹部偏右或脐周。如溃疡较深或于胃、十二指肠球部后壁时,腰背部常出现放射痛。

(2) 性质:常为持续性钝痛、胀痛、隐痛、烧灼痛、饥饿痛等。急性发作时可有剧痛,如绞拧或刀割样。每次持续时间一般为 1～2 h 或 3～4 h。当溃疡穿透至浆膜层或穿孔,即可出现持续性剧痛。

(3) 节律:消化性溃疡的疼痛与进餐有一定关系。胃溃疡的疼痛多在餐后 1 h 内出现,经 1～2 h 后逐渐缓解,至下一餐后再重复出现上述规律,即进餐—疼痛—缓解。十二指肠溃疡的疼痛则多发生在两餐之间,持续至下一次进餐后缓解,即疼痛-进餐-缓解,故又称空腹痛,也可出现夜间痛,可午夜及清晨 1:00 时发生疼痛,服用制酸药物或稍进食后疼痛可缓解。

(4) 诱因及缓解因素:过度紧张、劳累、焦虑、忧郁、生冷饮食及烟酒等均可诱致疼痛发作。休息、服制酸药或稍进食物可缓解。

2) 其他伴随症状

常有餐后腹胀、返酸、嗳气、流涎、恶心、呕吐、食欲不振、便秘或体重下降等。

2. 体征

1) 全身情况 患者多体型瘦长、腹上角锐。出血时可见皮肤及黏膜苍白。

2) 腹部体征 溃疡活动期时,上腹部常有压痛点,与疼痛部位一致,并可在背部第 10～12 胸椎段有椎旁压痛,胃溃疡偏左侧,十二指肠溃疡偏右侧;缓解期则不明显。后壁溃疡穿孔可有明显背部压痛。

(二) 急性腹膜炎

腹膜受到细菌感染或化学物质(如胃液、肠液、胰液、胆汁等)的刺激时,所致的急性炎症,称为急性腹膜炎。按发病的来源分为继发性和原发性,绝大多数腹膜炎为继发性,常继发于腹内脏器的穿孔、脏器炎症的直接蔓延,或外伤及手术的感染。原发性腹膜炎系指病原菌从腹外病灶经血液或淋巴播散至腹腔引起腹膜炎。常见于抵抗力低下的患者,如患有肾病综合征或肝硬化者。

1. 症状 因其病因不同而使得腹膜炎的症状各异,可突然发生,或逐渐出现。

1)腹痛 其程度与发病的原因、炎症的轻重、年龄、身体素质等有关。急性弥漫性腹膜炎常见于消化性溃疡穿孔和外伤性胃肠穿孔。多为突发的持续性剧烈腹痛,一般以原发病灶处最显著,常迅速扩展至全腹。在深呼吸、咳嗽和变换体位时疼痛可加重。急性局限性腹膜炎疼痛往往局限于病变脏器的部位,如阑尾炎时局限于右下腹;胆囊炎时局限于右上腹,多为持续性钝痛。

2)恶心与呕吐 常在炎症早期出现。开始由于腹膜刺激,恶心呕吐为反射性,时有时无,呕吐物为胃内容物,有时带有胆汁。其后由于麻痹性肠梗阻,呕吐变为持续性,呕吐物为棕黄色的肠内容物,可有恶臭。

3)体温、脉搏 其变化与炎症的轻重有关。初期正常,体温逐渐升高、脉搏逐渐加快。年老体弱者体温可不升高,脉搏多加快;如脉搏快,体温反而下降,提示病情恶化。

4)全身表现 发热等毒血症症状,严重者可出现休克。

2. 体征

1)全身情况 急性弥漫性腹膜炎患者多呈急性危重症面容,冷汗,表情痛苦。被迫采取仰卧位,两下肢屈曲,呼吸频速表浅。在毒血症后期,由于高热、不进饮食、失水、酸中毒等情况,患者精神抑郁、面色灰白、皮肤及舌面干燥、眼球及两颊内陷、脉搏频数而无力。

2)腹部检查 腹式呼吸运动减弱或消失。当腹腔渗出增多及肠管发生麻痹时,可显示腹部膨胀。典型的腹膜炎三联征——腹壁肌紧张、腹部压痛和反跳痛。溃疡穿孔时由于胃酸的剧烈刺激,可出现板状腹,腹壁肌肉呈木板样强直。局限性腹膜炎,三联征局限于腹部的一个部位;而弥漫性腹膜炎则遍及全腹。如局部已形成脓肿,或炎症使附近的大网膜及肠襻粘连成团,则该处可触及有明显压痛的肿块。由于胃肠内气体游离于腹腔内以及肠麻痹,叩诊肝浊音界缩小或消失,腹腔内有较多游离液体时,可叩出移动性浊音。听诊肠鸣音减弱或消失。

(三)肝硬化

肝硬化是一种常见的慢性进行性肝病。主要病因有病毒性肝炎、慢性酒精中毒、血吸虫病、营养不良、药物及工业毒物中毒和慢性心功能不全等。临床上有多系统受累,以肝功能损害和门静脉高压为主要表现,晚期常出现消化道出血、肝性脑病、继发感染等严重并发症。

1. 症状 肝硬化起病隐匿,进展缓慢,肝脏又有较强的代偿功能,所以在肝硬化发生后有一段较长的时间内并无明显症状及体征。临床上,肝硬化可分为代偿期(早期)和失代偿期(中、晚期),但两期界限常不清楚。

1）代偿期　症状较轻,缺乏特异性。可有食欲不振、消化不良、腹胀、恶心、大便不规则等消化系统症状及乏力、头晕、消瘦等。

2）失代偿期　上述症状加重,并可出现水肿、腹水、黄疸、皮肤黏膜充血、发热、肝昏迷、无尿等。

2. 体征　在代偿期患者面部、颈部、上胸部可见毛细血管扩张或蜘蛛痣,也可见肝掌。肝脏轻度肿大,表面光滑,质地偏硬,多无压痛;脾脏可呈轻、中度肿大。

在失代偿期患者面色灰暗,缺少光泽,皮肤、巩膜多有黄疸,男性患者可有乳房发育、压痛。肝脏由肿大而缩小,质地变硬,表面不光滑可有结节,并出现肝功能障碍及门静脉高压的表现:

1）腹水　是肝硬化最突出的临床表现。出现腹水以前,常发生肠内胀气,有腹水时腹壁紧张度增加。患者直立时下腹部饱满,仰卧时则腰部膨隆呈蛙腹状。脐可突出而形成脐疝。叩诊有移动性浊音,腹水量多时有液波震颤。因横膈抬高和运动限制,可发生呼吸困难和心悸。本身压迫下腔静脉可引起肾淤血和下肢水肿。部分患者伴有胸腔积液,为腹水通过膈淋巴管或裂隙进入胸腔所致。

2）静脉侧支循环的建立与开放　肝硬化使门静脉回流受阻,促使门静脉与体静脉之间形成侧支循环,门静脉血流由此直接进入体静脉。临床上较重要的侧支循环有3条。

（1）经胃冠状静脉、食管静脉、奇静脉而入上腔静脉。当侧支循环在食管下端和胃底部的黏膜下高度发展时,可形成静脉曲张。当进食粗糙食物或腹内压突然升高,致曲张的静脉破裂出血;或由于食管下段炎症糜烂,侵蚀静脉而出血。患者表现为呕血、黑便及休克、肝昏迷等症状,严重时危及生命。

（2）经再通的脐静脉(肝圆韧带)、腹壁静脉、胸廓内静脉与上腔静脉相通。可形成脐周及腹壁的静脉曲张,脐以上的静脉血流向上,流入胸壁静脉、腋静脉和乳内静脉进入上腔静脉;脐以下的静脉血流方向向下,流入大隐静脉经髂外静脉进入下腔静脉,有时在脐周或剑突下可听到静脉营营音。

（3）门静脉系统的直肠上静脉与腔静脉系统的直肠中下静脉吻合相通。明显扩张形成痔核,破裂时引起便血。

3）脾肿大及脾功能亢进　门静脉压力增高时,脾脏由于淤血而肿大,常为中、高度肿大,为正常的2～3倍,部分病例可平脐或达脐下。脾大时出现脾功能亢进,全血减少。上消化道出血时,脾脏可暂时缩小,甚至不能触及。如发生脾周围炎,可引起左上腹隐痛或胀痛。

(四) 急性阑尾炎

急性阑尾炎是指阑尾的急性细菌性感染,为急腹症中最常见的疾病。

1. 症状

1）腹痛　典型的早期表现为上腹痛或脐周痛(内脏神经传导之疼痛),6～8 h后转移至右下腹部。部分病例发病开始即出现右下腹痛。不同位置的阑尾炎,其腹痛的位置也有差异,如盲肠后位阑尾炎疼痛在右侧腰部,盆位者腹痛在耻骨上区。

2)胃肠道症状　发病早期,常伴有恶心、呕吐、便秘,儿童常有腹泻。盆位阑尾炎可引起排便、里急后重症状,还可出现腹胀、排气排便减少。

3)全身症状　早期乏力,炎症重时出现中毒症状,如心率增快、发热等。

2. 体征

1)右下腹压痛和反跳痛　早期阑尾炎尚未累及壁腹膜时,右下腹可不出现压痛,而是在上腹部或脐周围有位置不定的压痛。起病数小时后,右下麦克伯尼点有显著而固定的压痛和反跳痛。

2)右下腹肿块　如发现右下腹饱满,扪及一压痛性肿块,边界不清、固定,多为阑尾周围脓肿。

3)结肠充气试验　患者仰卧位,用右手压迫左下腹,再用左手挤压近侧结肠,结肠内气体可传至盲肠和阑尾,引起右下腹疼痛者,为罗夫辛征(Rovsing sign)阳性。

4)腰大肌试验　嘱患者左侧卧位,两腿伸直,当使右腿被动向后过伸时发生右下腹痛,称腰大肌征阳性。此征提示盲肠后位的阑尾炎。

5)闭孔内肌试验　患者仰卧位,使右髋和大腿屈曲,然后被动向内旋转,引起右下腹疼痛者为阳性。提示阑尾靠近闭孔内肌。

6)直肠指诊　阑尾炎时直肠指诊可有明显的局部触痛。

(五)肠梗阻

肠内容物不能正常运行、顺利通过肠道,称为肠梗阻,是临床上常见的一种急腹症。根据发生的基本原因,肠梗阻可分为三大类型:机械性肠梗阻、动力性肠梗阻、血管性肠梗阻。根据肠壁有无循环障碍,分为单纯性和绞窄性肠梗阻;根据肠梗阻的程度,分为完全性和不完全性肠梗阻;根据肠梗阻的发展快慢,分为急性和慢性肠梗阻。肠梗阻亦可随其病情不断发展和演变,可由单纯性发展为绞窄性,由不完全性变为完全性,由慢性变为急性;机械性肠梗阻如存在时间过长,可转化为麻痹性肠梗阻。

1. 症状

1)腹痛　机械性肠梗阻时,由于梗阻近端肠段平滑肌产生强烈收缩,表现为阵发性绞痛,约数分钟一次。多在腹中部,也可偏于梗阻所在的部位。腹痛发作时,自觉有"气块"在腹内窜动,并受阻于某一部位。

2)呕吐　早期为反射性呕吐,吐出物为发病前所进食物。以后呕吐则按梗阻部位的高低而有所不同。高位梗阻者呕吐发生早、次数多。如高位小肠梗阻(十二指肠和上段空肠),早期频繁呕吐胃液、十二指肠液、胰液及胆汁,呕吐量大。低位小肠梗阻呕吐出现较晚,先吐胃液和胆汁,以后吐出小肠内容物,棕黄色,有时带粪臭味。结肠梗阻时,很少出现呕吐。

3)腹胀　肠道气体和液体的积聚引起腹胀,以上腹部和中腹部为最明显。高位肠梗阻腹胀不明显。低位肠梗阻及麻痹性肠梗阻腹胀显著,遍及全腹。

4)肛门排气、排便停止　完全性肠梗阻患者除早期可排出大肠内积存的少量气体和粪便外,一般均无排气排便。

2. 体征　患者呈重症病容,痛苦表情,脱水貌,呼吸急促,脉搏增快,甚至休克。

1)视诊　腹部膨隆,腹式呼吸减弱或消失,机械性肠梗阻时可见肠型及蠕动波。

2)触诊　腹壁紧张,有压痛。绞窄性肠梗阻有反跳痛。

3)叩诊　全腹呈高调鼓音,肝浊音界缩小或消失。绞窄性肠梗阻时腹腔内有渗液,可叩出移动性浊音。

4)听诊　肠鸣音明显亢进,呈金属音调。麻痹性肠梗阻时无肠型,肠鸣音减弱或消失。

第七节　肛门、直肠与外生殖器检查

直肠、肛门和外生殖器检查对临床诊断具有重要意义,应对患者说明检查的目的、方法和重要性。对女性患者做检查时,必须有女医护人员陪同。

一、肛门和直肠检查

直肠全长 12~15 cm,下连肛管。肛管下端在体表的开口为肛门,位于会阴中心与尾骨尖之间。肛门和直肠检查方法简便,通常采用视诊和触诊,能发现许多重要临床体征,不应忽视以免造成漏诊。

(一)患者体位

检查肛门与直肠时,可根据病情需要,让患者采取适当的体位,以便达到所需的检查目的,常用的体位如下(图 4 - 53)。

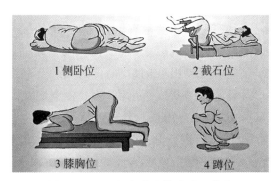

图 4 - 53　肛门和直肠检查常用体位

1. 左侧卧位　患者取左侧卧位,左腿伸直,右腿向腹部屈曲,臀部靠近检查台的边缘。医师位于患者的背面进行检查。此体位适用于病重、女性及年老体弱的患者。

2. 肘胸位(膝胸位)　患者两肘关节屈曲,置于检查台上,使胸部尽量靠近检查台,两膝关节屈曲呈直角屈曲跪于检查台上,臀部抬高。此种体位最常用于检查精囊和前列腺及内镜检查。

3. 仰卧位或截石位 患者仰卧于检查台上,臀部垫高,两腿屈曲、抬高并外展。此体位适用于重症体弱患者和膀胱直肠窝的检查,也可同时进行直肠双合诊,即右手示指在直肠内,左手在下腹部,双手配合,以检查盆腔脏器或病变情况。

4. 蹲位 患者下蹲呈大便的姿势,屏气向下用力。适用于检查直肠脱出、内痔及直肠息肉等。

(二)检查方法

肛门与直肠的检查方法以视诊、触诊为主,辅以内镜检查。肛门与直肠检查所发现的病变如肿块、溃疡等应按照时针方向进行记录,并注明检查时患者的体位。肘膝位时肛门后正中点为12点钟位,前正中点为6点钟位,而仰卧位的时钟位则与此相反。

1. 视诊 医生用手分开患者臀部,观察肛门及其周围皮肤颜色及褶皱,正常颜色较深,褶皱自肛门向外周呈放射状。让患者提肛收缩肛门时,括约肌褶皱更明显,做排便动作时,褶皱变浅。还应观察肛门周围有无脓血、黏液、肛裂、外痔、瘘管口或脓肿等。

1)肛门闭锁与狭窄 常见于新生儿先天畸形,如肛门闭锁未能及时发现予以治疗,导致死亡;因感染、外伤或手术引起的肛门狭窄,常可在肛周发现瘢痕,肛门狭窄表现为排便困难。

2)肛门瘢痕与红肿 肛门周围瘢痕多见于外伤与术后;肛门周围有红肿及压痛,常为肛周炎或脓肿。

3)肛裂 是肛管下段(齿状线以下)深达皮肤全程的纵形及梭形裂口或感染性溃疡。患者自觉排便时疼痛,排出的粪便周围常附有少许鲜血。检查时肛门常可见裂口,触诊时有明显触压痛。

4)痔疮 是直肠下端黏膜下或肛管边缘皮下的内痔静脉丛或外痔静脉丛扩大和曲张所致的静脉团。多见于成年人,患者常有大便带血、痔块脱出、疼痛或瘙痒感。临床上将痔分为三种:①内痔位于齿状线以上,表面被直肠下端黏膜覆盖,在肛门内口可查到柔软的紫红色包块,排便时可突出肛门口外;②外痔位于齿状线以下,表面被肛管皮肤所覆盖,在肛门外口可见柔软的紫红色包块;③混合痔是齿状线上下均可发现紫红色包块,下部被肛管皮肤所覆盖,具有内痔和外痔的特点。

5)肛门直肠瘘 简称肛瘘,有内口和外口,内口在直肠或肛管内,瘘管经过肛门软组织开口于肛门周围皮肤,肛瘘多为肛管或直肠周围脓肿所致,不易愈合。检查时可见肛门周围皮肤有瘘管开口,有脓性分泌物流出,经久不愈,在直肠或肛管内可见瘘管的内口或伴有硬结。

6)直肠脱垂 又称脱肛。嘱患者取蹲位,观察肛门外有无突出物。如无突出物或突出物不明显,嘱患者屏气做排便动作,如在肛门外看到紫色球状突出物,且随排便力气加大而更为明显,即为直肠部分脱垂(直肠黏膜脱垂),停止排便时,突出物可回复至肛门内;如膨出部分呈椭圆形块状物,表面有环形皱襞,即为直肠完全脱垂(直肠壁全层脱垂），停止排便时不易回复。

2. 触诊　对肛门或直肠的触诊称为肛诊或直肠指诊。此种检查法简便易行。男性直肠指检还可触诊前列腺与精囊，女性则可检查子宫颈、子宫、输卵管等。必要时配用双合诊。直肠指检对以上器官的疾病诊断具有重要价值，此外，对盆腔的其他疾病如阑尾炎、髂窝脓肿也有诊断意义。

患者可取肘膝位、左侧卧位或仰卧位等。触诊时医师右手示指戴好指套或手套，并涂以润滑剂，如肥皂液、凡士林、液状石蜡油后，将示指先在肛门口轻轻按摩，待患者肛门括约肌适应放松后，再徐徐插入肛门、直肠。先检查肛门及括约肌的紧张度，再检查肛管及直肠的内壁。注意有无压痛及黏膜是否光滑，有无肿块及搏动感。

直肠指诊时应注意有无以下异常改变：①直肠有剧烈触痛，见于肛裂及感染引起；②触痛伴有波动感，见于肛门、直肠周围脓肿；③直肠内触及柔软、光滑而富有弹性的包块常为肠息肉；④触及凹凸不平、质地坚硬的包块，则应考虑直肠癌；⑤检查完毕，如指套上带有黏液、脓液或血液，说明存在炎症并有组织破坏，必要时留作涂片镜检或送作细菌培养。

如直肠病变病因不明，应进一步做内镜检查，如直肠镜和乙状结肠镜，以助鉴别。

二、男性生殖器检查

男性生殖器包括阴茎、阴囊、前列腺和精囊等，阴囊内有睾丸、附睾及精索等。检查时，被检查者充分暴露下腹部、全部外生殖器和会阴，视诊和触诊相结合，先查外生殖器阴茎及阴囊，然后用直肠指诊法检查前列腺和精囊。

（一）外生殖器

1. 阴茎　为前端膨大的圆柱体，分头、体、根三部分。正常成人阴茎长 7～10 cm，由三个海绵体（两个阴茎海绵体，一个尿道海绵体）构成。海绵体充血后可使阴茎勃起。检查时注意以下内容。

1）包皮　阴茎的皮肤在冠状沟前向内翻转覆盖在阴茎头上称为包皮。成人阴茎松弛时，包皮不应掩盖尿道口，上翻后可被推到冠状沟，露出阴茎头。包皮长过阴茎头但上翻后能露出尿道口和阴茎头，称为包皮过长；如包皮上翻后不能露出阴茎头，称为包茎，可由先天性包皮口狭窄或炎症、外伤后粘连引起。包皮过长或包茎易引起尿道外口或阴茎头感染或嵌顿；污垢在阴茎颈部易于残留，长期的污垢刺激被认为是阴茎癌的重要致病因素之一。故提倡早期手术处理过长的包皮。

2）阴茎头与阴茎颈　前端膨大部分称为阴茎头，俗称龟头。正常阴茎头与冠状沟表面光滑红润，质地柔软。如看到结节或触到硬结、伴有暗红色溃疡、易出血者可能是阴茎癌；晚期阴茎癌呈菜花状，表面覆有灰白色坏死组织，有腐臭味。阴茎颈部如发现单个椭圆形硬质溃疡称为下疳，愈后遗留瘢痕，此征对于诊断梅毒有重要价值。阴茎头部如出现淡红色小丘疹融合成蕈样，呈乳突状突起，应考虑为尖锐湿疣。

3）尿道口　正常尿道外口呈竖鱼口形，分开后可见尿道前端黏膜红润、清洁、无分泌物黏附。检查时医师以中指和无名指夹持阴茎，用拇指和食指将尿道口分开，观察尿道口有无红肿、分泌物及溃疡。淋球菌或其他病原体感染所致的尿道炎常可见以上改变。尿道外口狭窄见于先天性畸形或炎症引起的粘连；尿道口发红、附有分泌物并沿尿道有压痛者，见于尿道炎；尿道开口位于阴茎腹面者，见于尿道下裂，如嘱患者排尿，裂口处常有尿液溢出。

4）阴茎大小与形态　正常成人阴茎长 7～10 cm。成年人阴茎过小呈婴儿型阴茎，见于性腺功能或垂体功能不全患者。儿童期阴茎过大或呈成人型阴茎，见于性早熟，如促性腺激素分泌过早。假性性早熟见于睾丸间质细胞瘤患者。

2. 阴囊　为腹壁的延续部分，由多层组织所构成，自外向内分别为皮肤、肉膜、包被睾丸和精索的被膜。位于阴茎后面，有色素沉着，薄而柔软，中间有一隔将阴囊分为左右两室，每个室内有睾丸、附睾、输精管。正常阴囊肤色深暗，皮肤皱缩，富有汗腺、皮脂腺及少量阴毛。视诊时注意观察阴囊皮肤有无皮疹、脱屑溃烂等，观察外阴有无肿胀、肿块。

检查时患者取仰卧位或立位，两腿稍分开。先观察阴囊皮肤及外形，后进行阴囊触诊，方法为医师两手拇指置于患者阴囊前面，其余四指放在阴囊后面，拇指做来回滑动触诊，可双手同时进行，以做对比。也可用单手触诊。

1）阴囊异常

（1）阴囊湿疹：阴囊皮肤增厚呈苔藓样，并有小片鳞屑；或皮肤呈暗红色、糜烂，有大量浆液渗出，形成软痂，伴有顽固性奇痒，此种改变为阴囊湿疹的特征。

（2）阴囊水肿：阴囊皮肤肿胀发亮，达到透明程度，称阴囊水肿，可为全身性水肿的一部分，如肾病综合征。也可由局部因素所致，如炎症、过敏反应、静脉血或淋巴液受阻等所致。

（3）阴囊象皮肿：阴囊皮肤水肿粗糙，增厚如象皮样，称阴囊象皮肿或阴囊象皮病。多为血丝虫病引起的淋巴管炎或淋巴管阻塞所致。

（4）阴囊疝：是指肠管或肠系膜经腹股沟管下降至阴囊内所形成；表现为一侧或双侧阴囊肿大，触之有囊样感，有时可推回至腹腔。当患者用力咳嗽使腹腔内压力增高时，疝可再降入阴囊。

（5）鞘膜积液：是指鞘膜腔内积聚的液体超过正常量而形成的囊肿。当鞘膜本身或睾丸、附睾等发生病变时，液体的分泌与吸收失去平衡，形成鞘膜积液。鞘膜内如长期积液、内压增高，可影响睾丸的血运和温度调节，引起患侧睾丸萎缩。不同病因所致鞘膜积液有时难以鉴别，如阴囊疝和睾丸肿瘤，透光试验有助于两者的鉴别。其方法是在暗室里阴囊的下面用电筒的光线直射来观察阴囊透光情况。鞘膜积液时，阴囊呈橙红色均质的半透明状，而阴囊疝和睾丸肿瘤则不透光。

2）精索　正常时为一缕软索状物，位于附睾上方，由输精管、提睾肌、动静脉血管、神经、淋巴管等组成，其中仅输精管较硬，直径 1～2 mm，上下粗细一致，无挤压痛。如有挤压痛且局部皮肤红肿多为精索急性炎症;沿精索触到类似蚯蚓缠绕在一起的索条,可捏瘪,为静脉曲张;输精管有硬结节,呈串珠状,见于输精管结核;附睾附近的精索触及硬结,常为丝虫病所致;如沿精索触到长圆形或椭圆形囊性肿物,表面光滑,可能是精索鞘膜积液(睾膜积液)、腹股沟斜疝或睾丸肿瘤。鉴别时,可牵拉睾丸,如肿物随着下降,则为精索鞘膜积液。

3)附睾　是储存精子和促进精子成熟的地方,贴附于睾丸后外侧的扁平状软组织,上端膨大为附睾头,下端细小如囊锥状为附睾尾。急性附睾炎时,附睾肿痛明显,常伴有睾丸肿大,附睾和睾丸分界不清;慢性附睾炎时,附睾肿大而压痛轻。若附睾肿胀而无压痛,可触到结节状硬块,常伴有输精管增粗并呈串珠状,可能为附睾结核。晚期的结核病灶可与阴囊皮肤粘连,破溃后形成瘘。

4)睾丸　位于阴囊中,左右各有一个,呈椭圆形,微扁,表面光滑柔韧,有弹性,一般左侧睾丸略低于右侧。睾丸在胎儿期经历了逐步发育成型与体位下降的过程,若出生后未能完全下降至阴囊而是停留在腹膜腔、腹股沟处,则称为隐睾。睾丸急性肿痛,压痛明显者,见于急性睾丸炎,常继发于流行性腮腺炎、淋病等。睾丸慢性肿痛多由结核引起;一侧睾丸肿大、质硬并有结节,应考虑睾丸肿瘤或白血病细胞浸润。睾丸萎缩可因流行性腮腺炎或外伤后遗症及精索静脉曲张引起;睾丸过小常为先天性或内分泌异常引起,如肥胖性生殖无能症等。

当阴囊触诊未触及睾丸时,应触诊腹股沟管内或阴茎根部、会阴等部位,或做超声检查腹腔。如睾丸隐藏在以上部位,称为隐睾症。隐睾以一侧多见,也可双侧。若双侧隐睾未在幼儿时发现并手术复位,常常影响生殖器官及第二性征发育,并可丧失生育能力。有时正常小儿因受冷或提睾肌强烈收缩,可使睾丸暂时隐匿于阴囊上部或腹股沟管内,检查时可由上方将睾丸推入阴囊,嘱小儿咳嗽也可使睾丸降入阴囊。无睾丸常见于染色体数目异常所致的先天性无睾症,可为单侧或双侧。双侧无睾症患者生殖器官及第二性征均发育不良。

(二) 内生殖器

1. 前列腺　为一有坚韧被膜的附属性腺,大小如栗,由30~50个管泡状腺体集合而位于膀胱下方、耻骨联合后约2 cm,包绕在尿道根部,左右各一,紧密相连,腺体的排泄开口于尿道前列腺部。检查时取肘膝位,也可采用右侧卧位或站立弯腰位。护士示指戴指套,涂适量润滑油,徐徐伸入肛门内(图4-54)。大约在一个半指节的深度处,向腹侧触诊即可触到前列腺。正常前列腺中间有一浅沟,称中沟,分前列腺为左、右两叶,每叶约拇指指腹大小,表面光滑,质韧有弹性。中间沟消失,表面光滑有韧感,无压痛及粘连,见于良性前列腺肥大,多见于老年人。前列腺肿大并有明显压痛者见于急性前列腺炎;前列腺肿大、质硬、无压痛,表面有硬结者多为前列腺癌。前列腺触诊时可同时做前列腺按摩留取前列腺液做化验检查:用进行指诊的食指在前列腺上依向前、向内的左、右叶各按摩数次,再沿中间沟顺尿道方向滑行挤压,即可有前列腺液由尿道口流出。

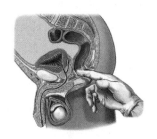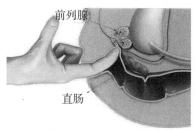

图 4-54　前列腺触诊

2. 精囊　位于前列腺两叶的外上方,左、右各一,为一菱锥形囊状附属性腺排泄管与输精管末端汇合成射精管。正常时,直肠指诊不易触及。如可触及则视为病理状态。精囊病变常继发于前列腺,如炎症波及、结核扩散和前列腺癌侵犯。精囊呈条索状肿大、有压痛,多为炎症所致;精囊表面不平、呈结节状,多因结核引起;质硬肿大应考虑癌变。

三、女性生殖器检查

女性生殖器包括内、外两部分,一般情况下女性的生殖器不做常规检查,如全身性疾病有局部表现时可做外生殖器检查,疑有妇产科疾病时应由妇产科医师进行检查。检查时患者应排空膀胱,暴露下身,仰卧于检查台上,两腿外展、屈膝,检查者戴无菌手套进行检查。检查顺序与方法如下。

1. 外生殖器　为生殖器的外露部分,又称外阴。位于耻骨联合至会阴及两股内侧之间,包括阴阜、大小阴唇、阴蒂、前庭大腺、尿道口及阴道口等。

1) 阴阜　是覆盖于耻骨联合前上方隆起的脂肪软垫,成年妇女阴阜上有阴毛丛生,呈倒置三角形分布,为女性第二性征。若阴毛先浓密后脱落而明显稀少或缺如,见于性功能减退症或希恩综合征等;阴毛明显增多,呈男性分布,多见于肾上腺皮质功能亢进。

2) 大阴唇　为阴阜两侧向下延伸的纵行长圆形隆起的丰满皮肤皱襞,下方在会阴体前相融合,称会阴后联合。皮下组织松软,因含脂肪、结缔组织及静脉丛,创伤后易形成血肿。性成熟后表面有阴毛,未生育妇女两侧大阴唇自然合拢遮盖外阴;经产妇两侧大阴唇常分开;老年人或绝经后常萎缩。

3) 小阴唇　位于大阴唇内侧,为一对较薄的皮肤皱襞,皮脂腺较多,表面湿润,合拢遮盖阴道外口。血管与神经较丰富,感觉灵敏。小阴唇表面光滑,呈浅红色或褐色,前端融合后包绕阴蒂,后端彼此汇合形成阴唇系,与处女膜之间形成一深窝,称舟状窝,分娩后即消失。小阴唇炎症时,常有红肿疼痛。局部色素脱失可见于白斑症,若有结节、溃烂应考虑癌变可能。如有乳头状或薹样突起见于尖锐湿疣。

4) 阴蒂　为两侧小阴唇顶端汇合处与大阴唇前连合之间的隆起部分,外表为阴蒂包皮,其内具有男性阴茎海绵样组织,性兴奋时能勃起,富含神经血管,受伤后易出血。

阴蒂过小见于性发育不全;过大应考虑两性畸形;红肿见于外阴炎症。

5) 阴道前庭 为两小阴唇之间的菱形区,前方有尿道外口,后方有阴道口。阴道口有黏膜皱襞环绕一周,称"处女膜"。开口多在中央,未婚时呈圆形或半月形,亦有呈筛状者;婚后处女膜破裂呈星形裂口,分娩后因进一步撕裂而呈锯齿状隆组织,称"处女膜痕"。临床上一般可根据处女膜的形式,分辨未婚、已婚或经产者。如有炎症则局部红肿、硬结并有脓液溢出。

6) 前庭大腺 又称巴氏腺,位于前庭下方阴道口的两侧,开口于小阴唇内侧中、下三分之一交界处,性冲动时分泌黏液润滑阴道,有炎症时管口发红,如腺管闭塞,可形成脓肿或囊肿。

7) 会阴 为阴道口和肛门之间的一段软组织,由皮肤、肌肉及筋膜组成。由会阴浅、深横肌,球海绵体肌及肛门外括约肌等肌腱联合组成的中心腱,称"会阴体",厚3～4 cm,表层较宽厚,深部逐渐变窄呈楔形。会阴是骨盆底的一部分,起重要支持作用。分娩时会阴部所受压力最大,保护不好可造成裂伤,如不及时处理,日后可发生膀胱和(或)直肠膨出以及子宫脱垂等。

2. 内生殖器 包括阴道、子宫、输卵管及卵巢,后二者常被称为子宫附件。

1) 阴道 为性交器官及月经血排出与胎儿娩出的通道。上端包围子宫颈,下端开口于阴道前庭后部。前壁与膀胱和尿道邻接,后壁与直肠贴近。环绕子宫颈周围的部分称阴道穹窿,分为前、后、左、右四部分。后穹窿较深,其顶端与子宫直肠陷凹贴近,后者是腹腔的最低部位,在临床上具有重要意义,是某些疾病诊断或手术的途径。阴道上宽下窄,前短后长。平常前后壁相互贴近,其壁由黏膜、肌层和纤维层构成,富于伸展性。检查时,医师用拇、示指分开两侧小阴唇,在前庭后部可见阴道外口,其周围有处女膜。处女膜外形有不同类型,未婚女性一般不做阴道检查,但已婚妇女有指征者不能省略该检查。正常阴道黏膜是淡红色,柔软、光滑。黏膜表面由复层鳞状上皮细胞所覆盖,无腺体。阴道黏膜受性激素影响有周期性变化。检查时应注意其紧张度,有无瘢痕、肿块、分泌物、出血等,并观察宫颈有无溃烂及新生物形成。

2) 子宫 为一壁厚腔小的空腔器官,位于骨盆腔中央,呈倒梨形,前与膀胱、后与直肠为邻。触诊子宫应以双合诊方法进行检查(图4-55)。腔内覆有黏膜,称子宫内膜。内膜受卵巢激素的影响,有周期性改变并产生月经。性交时,子宫为精子到达输卵管的通道;受孕后,供受精卵着床、发育、成长;分娩时,收缩使胎儿及其附属物娩出。正常成年未孕子宫长约7.5 cm,宽4.5 cm,厚约2.5 cm,宫腔容量约5 ml;子宫上部较宽,称子宫体;下部较窄,呈圆柱形,称子宫颈。未产妇宫颈外口光滑,呈圆形;已产妇宫颈外口由于分娩,形成横裂,分为前后两唇。正常宫颈表面

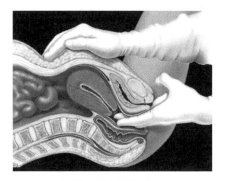

图4-55 子宫触诊

光滑,妊娠时质软着紫色,检查时应注意宫颈有无充血、糜烂、肥大及息肉。环绕宫颈周围的阴道分前后、左右穹隆,后穹隆最深,为诊断性穿刺的部位。子宫体积增大见于妊娠;病理性增大见于各种肿瘤。

3) 输卵管(oviduct) 为一对细长而弯曲的管,内侧与子宫角相通连,外端游离,与卵巢接近,全长8~14 cm。输卵管为卵子与精子相遇的场所,受精后的孕卵由输卵管向子宫腔运行。正常输卵管表面光滑、质韧无压痛。输卵管肿胀、增粗或有结节,弯曲或僵直,且常与周围组织粘连、固定,明显触压痛者,多见于急、慢性炎症或结核。明显肿大可为输卵管积脓或积水。双侧输卵管病变,管腔变窄或梗阻,则难以受孕。

4) 卵巢 为一对灰白色、扁椭圆形的性腺,成人女性的卵巢约4 cm×3 cm×1 cm大小,产生卵子及激素。青春期前,卵巢表面光滑、质软;青春期开始排卵后,表面逐渐凹凸不平。绝经后萎缩变小、变硬。卵巢触诊多用双合诊,增大常见于卵巢囊肿或炎症;卵巢囊肿常可出现卵巢不同程度肿大。

第八节 脊柱及四肢评估

一、脊柱检查

脊柱是维持人体正常姿势、支撑体重的重要支柱,也是躯体活动的枢纽,同时起着保护脊髓的重要作用。脊柱由7个颈椎、12个胸椎、5个腰椎、5个骶椎和4个尾椎组成。脊柱病变主要表现为疼痛、姿势或形态异常及活动受限。脊柱检查时,患者可取立位或坐位,按视诊、触诊和叩诊的顺序进行。

(一) 脊柱弯曲度

1. 生理性弯曲 正常人直立时,从侧面观察脊柱有4个生理弯曲,即颈段稍向前凸,胸段稍向后凸,腰椎明显向前凸,骶椎则明显向后凸。评估方法如下:

(1) 让被检查者取站立位或坐位,检查者用手指沿脊椎的棘突以适当的压力往下划压,划压后皮肤出现一条红色充血痕,以此痕为标准,观察脊柱有无侧弯。

(2) 被检查者取站立位或坐位,侧面观察脊柱有无前后突出畸形。正常人脊柱无侧弯及前后突出畸形。

2. 病理性变形

1) 颈椎变形 颈侧偏见于先天性斜颈,患者头偏向一侧,患侧胸锁乳突肌隆起(图4-56)。

2) 脊柱后凸 脊柱过度后弯称为脊柱后凸,也称为驼背,多发生于胸段脊柱。脊柱后凸的原因和特点见表4-11。

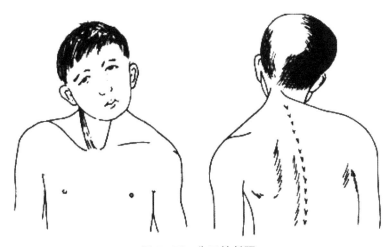

图 4-56　先天性斜颈

表 4-11　脊柱后凸的原因和特点

原因	人群	特点
维生素 D 缺乏症	儿童	坐位时胸段呈明显均匀性向后弯曲,仰卧位时弯曲可消失
脊柱结核	青少年	病变常在胸椎下段及腰段,形成特殊的成角畸形
强直性脊柱炎	成年人	脊柱胸段呈弧形或弓形后凸,常有脊柱强直性固定,仰卧位时亦不能伸直
脊柱退行性变	老年人	椎间盘退行性萎缩,骨质退行性变,胸腰椎后凸曲线增大
脊柱压缩性骨折	任何年龄	外伤所致脊椎压缩性骨折,造成脊柱后凸
脊柱骨软骨炎	青少年	胸段下部均匀性后凸

3) 脊柱前凸　脊柱过度向前凸出性弯曲,称为脊柱前凸。其特点为:①多发生在腰椎部位;②腹部明显向前突出;③臀部明显向后突出。主要见于妊娠晚期、大量腹腔积液、腹腔巨大肿瘤、第 5 腰椎向前滑脱、水平骶椎(腰骶角>34°)、髋关节结核及先天性髋关节后脱位等。

4) 脊柱侧凸　脊柱离开后正中线向左或右偏曲,称为脊柱侧凸(图 4-57)。根据侧凸的部位可分为胸段侧凸、腰段侧凸及胸腰段联合侧凸;根据侧凸的性质分为姿势性侧凸和器质性侧凸,其特点如表 4-12 所示。

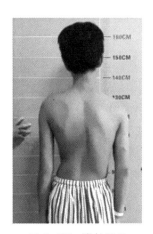

图 4-57　脊柱侧凸

表 4 - 12 脊柱侧凸的原因和特点

类型	特点	原因
姿势性侧凸	脊柱结构无异常,改变体位可使侧凸纠正	①代偿性:一侧下肢明显短于另一侧下肢;②生理性:坐、立姿势不良;③坐骨神经痛;④脊髓灰质炎后遗症
器质性侧凸	改变体位不能使侧凸纠正	先天性脊柱发育不良、肌肉麻痹、营养不良、慢性胸膜增厚、胸膜粘连、肩部或胸部畸形

(二) 脊柱活动度

评估脊柱活动度时,应让被检查者做前屈、后伸、侧弯、旋转等动作,以观察脊柱的活动情况及有无变形。正常人脊柱有一定活动度,但各部位活动范围明显不同,由于年龄、运动训练以及脊柱结构差异等因素,脊柱活动度范围个体差异很大。颈椎段和腰椎段的活动范围最大,胸椎段活动范围较小,骶椎和尾椎已融合成骨块状,几乎无活动性。正常人在直立、骨盆固定的条件下,颈段、胸段、腰段的活动范围参考值如表 4 - 13 所示。颈椎活动受限常见于颈部肌纤维织炎及韧带受损、颈椎病、颈椎结核或肿瘤浸润、颈椎外伤、骨折或关节脱位。腰椎活动受限常见于腰部肌纤维织炎及韧带受损、腰椎椎管狭窄、腰椎间盘突出、腰椎结核或肿瘤、腰椎骨折或脱位、腰椎小关节紊乱。

▶ 在线课程4-12 脊柱活动度评估

📖 拓展阅读4-6 拾物试验

表 4 - 13 脊柱活动度

脊 柱	前 屈	后 伸	左右侧弯	旋转(一侧)
颈椎	$35°\sim45°$	$35°\sim45°$	$45°$	$60°\sim80°$
胸椎	$30°$	$20°$	$20°$	$30°$
腰椎	$75°$	$30°$	$35°$	$8°$
全脊柱	$128°$	$125°$	$73.5°$	$115°$

(三) 脊柱压痛与叩击痛

1. 压痛 脊柱压痛的检查方法是嘱患者取端坐位,身体稍向前倾。检查者以右手拇指从枕骨粗隆开始自上而下逐个按压脊椎棘突及椎旁肌肉(图 4 - 58)。正常时每个棘突及椎旁肌肉均无压痛。如有压痛,提示压痛部位可能有病变,并以第 7 颈椎棘突为标志计数病变椎体的位置。

2. 叩击痛

1) 直接叩击法 即用中指或叩诊锤垂直叩击各椎体的棘突,多用于检查胸椎与腰椎。颈椎疾病,特别是颈椎骨关节损伤时,因颈椎位置深,一般不用此法检查。

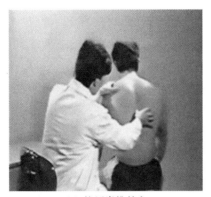
（a）按压脊椎棘突

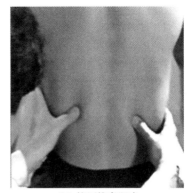
（b）按压椎旁肌肉

图 4-58　脊柱压痛检查方法

2）间接叩击法　嘱被检查者取坐位，检查者将左手掌置于其头部，右手半握拳以小鱼际肌部位叩击左手背，了解患者脊柱各部位有无疼痛（图 4-59）。如有疼痛见于脊柱结核、脊椎骨折及椎间盘突出等，且疼痛的部位多为病变部位。

 在线课程 4-13　脊柱压痛与叩击痛评估

二、四肢检查

四肢检查的内容包括四肢与关节的形态和活动度或运动的情况，检查方法以视诊和触诊为主，两者互相配合，检查体位依内容而不同。

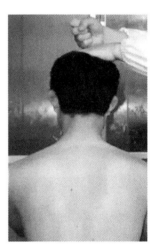

图 4-59　间接叩击法

1. 四肢与关节形态　正常人双上肢等长，双肩对称呈弧形，肘关节伸直时轻度外翻，双手自然休息时呈半握拳状；双下肢等长，双腿可伸直，两脚并拢时双膝和双踝可靠拢，站立时足掌、足跟可着地。检查时，患者充分暴露受检部位，护士通过视诊观察四肢的长度与周径、关节的形态与姿势，注意双侧对比，同时观察皮肤与指（趾）甲的颜色、形态，有无皮肤损害、局部肿胀等；触诊有无肿块、压痛。上肢、踝关节与足部检查时，患者一般取立位或坐位；髋关节检查时，患者取仰卧位，双下肢伸直，腰部放松；膝关节检查时，取立位及仰卧位，必要时可辅以步行。

四肢和关节常见的形态异常包括以下几个方面。

1）匙状甲　又称反甲，表现为指甲中央凹陷，边缘翘起，指甲变薄，表面粗糙带条纹（图 4-60）。见于缺铁性贫血、高原病等。

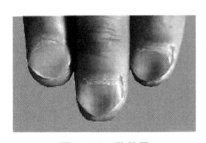

图 4-60　匙状甲

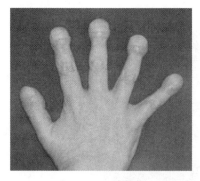

图 4-61　杵状指

2）杵状指（趾）　表现为手指或足趾末端指节明显增宽、增厚，指（趾）甲从根部到末端拱形隆起呈杵状。病变早期甲面与甲根部由正常的 160° 变为 180°；晚期可见逐渐突出的甲床高于甲面（图 4-61）。其发生与肢端缺氧、代谢障碍及中毒性损害有关。常见于支气管肺癌、支气管扩张、肺脓肿、发绀性先天性心脏病、溃疡性结肠炎等。

3）肢端肥大　表现为手指、足趾粗而短，手背、足背厚而宽。其发生是由于成人发生腺垂体功能亢进，生长激素分泌增多，导致骨末端及韧带等软组织增生与肥大，使肢体末端较正常明显粗大。见于肢端肥大症和巨人症。

4）指关节变形

（1）梭形关节：指间关节增生、肿胀呈梭形畸形，活动受限，重者手指及腕部向尺侧偏移，多为双侧性，见于类风湿关节炎（图 4-62）。

（2）爪形手：掌指关节过伸，指间关节屈曲，骨间肌和大小鱼际萎缩，手呈鸟爪样（图 4-63），见于尺神经损伤、进行性肌萎缩、脊髓空洞症或麻风病。

（3）猿掌：拇指不能外展、对掌，大鱼际萎缩，手显平坦，多见于正中神经损伤（图 4-64）。

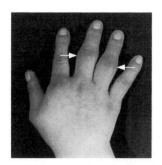

图 4-62　梭形关节

注　箭头所示为关节肿胀部位。

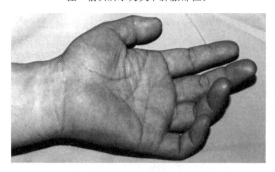

图 4-63　爪形手

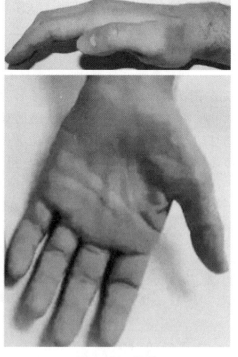

图 4-64　猿手

5）腕关节畸形　①垂腕症:桡神经损伤所致(图 4-65);②餐叉样畸形:见于柯莱斯骨折(Colles fracture)(图 4-66)。

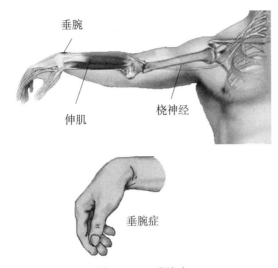

垂腕

伸肌　　桡神经

垂腕症

图 4-65　垂腕症

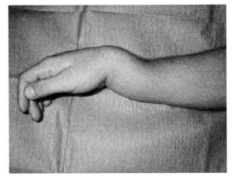

图 4-66　餐叉样畸形

6）肘关节异常　正常人肘关节伸直时,肱骨内上髁、外上髁与尺骨鹰嘴位于一直线,屈肘 90°时,此三点成一等腰三角形,称为肘后三角。肘关节脱位时,鹰嘴向肘后方突出,肘后三角关系改变,患者屈肘时较易扪及。若肱骨外上髁出现压痛,称"网球肘";当内上髁有压痛时,则称"高尔夫肘",见于肌腱炎症或损伤(图 4-67)。

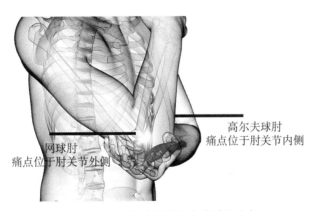

高尔夫球肘
痛点位于肘关节内侧

网球肘
痛点位于肘关节外侧

图 4-67　网球肘与高尔夫球肘的痛点

7）肩关节异常

(1)方肩:肩关节弧形轮廓消失,肩峰突出,见于肩关节脱位或三角肌萎缩(图 4-68)。

(2)耸肩:两肩关节一高一低,短颈耸肩,见于先天性肩胛高耸症及脊柱侧弯者。

(3)肩章状肩:锁骨骨折导致其远端下垂,肩部突出畸形,见于外伤性肩锁关节脱位。

8）髋关节畸形

（1）内收畸形：一侧下肢超越躯干中线向对侧偏移，且不能外展（图4-69）。

（2）外展畸形：下肢离开中线向外侧偏移，不能内收。

（3）旋转畸形：仰卧位时，正常髌骨及踇趾指向上方，若向内外侧偏斜，为髋关节内外旋畸形。见于脑瘫、先天性髋关节脱位等。

9）膝关节变形　膝关节红、肿、热、痛及运动障碍，多为炎症所致。关节腔内积液时，膝关节均匀性肿胀，双侧膝眼消失并突出，可出现浮髌现象。浮髌现象的检查方法为患者平卧，患肢放松。护士左手拇指与其余手指分别固定在肿胀关节上方的两侧，并加压压迫髌上囊，使关节液集中于髌骨底面，右手示指将髌骨向后方连续按压数次，如压下时有髌骨与关节面碰触感，放开时有髌骨随手浮起感，为浮髌试验阳性，提示膝关节腔积液达中等量以上（图4-70）。

▶ 在线课程4-14　浮髌试验

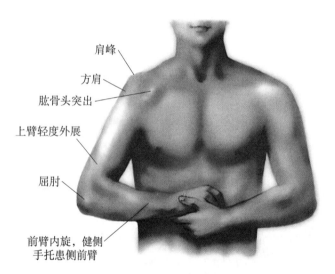
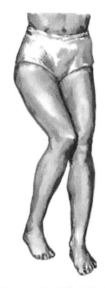

肩峰

方肩

肱骨头突出

上臂轻度外展

屈肘

前臂内旋，健侧
手托患侧前臂

图4-68　方肩畸形　　　　　　　　图4-69　髋关节内收畸形

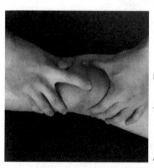
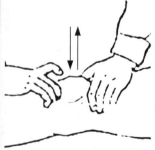

图4-70　浮髌试验

10) 膝内、外翻　若双膝靠拢时,双踝分离呈"X"形,称为膝外翻(图4-71);双踝并拢时双膝分离呈"O"形,称为膝内翻(图4-72)。

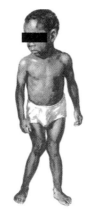 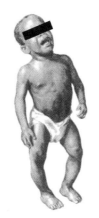

图4-71　膝外翻　　　　图4-72　膝内翻

11) 膝反张　表现为膝关节过度后伸形成向前的反屈状。见于小儿麻痹后遗症、膝关节结核。

12) 足内、外翻畸形　足内翻畸形者足呈固定内翻、内收位(图4-73),足外翻畸形者足呈固定外翻、外展位。见于脊髓灰质炎后遗症和先天性畸形。

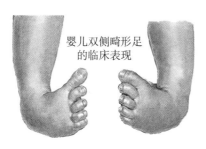

图4-73　足内翻

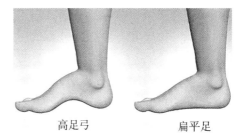

高足弓　　　扁平足

图4-74　足弓异常

13) 足弓与足负重异常

(1) 扁平足:足纵弓塌陷,足跟外翻,前半足外展,形成足旋前畸形,横弓塌陷,前足增宽,足底前部形成胼胝。直立时,足底变平,足底中部内侧及前足掌、足趾和足跟都着地,多为先天性异常。

(2) 弓形足:足纵弓高起,横弓下陷,足背隆起,足趾分开。常见于下肢神经麻痹等(图4-74)。

(3) 马蹄足:踝关节跖屈,前半足着地,见于跟腱挛缩或腓总神经麻痹。

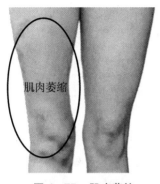

图4-75 肌肉萎缩

（4）跟足畸形：足不能跖屈，伸肌牵拉使踝关节背伸，行走和站立时足跟着地，见于小腿三头肌麻痹。

14）关节脱位与骨折　关节脱位后可有肢体位置改变，关节活动受限制。骨折常使肢体变形或缩短，局部因出血等有红肿及压痛。

15）肌肉萎缩　为中枢或周围神经病变、肌炎或肢体失用所致的部分或全部肌肉组织体积缩小、松弛无力（图4-75）。常见于脊髓灰质炎后遗症、偏瘫、周围神经损伤、外伤性截瘫、多发性神经炎等。

📖 拓展阅读4-7　平山病

2. 四肢与关节运动　嘱患者作主动或被动运动，包括屈、伸、内收、外展及旋转等，观察关节的活动度，有无活动受限、疼痛、异常声响及摩擦感。正常关节活动不受限，各关节活动范围及检查方法如下。

1）指关节　要求患者展开五指，然后并拢，除拇指外各手指握拳和拇指对掌动作。正常各指关节可伸直，屈指可握拳。

2）腕关节　活动度的测定以腕关节、手和前臂在一条直线上作为0°。将患者的前臂处于旋前位，以一手握持，另一手轻轻地将腕关节向下屈曲，正常可达50°～60°；再让患者腕关节背伸，正常为30°～60°。患者前臂旋前，检查者一手握住其前臂，让患者手向其身体方向活动（内收），然后向离开身体的方向活动（外展），正常内收25°～30°，外展为30°～40°。

3）肘关节　检查者一手握持患者的一侧肘关节，另一手握住其手腕，使前臂尽量屈向肩部。用同样方法检查另一侧肘关节。正常肘关节主动或被动屈曲可达135°～150°。护士缓慢伸直患者的前臂，过伸可达5°～10°。于屈曲位把持住患者的肘关节，嘱其旋转手臂至手掌向下（旋前），然后反向旋转至手掌向上（旋后），肘关节旋前或旋后可达80°～90°。

4）肩关节　让患者尽可能地将上肢从前方上抬并超过头部高度，正常肩关节前屈约13°；再让患者尽可能将上肢从下方向后上方运动，正常后伸45°。内收肘部可达正中线45°～50°，外展可达90°。嘱患者屈肘后做外展动作，先将手置于脑后，再向下运动置于腰后侧，检查肩关节内旋和外旋功能，正常内旋90°，外旋约30°。

5）髋关节　患者仰卧，检查者一手按压髂嵴，另一手将屈曲的膝关节推向前胸，正常髋关节可屈曲130°～140°；患者俯卧，护士一手按压臀部，另一手握住小腿下端，屈膝90°后上提，正常后伸15°～30°。患者仰卧，双下肢伸直平放，护士将一侧下肢自中立位越过另一侧下肢向对侧活动，正常内收为20°～30°；将一侧下肢自中立位外移，远离躯体中线，正常外展为30°～45°。保持患者下肢伸直，髌骨和足尖向上，检查者双手置于患者大腿下部和膝部旋转大腿，或患者屈髋屈膝，向内侧或外侧转动下肢，髋关节可内旋或外旋 45°。

6）膝关节 缓慢地尽力屈曲患者的膝关节,正常膝关节可屈曲 120°～150°。检查者握住患者的膝和踝关节,从屈曲位尽力伸直膝关节。正常情况下,膝关节能完全伸直,有时可有 5°～10°的过伸。

7）踝关节 握住患者的足部并将之向上方和下方推动,正常背伸 20°～30°,跖屈 40°～50°。检查者一手握住患者的踝部,另一手握住患者的足部并将踝部向左右两侧活动,正常足内、外翻各为 30°。

8）跖趾关节 嘱患者伸直各趾,然后做屈曲和背伸动作,正常跖屈 30°～40°,背伸 45°。上述关节活动不能达到各自的活动幅度时,为关节运动障碍。神经、肌肉损害时多表现为不同程度的自主运动障碍;关节及其周围邻近组织病变,如关节炎症、外伤、肿瘤及退行性变等,可引起疼痛、肌肉痉挛、关节囊及其周围组织炎症或粘连,从而导致关节的主动和被动运动障碍,对患者的日常生活产生影响。

进行脊柱及四肢检查时的注意事项:检查环境应安静舒适,具有私密性,室内温度及湿度应适宜,最好用自然光线照明。护士衣着整洁,举止端庄,态度和蔼,检查前先向患者说明自己的身份,检查的目的与要求,取得患者的配合。体格检查尽可能在患者面前洗手,以避免医源性交叉感染。检查者站在患者右侧,充分暴露受检部位,按照一定的顺序进行检查,以避免不必要的重复或遗漏。检查过程中动作应规范、准确、轻柔,内容应完整且有侧重点。检查结束后应根据检查结果向患者做必要的解释和说明。

拓展阅读 4-8 关节的异常声响与摩擦感

第九节　神经系统评估

神经系统评估主要包括对脑神经、感觉功能、运动功能、神经反射和自主神经检查。进行神经系统检查前须确定患者对外界刺激的反应状态,即意识状态。本节所涉及的许多检查需要在患者意识清醒的状态下完成。

检查前应向被检查者讲清检查目的和需配合的动作,消除其紧张情绪。检查时检查者指甲应剪短,手应温暖,动作应轻柔,以免引起患者精神和肌肉紧张。

思政小课堂 4-4 检查要有整体观

一、脑神经

脑神经共 12 对,脑神经检查对颅脑病变的定位诊断有重要意义。检查时应按顺序进行,以免遗漏,同时注意双侧对比。

1. 嗅神经 是第 1 对脑神经。检查前应先确定患者鼻道是否通畅、有无鼻黏膜病变,然后测试嗅觉。嘱患者闭目,先压住一侧鼻孔,选用日常生活中熟悉的 3 种不同气味的物品,如醋、酒、香烟、薄荷、樟脑等,分别置于另一侧鼻孔前,让患者辨别各物品的气味,以了解其嗅觉正常与否,有无减退或消失。同法检查另一侧鼻孔。患者无法嗅到气味即为嗅觉缺失;能嗅到气味,但无法辨别,为嗅觉不良。鼻黏膜炎症或萎缩也可引起嗅觉减退。在排除鼻腔病变的前提下,嗅觉障碍常提示同侧嗅神经损害,见于颅脑创伤、前颅凹占位性病变等。

2. 视神经　可采用视力、视野和眼底检查。具体见本章第四节相关内容。

3. 动眼神经、滑车神经和展神经　三者共同支配眼球运动,合称眼球运动神经,可同时检查。眼球运动的检查方法见本章第四节的相关内容。

4. 三叉神经　为混合性神经,具有感觉和运动两种功能,其感觉纤维分布于面部皮肤及眼、鼻、口腔黏膜;运动纤维主要支配咀嚼肌和颞肌。

1) 感觉功能　检查方法包括用针刺检查痛觉、棉絮检查触觉以及用盛有冷或热水的试管检查温度觉。检查时,自上而下、由内向外轻触前额、鼻部两侧及下颌,两侧对比,并随时询问患者有无感觉过敏、减退或消失。

2) 运动功能　检查者将双手置于患者两侧下颌角上面咀嚼肌隆起处,嘱患者做咀嚼动作,比较两侧咀嚼肌力量的强弱;再将双手置于患者的颏下,向上用力,嘱患者做张口动作,感触张口时的肌力,观察张口时下颌有无偏斜。一侧三叉神经运动纤维受损时,可表现为患侧咀嚼肌肌力减弱或出现萎缩,张口时下颌偏向患侧。

5. 面神经　主要支配面部表情肌和舌前 2/3 的味觉功能。

1) 面肌运动　检查时观察患者双侧额纹、眼裂、鼻唇沟和口角是否对称,然后嘱患者做皱额、闭眼、露齿、微笑、鼓腮或吹口哨动作,观察左右两侧是否对等。一侧面神经周围性(核或核下性)损害时,患侧额纹减少、眼裂增大、鼻唇沟变浅,不能皱额、闭眼,微笑或露齿时口角向健侧歪斜,鼓腮及吹口哨时患侧漏气。中枢性(核上的皮质脑干束或皮质运动区)损害时,由于上半部面肌受双侧皮质运动区的支配,皱额和闭眼无明显影响,仅出现健侧下半部面部表情肌瘫痪,表现为鼻唇沟变浅、口角下垂。

2) 味觉功能　嘱患者伸舌,将具有不同味感的物质(盐、糖、醋、奎宁等)用棉签涂于舌面,测试其味觉,请其用手指指出事先写在纸上的咸、甜、酸、苦四个字之一,患者不能说话、缩舌和吞咽。每种味觉试验完成后,用水漱口,再测试下一种味觉。面神经损害者舌前 2/3 的味觉丧失。

6. 前庭蜗神经　检查方法包括听力和前庭功能检查。

1) 听力　检查方法见本章第三节的相关内容。

2) 前庭功能　询问患者有无眩晕、平衡失调,检查有无自发性眼球震颤。患者若出现眩晕、平衡失调或有自发性眼球震颤,提示前庭功能病变。

7. 舌咽神经和迷走神经　舌咽神经支配舌后 1/3 味觉和咽部感觉,并支配软腭和咽肌的运动;迷走神经支配咽喉的感觉和运动。由于两者在解剖和功能上关系密切,常同时受损。

1) 运动功能　检查前,先询问患者有无声音嘶哑、带鼻音,有无饮水呛咳或吞咽困难,再嘱其张口发"啊"音,观察腭垂是否居中,两侧软腭上抬是否有力、对称,腭垂有无偏斜。若一侧软腭上抬减弱,腭垂偏向对侧,提示该侧神经受损;若腭垂居中,但双侧软腭上抬受限,甚至完全不能上抬,提示双侧神经麻痹。

2)感觉功能　嘱患者张口,用棉签轻触两侧软腭和咽后壁,询问患者的感觉。此外,舌后1/3的味觉减退为舌咽神经损害,检查方法同面神经。

3)咽反射　用压舌板分别轻触两侧咽后壁,正常者出现咽部肌肉收缩和舌后缩,有恶心反应。有神经损害者患侧反射迟钝或消失。

8. 副神经　支配胸锁乳突肌和斜方肌。检查时,先观察胸锁乳突肌与斜方肌有无萎缩。然后将一手置于患者腮部,嘱其对抗阻力转颈,以测试其胸锁乳突肌的肌力;将两手置于患者双肩向下按压,嘱其对抗阻力做耸肩运动,以测试其斜方肌的肌力。副神经受损时,可出现一侧肌力下降或肌肉萎缩。

9. 舌下神经　支配舌肌运动。检查时,嘱患者伸舌,观察有无舌偏斜、舌肌萎缩或舌颤动。单侧舌下神经麻痹时,伸舌向患侧偏斜,常见于脑血管病变;双侧舌下神经麻痹时,舌不能伸出口外,伴语言和吞咽困难。

二、感觉功能

检查感觉功能时,要求环境安静,患者意识清醒,注意力集中。检查前向患者解释检查目的和方法,取得患者的理解与配合。检查应从感觉障碍区向正常部位移行,注意左右及远近端部位的对比。为避免主观或暗示作用,检查时嘱患者闭目。一般感觉功能的检查仅限于触觉、痛觉和振动觉。

1. 浅感觉

1)痛觉　用大头针的针尖和针帽交替、均匀地轻刺患者的皮肤,让其陈述感受。注意两侧对称部位的比较,判断有无感觉障碍及其类型(正常、过敏、减退或消失)与范围。痛觉障碍见于脊髓丘脑侧束损害。

2)触觉　用棉签轻触患者的躯干及四肢皮肤或黏膜,询问其有无轻痒的感觉。正常人对轻触感觉十分敏感。对触觉刺激反应不灵敏或无反应分别称为触觉减退或消失。触觉障碍见于丘脑前束和脊髓后索病损。

3)温度觉　用分别盛有热水(40℃～50℃)和冷水(5℃～10℃)的试管交替接触患者的皮肤,让其陈述感受。正常人能明确辨别冷热的感觉。温度觉障碍见于脊髓丘脑侧束病损。

2. 深感觉

1)运动觉　用示指和拇指轻持患者手指或足趾的两侧做被动伸或屈的动作,嘱患者根据感觉说出"向上"或"向下",观察其反应是否正确。运动觉障碍见于脊髓后索病损。

2)位置觉　将患者肢体置于某一位置,让其回答自己肢体所处的位置或用对侧肢体模仿。位置觉障碍见于脊髓后索病损。

3）振动觉　将振动的音叉（128 Hz）置于患者的骨隆起处，如内踝、外踝、指尖、桡骨茎突、肘部、肩部、髂前上棘、胫骨结节等，询问有无振动感，注意两侧对比。正常人有共鸣性振动感。振动觉障碍见于脊髓后索病损。

3. 复合感觉　又称为皮质感觉，是大脑综合分析和判断的结果，包括皮肤定位觉、两点辨别觉、实体觉和体表图形觉。正常人闭目情况下可正确辨别，大脑皮质病变时发生障碍。

1）皮肤定位觉　用手指或棉签轻触患者的体表某处皮肤，要求患者指出被触部位。皮肤定位觉障碍见于皮质病变。

2）两点辨别觉　用分开的钝脚分规轻触患者皮肤上的两点，若患者能分辨为两点，则再逐步缩小双脚间距，直至患者感觉为一点时，测其实际间距，双侧比较。正常人身体不同部位的分辨能力不同，舌尖、鼻端、指尖敏感度最高，四肢近端和躯干较差。触觉正常而两点辨别觉障碍见于额叶病变。

3）实体觉　嘱患者用单手触摸熟悉的物件，如硬币、钥匙、钢笔等，并说出物件的名称。先测功能差的一侧，再测另一侧。实体觉障碍见于皮质病变。

4）体表图形觉　以钝物在患者皮肤上画圆形、方形、三角形等简单图形或写一、二、十等简单的字，观察其能否识别，注意双侧对照。如有障碍，常为丘脑水平以上病变。

三、运动功能

运动分为随意运动和不随意运动。随意运动由锥体束支配，又称为自主运动；不随意运动由锥体外系和小脑支配，又称为不自主运动。

（一）肌力检查

肌力是指肌肉运动时的最大收缩力。检查时，嘱患者用力做肢体伸屈动作，检查者分别从相反的方向给予阻力，测试患者对阻力的克服力量，注意两侧肢体的对比。肌力的记录采用0～5级的6级分级法。

0级：完全瘫痪，测不到肌肉收缩。

1级：仅见肌肉收缩，但无肢体运动。

2级：肢体能在床上水平移动，但不能抬离床面。

3级：肢体能抬离床面，但不能抵抗阻力。

4级：能做抗阻力动作，但较不完全。

5级：正常肌力。

肌力减退或消失称为瘫痪。按瘫痪的程度可分为完全性瘫痪和不完全性瘫痪。完全性瘫痪，即肌力为0级；肌力1～4级者称为不完全性瘫痪。按瘫痪的部位可分为：①单瘫：为单一肢体瘫痪，多见于脊髓灰质炎；②偏瘫：为一侧肢体（上、下肢）瘫痪，常伴有同侧脑神经损害，多见于脑出血、脑动脉血栓形成、脑栓塞、脑肿瘤等；③截瘫：多为双侧下肢瘫痪，见于脊髓外伤、炎症等所致脊髓横贯性损伤；④交叉性偏瘫：为一侧肢体瘫痪及对侧脑神经损害，多见于脑干病变。

🖰 **在线案例 4-2　因双眼睑下垂伴全身无力半个月就诊**

（二）肌张力检查

肌张力是指静息状态下肌肉的紧张度。检查时,嘱患者完全放松被检肢体,通过触摸肌肉的硬度以及根据关节被动运动时的阻力对肌张力的情况作出判断。①肌张力增高:触摸肌肉坚实,做被动运动时阻力增加。见于锥体束或锥体外系损害。②肌张力降低:触摸时肌肉松软,伸屈肢体时阻力降低,关节运动范围扩大,可表现为关节过伸。见于周围神经炎、脊髓前角灰质炎、小脑病变等。

（三）不随意运动

不随意运动是指患者在意识清晰的状况下,随意肌不自主收缩时所产生的一些无目的的异常动作,多为锥体外系损害的表现。

1. 震颤　为躯体某部分出现不自主但有节律性的抖动。

1）静止性震颤　安静状态下出现,运动时减轻,睡眠时消失,常伴肌张力增高,见于帕金森病。

▶ **在线课程 4-15　静止性震颤**

2）姿势性震颤　身体在维持某一特定姿势时出现,运动及休息时消失,震颤较静止性震颤细而快。姿势性震颤包括应用肾上腺素后、甲状腺功能亢进症、焦虑状态等所致的震颤。检查时嘱患者双上肢平伸,可见手指出现细微的不自主震颤。肝性脑病、尿毒症、慢性肺功能不全等全身代谢障碍患者,双上肢前伸,手指及腕部伸直维持一定姿势时,腕关节突然屈曲,而后又迅速伸直至原来位置,如此反复,状如扑翼,称扑翼样震颤,也属于姿势性震颤。

3）动作性震颤　又称意向性震颤。震颤在运动时出现,动作终末愈接近目标物时愈明显,休息时消失,见于小脑病变。

2. 舞蹈样动作　为面部肌肉及肢体的快速、不规则、无目的、不对称的不自主运动,表现为做鬼脸、转颈、耸肩、手指间断性伸屈、伸臂、摆手等舞蹈样动作,常难以维持一定的姿势,睡眠时可减轻或消失。多见于儿童期脑风湿性病变。

3. 手足搐搦　发作时手足肌肉呈紧张性痉挛。在上肢表现为腕部屈曲、手指伸展、掌指关节屈曲、拇指内收靠近掌心并与小指相对;在下肢表现为踝关节与趾关节皆呈屈曲状。见于低钙血症和碱中毒。

（四）共济运动

共济运动是指机体完成任一动作时所依赖的某组肌群协调一致的运动。这种协调运动有赖于小脑、前庭神经、深感觉及锥体外系的共同参与。当这些结构发生病变,动作协调发生障碍时,称为共济失调。共济运动的检查方法如下。

1. 指鼻试验　嘱患者手臂外旋、伸直,用示指触碰自己的鼻尖,先慢后快,先睁眼后闭眼,重复上述动作。正常人动作准确。小脑半球病变者同侧指鼻不准;如睁眼时指鼻准确,闭眼时出现障碍为感觉性共济失调。

2. 跟-膝-胫试验 患者仰卧,嘱其抬高一侧下肢,然后将足跟置于对侧下肢的膝部,再沿胫骨前缘向下移动至足背,先睁眼后闭眼,重复进行。小脑损害时动作不稳;感觉性共济失调者闭眼时足跟难以寻到膝盖。

3. 快速轮替动作 嘱患者伸直手掌并反复做快速旋前旋后动作,或用一手手掌、手背连续交替拍打对侧手掌。共济失调者动作缓慢,不协调。

4. 闭目难立征 嘱患者直立,双足并拢,两臂前伸,然后闭目。若出现身体摇晃或倾斜为阳性。若睁眼时能站稳,闭目时站立不稳,为感觉性共济失调,提示两下肢有深感觉障碍。闭目睁目皆不稳提示小脑蚓部病变。

四、神经反射检查

神经反射是通过反射弧完成的,并且受高级神经中枢的控制。反射弧包括感受器、传入神经、神经中枢、传出神经和效应器。反射弧中任何一个环节病变可使反射减弱或消失;而锥体束以上部位的病变,可导致一些反射活动因失去抑制而出现反射亢进。反射包括生理反射和病理反射,根据刺激部位不同,生理反射又分为浅反射和深反射。

(一) 浅反射

刺激皮肤、黏膜或角膜引起的反射称为浅反射。

1. 角膜反射 检查者将一手的示指置于患者眼前约 30 cm 处,引导其眼睛向内上方注视,另一手用细棉签纤维由患者眼外侧从视野外向内接近并轻触患者的角膜,注意避免触及眼睫毛。正常时可见该眼睑迅速闭合,称为直接角膜反射;如刺激一侧角膜,对侧眼睑也出现闭合,称为间接角膜反射。直接角膜反射消失,间接角膜反射存在,见于该侧面神经瘫痪(传出障碍);直接与间接角膜反射均消失,见于三叉神经病变(传入障碍);深昏迷患者角膜反射完全消失。

▶ 在线课程 4-16 角膜反射

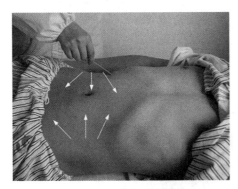

图 4-76 腹壁反射检查

注 箭头所示为反射消失部位。

2. 腹壁反射 嘱患者仰卧,双下肢稍屈曲使腹壁放松,然后用棉签杆按上(肋缘下)、中(脐平)、下(腹股沟上)3 个部位由外向内轻划腹壁皮肤(图 4-76)。正常时,可见受刺激的部位腹壁肌肉收缩。上部反射消失见于胸髓第 7~8 节病损,中部反射消失见于胸髓第 9~10 节病损,下部反射消失见于胸髓第 11~12 节病损。双侧上、中、下腹壁反射均消失见于昏迷或急腹症患者。一侧腹壁反射消失见于同侧锥体束病损。肥胖、老年及经产妇因腹壁过于松弛,其腹壁反射也可减弱或消失。

在线课程 4-17 腹壁反射

3. 提睾反射 嘱患者仰卧,用棉签杆自下向上轻划股内侧上方皮肤。正常反应为同侧提睾肌收缩,睾丸上提。双侧反射消失见于腰髓第 1～2 节病损;一侧反射减弱或消失见于锥体束损害。局部病变如腹股沟疝、阴囊水肿等也可影响提睾反射。

4. 跖反射 嘱患者仰卧,双下肢伸直,检查者手持患者踝部,用棉签杆沿足底外侧,由足跟向前划至小趾根部足掌时再转向大踇趾侧(图 4-77)。正常反应为足趾向跖面屈曲,反射消失见于骶髓第 1～2 节病损。

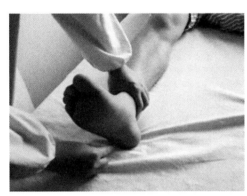
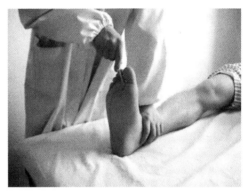

图 4-77 跖反射检查

(二)深反射

刺激骨膜、肌腱所引起的反射,称为深反射。检查时,要求患者完全放松受检的肢体,检查者叩击的力量要均匀,注意两侧对比。

1. 肱二头肌反射 检查者以左手托扶患者屈曲的肘部,将拇指置于患者肱二头肌肌腱上,右手持叩诊锤叩击置于肌腱上的拇指(图 4-78)。正常反应为肱二头肌收缩,前臂快速屈曲,反射中枢为颈髓第 5～6 节。

在线课程 4-18 肱二头肌反射

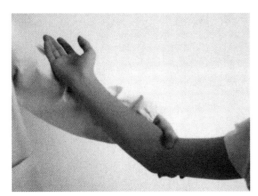
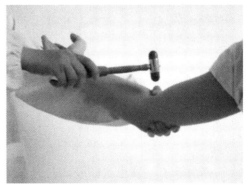

图 4-78 肱二头肌反射检查

2. 肱三头肌反射 患者肘部屈曲,检查者以左手托扶其肘部,右手持叩诊锤直接叩击患者鹰嘴上方的肱三头肌的肌腱(图4-79)。正常反应为肱三头肌收缩,前臂伸展,反射中枢为颈髓第6~7节。

▶ 在线课程4-19 肱三头肌反射

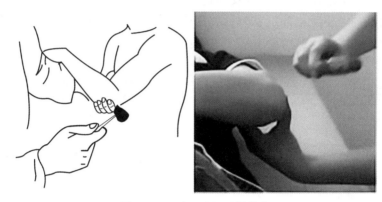

图4-79 肱三头肌反射检查

3. 桡骨骨膜反射 嘱患者前臂置于半屈半旋前位,检查者以左手托扶患者腕部,使腕关节自然下垂,右手持叩诊锤叩击患者桡骨茎突(图4-80)。正常反应为肱桡肌收缩,前臂旋前,屈肘,反射中枢为颈髓第5~6节。

4. 膝跳反射 患者取坐位检查时,小腿完全松弛、自然下垂;卧位检查时,检查者用左手在患者腘窝处托起其双下肢,使髋、膝关节屈曲约120°,右手持叩诊锤叩击髌骨下方股四头肌腱(图4-81)。正常反应为小腿伸展。反射中枢为腰髓第2~4节。

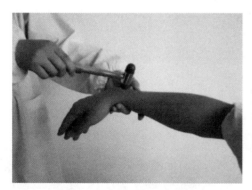

图4-80 桡骨骨膜反射检查

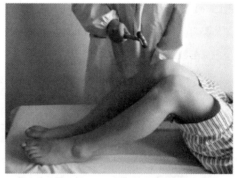

图4-81 膝跳反射检查

▶ 在线课程4-20 膝跳反射

5. 跟腱反射 嘱患者仰卧,髋、膝关节稍弯曲,下肢取外旋外展位,检查者用左手托扶患者的足掌,使足呈过伸位,右手持叩诊锤叩击患者的跟腱(图4-82)。正常反应为腓肠肌收缩,足向跖面屈曲。卧位不能测出者,可嘱患者跪于椅面上,双足自然下垂,然后轻叩跟腱,反应同前。反射中枢为骶髓第1~2节。

▶ 在线课程4-21 跟腱反射

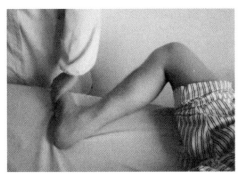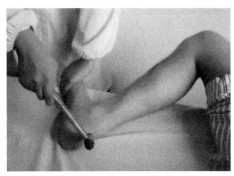

图4-82 跟腱反射检查

深反射减弱或消失多为器质性病变,见于末梢神经炎、神经根炎、脊髓前角灰质炎等;骨关节病和肌营养不良也可使深反射减弱或消失。深反射亢进常为上运动神经元瘫痪的表现。

▤ 拓展阅读4-9 深反射检查的注意事项

6. 阵挛 常见的有踝阵挛和髌阵挛,见于锥体束以上部位病变,系由于病变致深反射高度亢进所引起。

1)踝阵挛 嘱患者仰卧,髋关节、膝关节稍屈曲,检查者一手托扶患者的小腿,另一手托住其足掌前端,突然用力使踝关节背屈并持续施压于足底(图4-83)。阳性表现为腓肠肌与比目鱼肌发生持续性节律性收缩使足部呈现交替性屈伸动作。

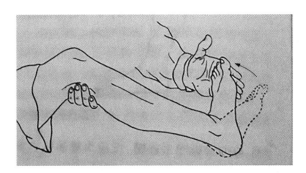

图4-83 踝阵挛检查

2)髌阵挛 嘱患者仰卧,下肢伸直,检查者用拇指和示指按住患者髌骨上缘,用力向远端快速连续推动数次后维持推力(图4-84)。阳性反应为股四头肌发生节律性收缩,使髌骨上下移动。

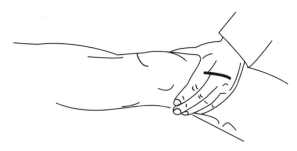

图 4 - 84　髌阵挛检查

(三) 病理反射

病理反射是指锥体束损害时,大脑失去对脑干和脊髓的抑制作用而出现的异常反射,也称为锥体束征。此类反射多属于原始的脑干和脊髓反射。1 岁半以内的婴幼儿,由于神经系统发育未完善也可出现,不属于病理性。临床常见的有以下几种。

1. 巴宾斯基征(Babinski sign)　检查方法同跖反射检查。阳性反应为拇趾背伸,其余四趾呈扇形展开。

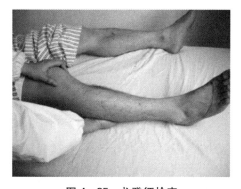

图 4 - 85　戈登征检查

2. 奥本海姆征(Oppenheim sign)　患者仰卧位,检查者以拇指和示指沿患者胫骨前缘用力自上而下滑压。阳性反应同巴宾斯基征。

▶ 在线课程 4 - 22　奥本海姆征检查

3. 戈登征(Gordon sign)　检查者用拇指和其余四指挤压患者的腓肠肌(图 4 - 85)。阳性反应同巴宾斯基征。

以上 3 种体征的检查方法不同,但阳性表现的形式与临床意义相同,其中以巴宾斯基征最常用,也最易在锥体束损害时被引出。

4. 霍夫曼征(Hoffmann sign)　检查者左手持握于患者腕关节的上方,右手中指及示指夹持患者的中指并稍向上提,使其腕部轻度过伸,然后以右手拇指快速弹刮患者的中指指甲(图 4 - 86)。阳性反应为其余四指轻度掌屈,此征为上肢的锥体束征,多见于颈髓病变。

▶ 在线课程 4 - 23　Hoffmann 征检查

(四) 脑膜刺激征

脑膜刺激征为脑膜受刺激的表现,见于脑膜炎、蛛网膜下腔出血、颅内压增高等。常见

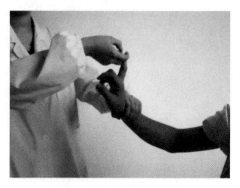

图 4 - 86　霍夫曼征检查

的脑膜刺激征有以下几种。

1. **颈强直** 嘱患者仰卧,检查者用手托扶患者枕部做被动屈颈动作以测试颈肌的抵抗力。抵抗力增强者称为颈强直。除脑膜受刺激外,颈强直也可见于颈椎或颈部肌肉局部病变。

▶ **在线课程 4-24 颈强直检查**

2. **克尼格征(Kernig sign)** 嘱患者仰卧,检查者将一侧髋、膝关节屈曲成直角,然后用左手固定膝关节,右手将其小腿尽量上抬,使膝关节伸直(图 4-87)。正常膝关节可伸达 135°以上。阳性反应为伸膝受限,伴有疼痛和屈肌痉挛。

▶ **在线课程 4-25 Kernig 征检查**

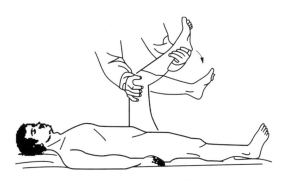

图 4-87 克尼格征检查

3. **布鲁津斯基征(Brudzinski sign)** 嘱患者仰位,下肢自然伸直,检查者一手置于患者胸前以维持胸部位置不变,另一手托起患者的枕部使其头部前屈。当头部前屈时,若双侧髋关节和膝关节同时屈曲,为阳性。

▶ **在线课程 4-26 Brudzinski 征检查**

五、自主神经

自主神经分为交感神经和副交感神经,其主要功能是调节内脏、血管、竖毛肌和腺体等的活动,故又称为内脏神经。

1. **眼心反射** 压迫一侧眼球数十秒钟后,可出现因迷走神经兴奋性增高所致的心率减慢现象,称为眼心反射。检查时,患者仰卧,双眼自然闭合,计数脉率。检查者用右手中指及示指分别置于患者眼球两侧,逐渐施加压力,以患者不感觉疼痛为度。加压 20~30 s 后,再次计数脉率。正常人,此时的脉率较压迫前减少 10~12 次/分。超过 12 次/分提示副交感神经功能亢进;压迫后脉率不减慢反而加速则提示交感神经功能亢进。

2. **卧立试验** 于患者平卧位时计数脉率,然后嘱患者起立,再计数其立位时的脉率。由卧位到立位脉率增加超过 10~12 次/分者为交感神经兴奋性增强;若脉率减慢超过 10~12 次/分为副交感神经兴奋性增强。

3. 皮肤划纹试验　护士用棉签杆以适度压力在患者皮肤上画一条线,数秒钟后即可见皮肤出现白色划痕并高出皮面。正常持续 1~5 min 即消失,若白色划痕持续时间超过 5 min,提示交感神经兴奋性增高。若经棉签杆划压后很快出现红色划痕,且持续时间长、明显增宽甚至隆起,提示副交感神经兴奋性增高。

4. 竖毛反射　将冰块置于患者颈后或腋窝,数秒钟后可见竖毛肌收缩,毛囊处隆起呈鸡皮状。竖毛肌由交感神经支配,根据竖毛反射障碍的部位可判断交感神经功能障碍的范围。

5. 发汗试验　常用碘淀粉法,即以碘 1.5 g,蓖麻油 10.0 ml,与 95% 乙醇 100 ml 混合成淡碘酊涂于皮肤,干后再敷以淀粉。皮下注射毛果芸香碱 10 mg,作用于交感神经节后纤维而引起出汗,出汗处淀粉变蓝色,无汗处颜色不变,借此可协助判断交感神经功能障碍的范围。

6. 瓦尔萨尔瓦动作(Valsalva maneuver)　患者深吸气后,在屏气状态下用力做呼气动作 10~15 s。计算此期间最长心搏间期与最短心搏间期的比值,正常人大于或等于 1.4。若小于 1.4,提示压力感受器功能不灵敏或其反射弧的传入或传出纤维损害。

　　🔖 拓展阅读 4-10　自主神经功能

(叶丽萍、刘静、李发恩)

数字课程学习

　　📱　○教学 PPT　　○导入案例解析　　○复习与自测　　○更多内容

第五章 心理及社会评估

章前引言

　　人不仅具有生物学属性,同时还具有心理和社会属性。人的生理功能与其心理、社会功能密切相关。健康不仅是没有躯体疾病,还包括心理和社会适应的完好状态。因此,心理、社会评估是健康评估的重要组成部分。

• 学习目标 •

　　1. 阐述心理、社会评估的主要内容及常用方法。

　　2. 理解心理、社会评估的相关内容。

　　3. 知道心理、社会评估的目的和意义。

　　4. 根据患者的具体情况及评估内容的不同特点,恰当地运用相关的评估方法对患者进行心理、社会状况的评估。

　　5. 具有良好的职业道德、人文素养,关爱患者,具有良好的护患交流能力和团队协作精神。

思维导图

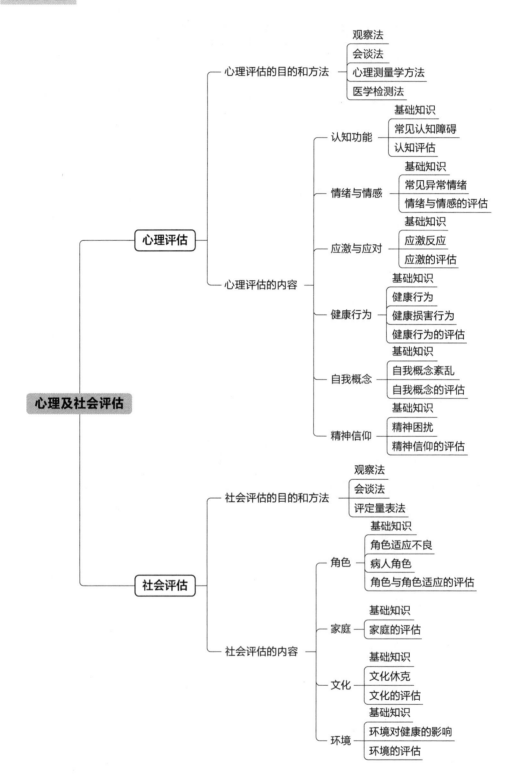

案例导入

患者,女,56 岁,某政府单位高级干部。平素身体健康,婚姻美满,家庭和睦。在一次例行体检中,被确诊为乳腺癌。患者无法接受残酷的现实,先是否认,继而陷入了极度的绝望。

问题:

1. 该患者的心理情绪反应对其健康状况有何影响?
2. 应如何对其心理情绪状况进行评估?

第一节 心理评估

一、心理评估的目的和方法

心理评估的主要目的是评估患者在疾病发生发展过程中的心理过程,包括认知功能、情绪与情感、应激与应对、健康行为以及自我概念和精神信仰等,从而发现患者现存或潜在的心理健康问题,为制订心理干预措施提供依据。

心理评估的主要方法有观察法、会谈法、心理测量学方法,此外还有作品分析法、医学检测法、实地考察和抽样调查等。不同方法因其所具有的独特优点与不足而有不同的适用性。在心理社会评估过程中,护士应依据不同的评估目标及患者特点,综合应用最适合的评估方法。

1. 观察法 是一种有目的、有计划地通过对被观察者的行为表现直接或间接地进行考察、记录和分析的方法。护士在心理评估过程中,可以通过观察所得到的关于患者行为表现的印象,推测患者的心理活动过程及个性心理特征等。

拓展阅读 5-1 观察法的特点

2. 会谈法 又称"访谈法""交谈法"等,是一种通过面对面的谈话方式所进行的评估方法,也是心理社会评估中最常用的一种基本方法。参考第二章第二节相关内容。

3. 心理测量学方法 依据心理学的原理和技术,利用心理测量工具,如标准化测验或量表,对个体的外显行为进行观察或评定,并将结果按数量或类别加以描述的过程。依据心理测量工具的不同,可将心理测量学方法分为心理测验法和评定量表法。

1)心理测验法 是依据心理学理论,采用一定的操作程序,在标准情境下,用统一的测量手段(如仪器)测试个体对测验项目所作出的行为反应的方法。

拓展阅读 5-2 心理测验的特点

2)评定量表法 是指应用量表,即一套预先已标准化的测试项目,对被评估者的某种心理品质进行测量、分析和鉴别的方法。常用的评估量表较多,如生活事件量表、社会支持量表、应对方式量表等,在选用量表时应依据测量的目的和被评估者的具体情况进行合理选择。

4. 医学检测法　主要用于心理评估,其内容包括对患者进行体格检查和实验室检查,如测量体温、脉搏、呼吸、血压,测定血液中肾上腺皮质激素的浓度等。检测结果可为心理评估提供客观依据,并对通过会谈法、观察法或心理测量学法收集到的资料的真实性和准确性进行验证。

除以上所介绍的方法外,环境评估尤其是物理环境的评估,还应进行实地考察和抽样调查,以了解环境中是否存在有害的因素。在心理评估过程中,为保证所收集到的资料更为完整、全面,评估结果更为科学、可信,检查者可依据不同的评估目标及患者的特点,综合应用多种不同的评估方法。

二、心理评估的内容

心理评估是健康评估的重要组成部分。心理评估的主要内容包括认知功能、情绪与情感、应激与应对、健康行为、自我概念和精神信仰。

(一)认知功能

1. 基础知识　认知过程是指人们获得知识或运用知识的过程,即信息加工的过程,是人最基本的心理过程,包括感觉、知觉、注意、记忆、思维、语言、定向力及智能。其中思维是认知过程的核心。认知水平受个体的年龄、教育水平、生活经历、文化背景、疾病、经验等因素的影响。

2. 认知障碍　认知障碍是指认知过程异常,常见的包括感知觉障碍、记忆障碍、思维障碍、注意障碍、语言障碍、定向力障碍、智能障碍等。

1)感知觉障碍　包括感知觉过敏、感知觉减退、感知觉综合障碍、错觉、幻觉等。

2)注意障碍　是指注意的强度、范围及稳定性等发生改变。根据注意障碍的特点可将其分为注意增强、注意减弱、注意涣散、随境转移、注意迟钝、注意狭窄、注意固定等类型,其中以注意减弱和注意狭窄最为常见。

3)记忆障碍　指任何原因引起的记忆能力异常,可表现为记忆量和质的异常。前者包括记忆力增强、记忆力减退、遗忘症等,后者称为记忆错误,包括错构症、虚构症、潜隐记忆等。

4)思维障碍　是各类精神疾病常见的症状,其临床表现多种多样,可分为思维形式障碍和思维内容障碍。

📖 拓展阅读5-3　思维形式障碍表现

5)语言障碍　临床所见的语言障碍,主要指局限性脑或周围神经病变所致的语言障碍,包括失语和构音困难。

6)定向障碍　是指对环境或自身状况的认识能力丧失或认识错误,多见于症状性精神病及脑器质性精神病伴有意识障碍的患者,包括时间定向障碍、地点定向障碍、人物定向障碍和自身定向障碍等。定向障碍是意识障碍的重要标志,但有定向障碍不一定有意识障碍。

7) 智能障碍　是指各种原因所致的智能低下,分为精神发育迟滞与继发性痴呆两大类型。

3. 认知评估

1) 感知觉评估　需综合应用会谈法、观察法和医学检测法。通过询问"你觉得最近视力怎么样"等问题了解患者有无感知觉异常的表现。同时结合观察以及视力、听力等感知觉方面医学检测,相互验证,综合分析、判断患者的感知觉情况。

2) 注意能力评估

(1) 无意注意:可通过观察患者对周围环境变化有无反应进行评估。如对所住病室人员的出入、光线的明暗变化等有无反应。

(2) 有意注意:可以通过让患者完成某项任务进行评估,如让患者填写入院评估表。同时观察其执行任务时的专注程度,或询问其"能集中精力做事或学习吗"等问题。对于儿童和老人,应着重观察其能否有意识地将注意力集中于某一具体的事物。

3) 记忆能力评估

(1) 回忆法:为评估记忆最常用的方法,用于测量短时记忆和长时记忆。评估短时记忆可让患者重复听到的一句话或一组由 5~7 个数组成的数字串,如电话号码。评估长时记忆可让患者说出当天进食的食品、自己的生日或家人的姓名等。

(2) 再认法:让患者完成试卷中是非题或选择题,即属于用再认法测量其已学过的知识。再认法也是评估记忆最常用的方法,可用于测量感觉记忆、短时记忆和长时记忆 3 种不同的记忆类型,尤其当回忆法无法使用时,再认法可以弥补其不足。

(3) 评定量表测评:上述的评估方法大多只考察了记忆的部分种类或部分特征,专门用于检测记忆能力的成套记忆测验则能更全面系统地评估患者的记忆能力。目前国内常用的记忆测验工具有:韦氏记忆量表(Wechsler memory scale,WMS)、中国临床记忆量表(clinical memory scale,CMS)等。

4) 思维能力评估　主要针对思维形式和思维内容两方面进行。推理是思维的基本形式之一,也是临床最常用的思维能力评估指标。可根据患者的年龄特征和认知特点提出相关问题,如让患者解释一种自然现象的形成过程。也可借用瑞文标准推理测验(Raven's standard progressive matrices,SPM)对患者的推理能力进行系统评估。

5) 语言能力评估　通过观察、会谈等可对语言能力进行初步判断,如发现语言能力异常,应进一步明确其语言障碍的类型。可通过观察患者对问题的理解和回答是否正确,判断其有无感觉性失语。如怀疑患者有命名性失语,可取出一些常用物品,请患者说出名称。可请患者诵读短句或一段文字,并说出其含义、自发性书写、默写或抄写一段文字等,来判断其有无失读、失写等可能。

6）定向能力评估　可通过询问“今天是几月几日”评估其时间定向能力；“现在在哪里”判断其地点定向能力；“呼叫器在什么方向”评估其空间定向能力；“你叫什么名字”判断其人物定向能力。

7）智能评估　临床常通过一些有目的的简单提问和操作了解患者的常识、理解能力、分析判断能力、记忆力和计算力等，从而对其智能是否有损害及其损害的程度作出粗略的判断。此外，还可使用简易精神状态量表（mini-mental state examination，MMSE）、长谷川痴呆量表（Hastgawa dementia scale，HDS）、蒙特利尔认知评估量表（Montreal cognitive assessment，MoCA）等对患者的智能进行评估。MMSE 是目前公认的用于认知功能初步筛查的评价方法，主要内容包括定向力、注意力、计算力、记忆力、语言和视空间能力等。但由于其敏感性较低，主要用于痴呆的筛查。对于轻度认知功能损害者，目前国内多采用 MoCA 进行筛查。

（二）情绪与情感

1. 基础知识　情绪与情感是个体对客观事物是否满足自身需要的内心体验与反映。当需要获得满足，就会引起高兴、满意、爱慕等积极肯定的情绪和情感，反之则会引起生气、不满、憎恨等消极否定的情绪和情感。

情绪是人和动物共有的心理现象，与生理需要满足与否的体验相关，具有较强的情境性、激动性和暂时性；情感是人类特有的高级心理现象，具有较强的稳定性、深刻性和持久性，为人格构成的重要成分。情绪与情感既有区别又相互联系。情绪依赖于情感，各种情绪受已经形成的情感特点的制约；情感也依赖于情绪，人的情感总是在各种不断变化着的情绪中得到体现。从某种意义上说，情绪是情感的外在表现，情感是情绪的内在本质。

2. 常见异常情绪

1）焦虑　是一种源于内心的紧张、压力感，常表现为内心不安、心烦意乱，有莫名的恐惧感和对未来的不良预感，常伴有憋气、心悸、出汗、手抖、尿频等自主神经功能紊乱症状。焦虑普遍存在于人们的日常生活中，也是患者最常见的情绪反应。

2）抑郁　也称情感低落，是一种以心境低落为主的不愉快的情绪体验，是患者最常见的情绪反应之一。处于抑郁状态的人对自身及周围事物持消极、悲观或否定的态度，表现为心境低落、自我感觉不良、兴趣减退，常自责自罪、生活懒散、逃避现实甚至想自杀。抑郁多见于抑郁症患者。

3）恐惧　是指面临不利或危险处境时出现的情感反应，常伴有避开不利或危险处境的行为，表现为紧张、害怕，伴有心悸、出汗、四肢发抖，甚至出现排便、排尿失禁等自主神经功能紊乱症状。

4）情绪高涨　是一种病态的喜悦情感，在连续一段时间中（一般指 1 周以上甚至更长的时间），情绪持续保持在过分满意和愉快的状态。常表现为不分场合的兴奋，话多、语音高亢、表情丰富、眉飞色舞，常同时伴有联想奔逸、动作增多等，多见于躁狂症。

5）易激惹　指个体存在的各种程度不等的易怒倾向，一般或轻微的刺激即可使其产生剧烈的情绪反应。持续时间一般较短暂，常见于疲劳状态、躁狂症、人格障碍、神经症或偏执性精神病。

6）情绪不稳　指情感反应多变、喜怒无常、变化莫测。与外界环境有关的轻度情绪不稳可以是一种性格的表现；与外界环境无关的情绪不稳是精神疾病的表现，常见于器质性精神障碍。

3. 情绪与情感的评估　可通过会谈、观察、医学测量和评定量表测评等多种方法对患者的情绪与情感进行综合评估。

1）会谈　是评估情绪与情感最常用的方法，用于收集有关情绪、情感的主观资料。可通过询问患者"你最近心情如何""你如何描述你现在和平时的情绪"等。并应将问诊结果与患者的家属如父母、配偶、同事、朋友等核实。

2）观察　观察情绪与情感的外部表现，即表情。

（1）面部表情：是情绪在面部肌肉上的表现。人的眼睛是最善于传情的，不同的眼神可以表达不同的情绪，如高兴时眉开眼笑，气愤时怒目而视等。口部肌肉的变化也是表现情绪的重要线索，如憎恨时咬牙切齿，哭泣时口角向下等。整个面部肌肉的协调活动能显示出人类丰富多彩的情绪状态。

（2）身体表情：为情绪在身体动作上的表现。人在不同的情绪状态下身体姿势会发生不同的变化，如得意时摇头晃脑，紧张时坐立不安，悔恨时捶胸顿足等。在身体表情中以手势最为重要。

（3）言语表情：是情绪在语言的音调、速度和节奏等方面的表现，如喜悦时音调高亢、速度较快，悲哀时音调低沉、速度缓慢等。

3）医学测量　情绪常伴随着一系列的生理变化，主要为呼吸、循环系统的变化。因此可通过测量患者的呼吸频率、心率、血压、皮肤颜色和温度、食欲及睡眠状态等变化获取情绪与情感异常的客观资料。注意对会谈所收集的主观资料进行验证，如紧张常伴有皮肤苍白，焦虑和恐惧常伴有多汗，抑郁可有食欲减退、睡眠障碍、体重下降等。

4）评定量表测评　是评估情绪与情感较为客观的方法，可根据需要选择适宜的情绪情感测评量表对患者进行评估。

◎ 思政小课堂5-1　特鲁多医生的墓志铭

（三）应激与应对

1. 基础知识

1）应激　现代应激理论将应激定义为：当个体面临或觉察到环境变化对机体有威胁或挑战时，作出的适应性和应对性反应的过程。凡能够引起个体产生应激的各种因素均可视为应激源。应激源可以来自体内抑或来自体外；可以是客观的抑或是主观的；可以是正性的、积极的，抑或是负性的、消极的。

2）应对方式　应对又称应付，是个体对生活事件以及因生活事件而出现的自身不稳定状态所采取的认知和行为措施。不同的应对方式对应激反应的产生和发展起着促进或限制的作用，从而影响个体的身心健康。

2. 应激反应　是指应激源所致机体生理、情绪、认知和行为等方面的非特异性反应，通常称为应激的身心反应。应激通过各种心理和生理反应影响个体的健康水平。

1）生理反应　主要特点为肾上腺髓质兴奋，分泌大量儿茶酚胺，导致呼吸、心率、心肌收缩力和心输出量增加，血压升高，血糖升高，血液重新分配，汗腺分泌增加，瞳孔扩大等，为机体适应和应对应激提供充足的能量准备。若反应有效，机体适应成功，则恢复内环境的稳定。若应激源持续存在，机体会因长期的资源耗竭，导致躯体因损伤而患病，甚至死亡。

2）情绪反应　个体在应激时产生的情绪反应及其强度受多种因素的影响，差异很大。适度的应激水平使人保持适度的紧张和焦虑，从而有助于任务的完成。若应激水平过高，会引起过度焦虑和恐惧，还可出现抑郁、愤怒、敌意、过度依赖和无助感等。这些负性情绪反应可与其他心理行为活动相互影响，使自我意识变狭窄，注意力、判断能力和社会适应能力下降等。

3）认知反应　应激引起的认知反应包括积极的和消极的两个方面。适度的应激水平可以引起积极的认知反应，如警觉水平提高，注意力集中，思维活跃，记忆力、判断力、洞察力和解决问题的能力均有所增强。但如果应激水平较高或长时间处于高应激状态，则会引起消极的认知反应，包括注意范围缩小、注意力涣散、记忆力下降、思维迟钝、感知混乱、判断失误、定向障碍等，发现、分析和解决问题的能力下降。同时，还可能影响人的社会认知，导致自我评价下降等。

4）行为反应　行为是人们心理活动的外在表现，个体在应激状态下的行为可随心理活动的变化而出现相应的改变。常见的行为反应有：①逃避与回避，如拖延、闭门不出、离家出走或辞职；②退化与依赖，如哭闹、退化到儿童的反应方式；③敌对与攻击，如毁物、争吵、冲动、伤人或自杀；④无助与自怜，如不采取能够采取的行动积极应对；⑤物质滥用，如吸烟、酗酒或吸毒。这些行为改变可影响个体的社会适应性。

3. 应激的评估

1）会谈　为临床上应激评估的主要方法。会谈的重点包括应激源、应对方式、社会支持、个性和应激反应。

2）评定量表测评　针对应激过程中的有关因素可以选用相应的评定量表进行测评。包括：①应激源量表：常用的有社会再适应评定量表、生活事件量表、住院患者压力评定量表等。②应对方式量表：常用的有简易应对方式问卷、特质应对方式问卷、医学应对方式问卷等。③社会支持量表：临床常用的有肖水源等（1993）编制的社会支持评定量表、领悟社会支持量表等。④人格测验：也称个性测验，包括人格调查和投射技术。人格调查常用的问卷有艾森克人格问卷、明尼苏达多项人格测验和卡特尔16因素人格测验。常用投射技术有罗夏墨迹测验、主题统觉测验等。

3）观察与医学检测　主要是观察和检测有无因应激所致的生理功能变化、认知与行为异常等，如血压升高、心率加快、儿茶酚胺水平增高、注意力不集中、记忆力下降等。

（四）健康行为

1. 基础知识

1）行为　是机体在内外环境因素的刺激下产生的外显的活动、动作等，是内在的生理变化和心理活动的反应。

2）行为与健康的关系　从身心健康的角度来看，人类行为与健康有着非常密切的关系，这不仅是因为个体在疾病过程中常会出现各种行为表现，更重要的是个体的行为对健康状况有着巨大的影响。目前严重威胁人类健康和生命的已经不再是由生物因素所致的传染病和营养不良，而是由于心理、社会因素和人类行为方式等所致的心脑血管病、糖尿病或恶性肿瘤。改善不良的行为方式可以预防这些疾病的发生，并有利于疾病的治疗。目前对于健康行为的研究已受到人们的普遍重视，因为多发病、常见病的发生多与行为因素和心理因素有关，各种疾病的发生、发展最终都可找到与行为和心理因素的相关性。

2. 健康行为（health behavior）　也称为行为免疫，是指人们为了增强体质、维持与促进身心健康而进行的各种活动，如充足睡眠、平衡膳食和适量运动等。

WHO 提出了人类的 4 大健康行为是"合理膳食、适量运动、戒烟限酒、心理平衡"。美国学者 Breslow 等依据对 6 928 名成年人为期 5 年半的观察研究，总结出 7 项与人们的期望寿命和良好健康显著相关的基本健康保护行为，分别是：①适当的睡眠（每晚 7~8 h）；②每天进食早餐；③每日正常而规律的三餐，避免零食；④保持适当的体重；⑤有规律地体力锻炼；⑥不吸烟；⑦不饮酒或少量饮酒。

3. 健康损害行为　是指偏离个人、团体乃至社会健康期望方向的对健康有不良影响的行为，或称为行为病因，如吸烟、酗酒、高脂饮食等。通常可将健康损害行为分为不良生活方式与习惯、日常健康危害行为、不良病感行为、致病行为模式等 4 类。

4. 健康行为的评估　在健康行为评估过程中，除了要对相应的行为进行评估外，还应注意其对相关行为的认识、态度等的评估。可采取下列方法进行评估。

1）会谈　通过询问了解患者是否存在不良的生活方式与习惯、日常健康危害行为、不良病感行为和致病行为模式等及其可能的原因。

2）观察　内容包括个体的健康行为或健康损害行为发生的频率、强度和持续时间等，如饮食的量、种类、有无节食或暴饮暴食行为；日常运动类型、频次；有无吸烟、酗酒、吸毒行为或皮肤注射痕迹或瘢痕；是否存在 A 型或 C 型行为模式的表现等。

3）评定量表测评　常用的评定量表包括健康促进生活方式问卷（health-promoting life profile，HPLP）、酒精依赖疾患识别测验（the alcohol use disorders identification test，AUDIT）和 A 型行为评定量表（type A behavior pattern，TABP）等。

（五）自我概念

1. 基础知识　自我概念作为人格结构的重要组成部分，是人们通过对自己内在和外在特征,以及他人对其反应的感知与体验而形成的对自我的认识与评价,是个体在与其所处的心理和社会环境的相互作用过程中形成的动态的、评价性的"自我肖像"。

个体的自我概念是心理健康的重要标志,自我概念紊乱可极大地影响个体维持健康的能力与康复的能力。因此,自我概念是心理评估最重要的内容之一。

2. 自我概念紊乱 可表现为生理、情绪及行为等方面的异常。

1)情绪方面 可出现焦虑、抑郁、恐惧等情绪,其中以焦虑表现为主者可出现注意力无法集中,易激惹,姿势与面部表情紧张,神经质动作,望着固定位置,如墙壁、天花板,以及肢端颤抖、快语、无法平静等;以抑郁表现为主者则可出现情绪低落、心境悲观、自我感觉低沉、自觉生活枯燥无味、哭泣等。

2)行为方面 常可通过"我真没用""看来我是无望了"等语言行为,或者不愿见人、不愿照镜子、不愿与他人交往、不愿看身体外形改变的部位、不愿与他人讨论伤残或不愿听到相关的谈论等非语言行为表现出来。部分个体可表现出过分依赖、生活懒散、逃避现实甚至自杀倾向。

3)生理方面 可有心悸、食欲减退、睡眠障碍、运动迟缓以及机体其他功能的减退。

3. 自我概念的评估 一般采用会谈、观察、画人测验、评定量表测评等方法对个体的体像、社会认同、自我认同以及自尊等进行综合评估,以了解个体对自我概念的感受和评价、影响自我概念的相关因素及自我概念方面现存或潜在的威胁。

1)会谈

(1)体像:通过询问:"你对自己的身体和外表满意吗""外表方面,你最希望自己什么地方有所改变,他人又希望你什么地方有所改变"等了解个体对自我体像的认知。对体像已有改变者,可进一步询问:"你认为这些改变会影响他人对你的看法吗"等了解个体是否存在对自我体像认知的改变。

(2)社会认同:通过询问:"你从事什么职业""你对自己的工作满意吗"等问题对个体的社会认同进行评估。

(3)自我认同与自尊:通过询问:"你觉得你是怎样的一个人""你是否常有'我还不错'的感觉"等评估个体的自我认同与自尊。

(4)自我概念的现存与潜在的威胁:通过询问:"目前有哪些事情让你感到焦虑、恐惧或绝望""目前有哪些事情让你感到忧虑或痛苦"等予以评估。

2)观察 用于收集个体的外表、非语言行为以及与他人互动过程等与自我概念相关的客观资料。

(1)外表:是否整洁,穿着打扮是否得体,身体各部位有无异常。

(2)非语言行为:是否与他人有目光交流,面部表情如何,是否有不愿见人、不愿与他人交往、不愿照镜子、不愿看体貌改变的部位、不愿与别人讨论伤残或不愿听到这方面的谈论等行为表现。

(3)语言行为:是否有"我怎么什么都做不好""我真没用"等语言流露。

（4）情绪状态：有无焦虑、抑郁等不良情绪的表现。

3）投射法　又称画人测验法，适用于儿童等不能很好地理解和回答问题的患者，具体方法是让患者画自画像并对其进行解释，以此了解患者对其体像改变的认识与体验。

4）评定量表测评　常用的可直接测定个体自我概念的量表有 Rosenberg 自尊量表、Tennessee 自我概念量表、Pierr-Harries 儿童自我意识量表以及 Michigan 青少年自我概念量表等。每个量表都有其特定的适用范围，应用时应仔细选择。

（六）精神信仰

1. 基础知识　精神信仰是宗教心理学的一个重要术语。该术语基于对生命意义和目的的关注，整合了价值观和对生命根本问题的考虑，同时关注个体与周围环境的关系，帮助个体定义自我和自身生活的终极意义。精神信仰具有多种体现方式，如祈祷、冥想、朝圣、忏悔、饮食限制、反思、宽恕或其他探索生命意义和目的的活动。

2. 精神困扰　是个体感到其信仰系统，或自身在其中的位置受到威胁时的一种内心体验。任何对个体生命的威胁，或对个体思想的暗示均可激发关于生命意义和目的的感叹与思考，以及对精神和与宗教信仰所提供答案的焦虑。

3. 精神信仰的评估　可采用会谈、观察和评定量表测评等方法对个体的精神信仰进行评估，以了解患者的精神信仰、宗教信仰及其对健康生活或健康问题的影响。

1）会谈　有效的精神信仰的评估策略并非针对任何宗教教派，而应该开始于一般性的导入问题，并由此较深入地引导出有关个体独特精神信仰需求的准确问题。

2）观察　会谈过程中，可通过观察获取与个体精神和（或）宗教信仰相关的线索，如个体是否穿戴宗教服装或饰品如十字架、穆斯林头巾等，是否阅读宗教书籍，有无餐前祈祷，以及有无教友访视等。

3）评定量表测评　精神信仰是主观的、多维度的，对于每个人来说也是独特的，个体之间差异很大，即使是同一教派也会如此；又因为用于精神信仰评估的工具多源于某一特殊的信仰背景，几乎没有跨文化的基础；由此为精神信仰的评估带来了困难。目前精神信仰的评估工具多为自评问卷，较常用的包括精神信仰经验指数（spiritual experience index，SEI）、精神健康调查（spiritual health inventory，SHI）、日常精神体验量表（daily spiritual experiences scale，DSES）、精神超越指数（spiritual transcendence index，STI）、米勒精神信仰量表（Miller measure of spirituality，MMS）等，不同的工具或概念框架决定了评估的准确程度。

在医疗保健中，精神信仰是重要的，对某些患者甚至是至关重要的影响因素。鉴于精神信仰与宗教密切的关系，护士应该知晓不同宗教的一般性要求，以利于评估。此外，护士在评估过程中，应保持客观、尊重、开放和积极的态度。若个体不愿讨论，切不可强求。

第二节 社会评估

一、社会评估的目的和方法

社会评估的主要目的是评估患者的社会功能状态及所处的社会环境等,包括角色、家庭、文化和环境等,以明确其对患者健康状况的可能影响,为制订相应的护理措施,促进个体的社会适应能力及身心健康提供依据。

社会评估的方法包括会谈、观察和评定量表测评等方法。环境评估,尤其是物理环境的评估,还应进行实地考察或抽样检查,以了解环境中是否存在有害因素。

二、社会评估的内容

个体社会属性的评估主要包括其社会角色、文化、所属家庭以及所处的环境。

(一) 角色

角色是社会认可的一种行为的综合性形态,它将个体置于社会的一定位置上,并为识别个体提供了一种方法。角色是个体与社会之间的互动点。

1. 基础知识

1) 角色的定义 角色一词,原本是戏剧中的专门术语,是指演员在戏剧舞台上所扮演的某一特定人物,后被引入社会心理学领域,用来表示与人们的某种社会地位及身份相一致的、一整套权利和义务的规范与行为模式,即个体在特定的社会关系中的身份及由此而规定的行为规范和行为模式的总和。具体地说,就是个人在特定的社会环境中有着相应的社会身份和社会地位,并按照一定的社会期望,运用一定权力来履行相应社会职责的行为。例如,护士承担着照顾患者的责任,必须符合护士的职业规范。当个体在社会中根据其所处的社会地位行使相应的权利及履行相应的义务时,也就扮演着相应的角色。而每种角色都是在同与之相关的角色伙伴(互补角色)发生互动关系过程中表现出来的,如教师与学生,照顾者与被照顾者等。

2) 角色的分类

(1) 根据角色存在的形态:①理想角色:也称期望角色,是指社会或团体对某一特定社会角色所设定的理想的规范和公认的行为模式。②领悟角色:是指个体对其所扮演的社会角色的行为模式的理解。③实践角色:是指个体根据自己对角色的理解而在执行角色规范过程中所表现出来的实际行为。

(2) 根据角色的获得方式:①先赋角色:是建立在先天因素基础上的,如性别角色、父母角色等;②成就角色:指主要通过后天努力而获得的角色,如教师角色、护士角色等。

(3) 根据角色扮演者受角色规范制约的程度:①规定性角色:也称为正式角色,是指角色规范比较严格或有明确规定的角色,如政府官员、医生、护士、学生、士兵等。

②开放性角色:也称为非正式角色,是指没有严格的角色规范,个人可以根据自己的理解比较自由地履行角色行为的角色,如父母、朋友等。

3)角色的形成 经历了角色认知和角色表现两个阶段。角色认知是个体通过自己有意识地观察或者学校、家庭和社会教育等途径,逐渐认识某一角色行为模式的过程。即个体认识自己和他人的身份、地位以及各种社会角色的区别与联系的过程。模仿是角色认知的基础,先对角色产生总体印象,然后深入角色的各个部分认识角色的权利和义务。角色表现是个体为达到自己所认识的角色要求而采取行动的过程,也是角色的成熟过程。

2. 角色适应不良 每个个体都扮演着多个不同的角色,其角色行为应随着不同的时间和空间进行适当的调整。若个体的角色表现与角色期望不协调或无法达到角色期望的要求时,可发生角色适应不良。角色适应不良是由来自社会的外在压力引起的主观情绪反应,可给个体带来生理和心理的不良反应。生理反应有头痛、头晕、乏力、睡眠障碍、心率及心律异常等。心理反应表现为紧张、伤感、焦虑、抑郁或绝望等不良情绪。角色适应不良的常见类型有:

1)角色冲突 指角色期望与角色表现间差距太大,使个体难以适应而发生的心理冲突与行为矛盾。引起角色冲突的原因有:

(1)个体需同时承担2个或2个以上在时间或精力上相互冲突的角色。如孩子突然生病需要母亲照顾,而母亲需要工作,不可能同时既照料孩子又完成工作,不管其最后如何决定,都可能因其中一个角色表现未能达到角色期望而产生懊恼或罪恶感。

(2)对同一角色有不同的角色期望标准。如移民发现其自己文化中认可的角色行为在新的社会环境中不被认可,而又难以迅速接受和满足新的角色期望时,可发生角色冲突。

2)角色模糊 指个体对角色期望不明确,不知道承担这个角色应该如何行动而造成的不适应反应。引起角色模糊的原因有角色期望太复杂、角色改变太快、主要角色与互补角色间沟通不畅等。如一位新住院的患者,若护士未能及时与其进行有效沟通,使患者对住院期间自己的角色不明确,不知道医院作息时间以及自己应如何配合治疗,最终可因角色模糊而产生焦虑。

3)角色匹配不当 指个体的自我概念、自我价值观或自我能力与其角色期望不匹配。如让一位公司的高级管理人员承担营业员的角色,或者让营业员承担高级管理人员的角色,均可能发生角色匹配不当。

4)角色负荷过重和角色负荷不足 角色负荷过重是指个体角色行为难以达到过高的角色期望,角色负荷不足则是对个体的角色期望过低,不能完全发挥其能力。角色负荷过重或不足是相对的,与个体的知识、技能、经历、观念以及动机是否与角色需求吻合有关。

3. 患者角色

1)患者角色的特征 当一个人患病后,便无可选择地进入了患者角色,其原来的社会角色便部分或全部被患者角色所替代,以患者的行为来表现自己。患者角色的特征有以下几点:

（1）脱离或减轻日常生活中的其他角色，减轻或免除相应的责任和义务。免除的程度取决于疾病的性质、严重程度、患者的责任心及其支持系统所给予的帮助。

（2）患者对于其陷入疾病状态没有责任，有权利接受帮助。当一个人患病时，除发生许多生理改变外，尚有社会心理、精神情感等许多方面的问题，不可能以自己的意愿去恢复健康，即不要求患者单纯依靠自己的意志和决心使疾病好转，公认其对自身疾病不负责任，因此其处于一种需要照顾的状态。一般公认患病时超出患者意志所能控制的事情不是患者的过错，因而也免除了其因疾病所造成的问题的责任。

（3）患者有寻求治疗和恢复健康的义务，有享受健康服务、知情同意、寻求健康保健信息和要求保密的权利。疾病会给患者带来痛苦、不适、伤残，甚至死亡，因而大多数人患病后都期望早日恢复健康，并且为恢复健康做各种各样的努力。然而，由于患者角色有一定的特权，也可成为继发性获益的来源。因此，一些人努力去寻求患者角色，还有人安于患者角色，甚至出现角色依赖等。

（4）患者有配合医疗和护理的义务。在恢复健康的医疗和护理活动中，患者必须与有关的医护人员合作，例如，患者应根据要求休息、禁食、服药或接受注射等。传染病患者有义务接受隔离，以免疾病扩散等。

2）患者角色适应不良　患者角色可以是暂时的，也可能是持久或永久的。个体在承担患者角色的过程中，常出现以下角色适应不良：

（1）患者角色冲突：指个体在适应患者角色过程中与其常态下的各种角色发生心理冲突和行为矛盾。当患者的求医行为与其所担负的其他角色行为不能协调一致，只能做到某一方面而不能顾全另一方面时，就会产生角色冲突心理。多见于承担较多社会及家庭责任，并且事业心、责任心较强的人，如某管理者住院期间因担心工作不能完成而在病室带病工作，致使其得不到应有的休息而影响康复。角色冲突是患者角色适应不良的常见类型。

（2）患者角色阙如：指个体患病后没有进入患者角色，不承认自己有病或对患者角色感到厌倦，即不接纳和否认患者角色，以致不能很好地配合治疗和护理。多见于年轻人、初诊为癌症或其他预后不良疾病的患者。如有的人虽然感到自己身体不适或明知自己患病在身，但因不想影响工作、学习等而不去就医，不承担患者角色。

（3）患者角色强化：指个体已恢复健康，当需要患者角色向日常角色转化时，仍然沉溺于患者角色，对自我能力怀疑、失望，对常态下承担的角色感到恐惧，即患者角色的行为超过了与其疾病严重程度相应的行为强度。表现为多疑、依赖、退缩，对恢复正常生活没有信心等，其原因可能是因听信错误的意见，或因心理障碍，或因缺乏自信心，对医生和医院的依赖性增强，或期望继续从患者角色和摆脱原来的社会角色中获得某些利益（药费、病假等）。

（4）患者角色消退：指某些原因使一个已适应了患者角色的个体必须立即转入常态角色，在承担相应的义务与责任时，使已具有的患者角色行为退化甚至消失。表现为虽有求医行为，并已承担患者角色，但可能因对病情认识不足，或因另一角色行为加强，或因经济、家庭、工作、特殊环境等原因而使原有的患者角色行为减少。如患病的母亲，因孩子突然患病住院而承担起照顾孩子的责任，此时其母亲角色上升为第一位，原有的患者角色则消退。

（5）患者角色行为异常：指患者因对其所患疾病认识不足，或因病痛的折磨感到悲观失望出现的抑郁、恐惧，以及轻生的念头或自杀行为。此外，有人求医并不是为了诊疗疾病，而是另有所图，或诊疗过程中病态固执、举止异常、不遵医嘱等均属患者角色行为异常。

4. 角色与角色适应的评估

1）会谈　重点是确认个体在家庭、工作和社会生活中所承担的角色、对角色的感知与满意情况，以及有无角色适应不良。

2）观察　主要观察内容为有无角色适应不良的心理和生理反应。

（二）家庭

家庭是个体最重要的关系网络和生活环境，家庭中的许多问题都直接或间接地影响着家庭成员的健康。

1. 基础知识　家庭是基于一定的婚姻关系、血缘关系或收养关系组合起来的社会生活的基本单位，为一种特殊的心理认可群体。家庭的定义有广义和狭义之分，狭义的家庭指一夫一妻制家庭，家庭成员包括父母、子女和其他共同生活的亲属。广义的家庭则泛指人类进化不同阶段上的各种家庭形式。家庭的产生、演化和发展，随着社会的进化逐步由较低阶段向较高阶段发展，由较低的形式演进到较高的形式。通常认为经历了血缘家庭、普那路亚家庭、对偶家庭、专偶家庭4种家庭形式。

家庭危机指当家庭压力超过家庭资源，导致家庭功能失衡的状态。家庭压力主要来自：①家庭经济收入低下或减少，如失业、破产。②家庭成员关系的改变与终结，如离婚、分居、丧偶。③家庭成员角色改变，如初为人父（母）、退休、患病等。④家庭成员的行为违背家庭期望或损害家庭荣誉，如酗酒、赌博、犯罪等。⑤家庭成员生病、残障、无能等。

> 拓展阅读5-4　婚姻家庭的形式
> 拓展阅读5-5　家庭资源

2. 家庭的评估　常用方法为会谈、观察和评定量表测评。

1）会谈　重点内容为个体的家庭类型、生活周期与家庭结构。

（1）家庭类型与人口结构：通过询问家庭的人口组成，确定其家庭类型，如"你的家庭有多少人""人口组成怎样"等。

（2）家庭生活周期：通过询问，确定家庭所处的生活周期，如"你结婚多久了""你们有孩子吗"等。

（3）家庭结构：①权利结构：重点询问家庭的决策过程。②角色结构：重点询问家庭中各成员所承担的角色，包括正式角色与非正式角色，注意是否有人扮演有损家庭关系的角色如受虐者或虐待者等，以及家庭各成员的角色行为是否符合家庭的角色期望，是否有成员存在角色适应不良。③沟通过程：了解家庭内部沟通过程是否良好，评估时应结合对家庭成员间语言和非语言沟通行为的观察进行综合分析。④价值观：重点是了解家庭成员日常生活的规范和行为方式。

2）观察 主要观察家庭沟通过程、父母的角色行为及有无家庭虐待。

（1）家庭沟通过程：在与家庭接触的过程中，通过观察每个家庭成员的反应以及家庭各成员的情绪，可了解家庭的内部关系。出现下列情况提示家庭关系不良：①家庭成员交流过程中，频繁出现敌对性或伤害性语言。②家庭成员过于严肃，家庭规矩过于严格。③所有问题均由某一家庭成员回答，而其他成员只是附和。④家庭成员间很少交流意见。⑤家庭内部有家庭成员被忽视。如果评估对象为家庭中某一成员，应重点观察其与家庭其他成员间的交往方式，包括是否积极地表达自己的想法、是否与其他成员有充分的目光交流、是否允许他人发表意见等。

（2）父母角色行为：可通过以下三个方面观察父母是否胜任其角色，是否具有良好的抚养孩子的能力：①父母的情绪状态：胜任父母角色者对自己所承担的父母角色感到满意和愉快；不胜任者常表现出焦虑、沮丧或精疲力尽，对孩子的表现感到失望、不满，甚至愤怒。②父母与子女间沟通方式：有良好抚养能力的父母对子女的反应敏感，经常与子女沟通；缺乏抚养能力的父母不注意子女的需求和反应，不允许子女质疑或提出反对意见。③子女的表现：有抚养能力的父母，其子女健康快乐，有依附父母的行为；缺乏抚养能力的父母，其子女可有抑郁、冷漠、孤独、怪僻、对父母排斥或过度顺从等表现，无依附父母的行为。

（3）有无家庭虐待：观察家庭成员有无受虐待的体征，如皮肤瘀血、软组织损伤、骨折等。虐待提示家庭内部成员间存在不健康的家庭关系。

3）评定量表测评 对被评估者的家庭功能状况及其从家庭中可获得的支持情况进行测评。常用的评定量表有 Procidano 与 Heller 的家庭支持量表和 Smilkstein 的家庭功能量表。

（三）文化

文化是一定历史、地域、经济、社会和政治的反映。人类社会生活的各个方面，包括社会化、社会互动、社会群体、社会制度和社会变迁等，都可以归结为文化现象。文化现象联系着社会生活和社会运行的各个方面，为社会发展提供了有力的依据及保证。因此，护士有必要了解有关文化的基本知识，学习对患者的文化背景进行评估。

1. 基础知识 文化是人类社会特有的现象，有了人类社会才有文化。文化是人类社会实践的产物，同时文化又是一种历史现象，是社会历史的积淀物。广义的文化是人类创造出来的所有物质和精神财富的总和，既包括世界观、人生观、价值观等具有意识形态性质的部分，也包括自然科学和技术、语言和文字等非意识形态的部分。狭义的文化指意识形态所创造的精神财富，包括宗教、信仰、风俗习惯、道德情操、学术思想、文学艺术、科学技术及各种制度等。

2. 文化休克 指生活在某一种文化环境中的人初次进入到另一种不熟悉的文化

环境,因失去自己熟悉的所有社会交流的符号与手段所产生的思想混乱与心理上的精神紧张综合征。简而言之,就是人们对生活在陌生文化环境中所产生的迷惑与失落的经历。

文化休克的程度除与新的文化与原有文化之间的差异有关外,还与个人的健康状况、年龄、既往的经历及应对方式等有关。

1)个人的健康状况　身心健康的人在应对文化冲突过程中,应对能力强于身心衰弱的个体。

2)年龄　儿童处于学习阶段且生活习惯尚未成型,对生活方式改变适应较快,应对文化休克的困难较少,异常表现也比较轻。反之,年龄越大,原有的文化模式越根深蒂固,越不会轻易放弃熟悉的文化模式而学习和适应新的文化模式。

3)既往应对生活改变的经历　既往生活变化较多,并对各种变化适应良好者,在应对文化休克时,比生活上缺乏变化者的困难要少,文化休克的症状也较轻。

4)应对类型　对外界变化作出一般性反应和易适应的个体,与对外界变化容易作出特殊反应的个体比较,应对文化休克的能力要强,异常表现亦较轻。

当然,文化休克并不是一种疾病,而是一个学习的过程,一种复杂的个人体验,在此期间个体可能会产生不舒服甚至痛苦的感觉,特别是患者因住院而产生的文化休克。因此,护士需要评估和发现患者文化休克的表现,帮助患者尽快适应住院环境,消除文化休克对其健康的不良影响。

3. 文化的评估　护士可通过与患者交谈或观察,评估其人生观、价值观、健康信念与信仰、文化程度、宗教、民族习俗等文化要素。

1)会谈　是文化评估中较为重要的获得患者资料的方式。

(1)价值观:价值观存在于潜意识中,不能直接观察,又很难言表,人们也很少意识到其行为受潜意识中价值观的直接引导。因此,价值观的评估比较困难,目前尚无现成的评估工具。可通过询问"通常情况下,什么对你最重要""遇到困难时你是如何看待的"等问题获取有关个体价值观的信息。

(2)健康信念与信仰:对于健康信念的评估以 Kleinman 等人提出的健康信念评估模式应用最为广泛。

🖹 **拓展阅读 5-6　健康信念评估**

(3)习俗:通过询问了解患者的饮食习惯和禁忌、沟通交流方式以及针对所患疾病常采用的民间疗法等。

此外,护士应具备跨文化护理的意识,注意结合患者的具体情况评估其有无文化休克的可能,以及询问患者及其家属对医院环境有无特殊要求等。

2)观察　通过观察日常进食情况评估患者的饮食习惯;通过观察患者与他人交流时的表情、眼神、手势、坐姿等评估其非语言沟通文化;通过观察患者在医院期间的表现评估其有无文化休克;通过观察患者的外表、服饰、有无宗教信仰活动改变或宗教信仰改变,获取有关其文化和宗教信仰的信息。宗教信仰活动改变或宗教信仰改变多提示个体存在精神困扰。

（四）环境

环境是人类生存发展的物质基础，与人类健康密切相关。早在 1860 年，南丁格尔就已认识到环境、健康与护理之间的关系，并认为护理的功能就在于创造有利于人体功能发挥作用的最佳环境。护士应充分考虑环境与个体健康的相互作用，明确环境中现存或潜在的有害因素，以便制订有针对性的护理措施。

1. 基础知识　环境是指人类生存或生活的空间。狭义的环境指环绕个体的区域，如病房、居室；广义的环境则指人类赖以生存、发展的社会与物质条件的总和。根据环境的性质可将其分为自然环境和社会环境。自然环境又称物理环境，是一切存在于机体外环境的物理因素的总和。社会环境是指人类生存及活动范围内的社会物质与精神条件的总和。社会是个庞大的系统，包括社会政治制度、法律、社会经济、社会文化系统、教育、人口、民族、职业、生活方式、社会关系与社会支持等诸多方面，其中尤以社会政治制度、经济、文化、教育、生活方式、社会关系、社会支持与健康的关系最为密切，是社会环境评估的重点。

2. 环境对健康的影响

1）物理环境对健康的影响　置于物理环境中的人，通过摄取其中有益于身体健康的物质来维持生命活动。同时，环境中也随时存在着、产生着和传播着危害人体健康的物质。

2）社会环境对健康的影响　社会环境与人的健康有密切的关系，积极的社会环境将促进人的健康，而消极的社会环境则可能导致人患病。消极的社会环境可以直接对人造成伤害，如战争给人带来伤残，甚至死亡。但在更多的情况下，消极的社会环境是通过社会政治制度、社会经济因素、社会文化系统、生活方式、社会关系与社会支持、医疗卫生服务体系等中介因素而导致疾病的。

3. 环境的评估　通常采用会谈、实地考察等方法对环境进行评估。

1）会谈　通过会谈了解是否存在影响个体健康的物理环境和社会环境因素。

2）实地考察　如实地考察社会大环境有无工业排放的废气污染空气，排放的废渣、废水浸入水源危害农田，造成农作物的污染；有无农民盲目施用农药、化肥和违禁的化学添加剂，导致食品中农药残留物超标等危害健康的因素等。同时通过实地考察可以了解患者所处工作、家庭或医院环境是否存在影响健康的危险因素，以补充会谈的不足。

（李发恩）

数字课程学习

○ 教学PPT　○ 导入案例解析　○ 复习与自测　○ 更多内容

第六章 实验室检查

章前引言

实验室检查是运用物理学、化学、生物化学、分子生物学、微生物学、细胞学、免疫学及遗传学等学科的实验室检查技术,对人体的血液、体液、分泌物、排泄物以及组织细胞等标本进行检测,其结果可直接或间接反映机体功能状态和病理变化等有关资料,对协助疾病诊断、推测预后、制订护理方案、观察病情与疗效等方面具有重要意义。

实验室检查是健康评估时的重要客观资料之一,一方面大部分实验室检查的标本需护士采集;另一方面实验室检查的结果作为客观资料的重要组成部分之一,又可协助和指导护士观察、判断病情,做出护理诊断。护士必须熟悉常用实验室检查的目的、标本采集要求、方法以及检测结果的临床意义。

实验室检查也存在一定的局限性,某些检验灵敏度有限、特异性不强,检验结果也常受多种因素影响。因此,在应用检验结果时,必须结合其他临床资料全面考虑。

·学习目标·

1. 阐述各项检验的参考值范围及临床意义。
2. 知道各项检验标本的采集、保存与送检。
3. 充分利用所学的知识进行健康教育,正确指导患者做好标本采集。
4. 具有严谨、细致的工作作风和高度的责任心,能与医生、被评估者及其家属有效沟通。

思维导图

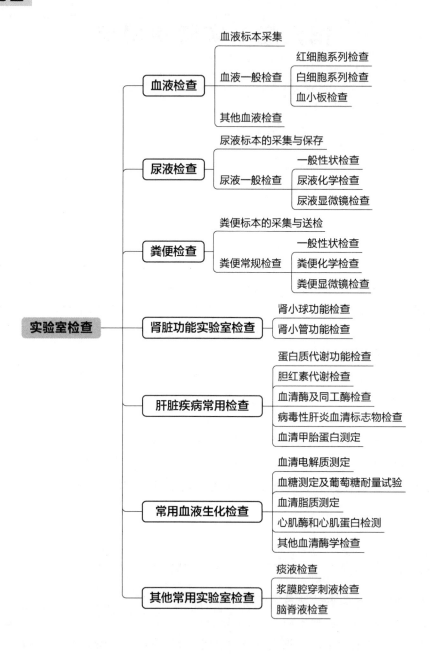

实验室检查
- 血液检查
  - 血液标本采集
  - 血液一般检查
    - 红细胞系列检查
    - 白细胞系列检查
    - 血小板检查
  - 其他血液检查
- 尿液检查
  - 尿液标本的采集与保存
  - 尿液一般检查
    - 一般性状检查
    - 尿液化学检查
    - 尿液显微镜检查
- 粪便检查
  - 粪便标本的采集与送检
  - 粪便常规检查
    - 一般性状检查
    - 粪便化学检查
    - 粪便显微镜检查
- 肾脏功能实验室检查
  - 肾小球功能检查
  - 肾小管功能检查
- 肝脏疾病常用检查
  - 蛋白质代谢功能检查
  - 胆红素代谢检查
  - 血清酶及同工酶检查
  - 病毒性肝炎血清标志物检查
  - 血清甲胎蛋白测定
- 常用血液生化检查
  - 血清电解质测定
  - 血糖测定及葡萄糖耐量试验
  - 血清脂质测定
  - 心肌酶和心肌蛋白检测
  - 其他血清酶学检查
- 其他常用实验室检查
  - 痰液检查
  - 浆膜腔穿刺液检查
  - 脑脊液检查

案例导入

患者,男,19岁。近两日来高热,体温持续 39.4℃左右,伴寒战、胸痛,咳少量铁锈色痰。胸部 X 线片显示肺大叶实变。临床诊断为大叶性肺炎。医嘱为给该患者采血并做血液常规检查。

问题:

1. 血常规检查的主要指标有哪些?

2. 该患者的血常规检查有哪些阳性指标?

第一节　血液检查

◉ 思政小课堂6-1　可以重复使用一次性注射器吗

血液由血细胞和血浆组成,流动于密闭的血管,循环于全身。血液的改变会影响全身组织、细胞的代谢和功能;全身各系统病变亦会导致血液成分发生改变。

一、血液标本的采集

1. 血液标本的类型

1)全血　包括血细胞、血浆两部分,主要适用于血细胞成分等的检查。

2)血浆　在血液标本中加入适当抗凝剂,阻止血液凝固,经离心后分离出的上层液体即为血浆,主要适用于凝血因子检查、临床生化检查。

3)血清　不加抗凝剂的血液标本,凝固后经离心所得的上层液体即为血清。主要适用于临床生化和临床免疫学等检查。

2. 血液标本的采集部位

1)毛细血管采血　又称为皮肤采血,主要适用于因静脉采血困难而需血量较少的检测项目及部分床边检测项目。

2)静脉采血　是临床应用最多的血液标本,根据检验项目的需要,对所采集的静脉血液标本进行适当的抗凝处理。

3)动脉采血　适用于血气分析,对所采集的血液标本必须进行适当处理,并与空气隔绝,立即送检。

3. 采血装置和采血顺序　临床常用的是真空定量采血系统,由采血针、真空试管组成;采用国际通用的试管帽和标签颜色显示采血管内添加剂的种类和检测用途,可根据临床需要来选用(表6-1)。

表 6-1 常见真空负压采血管的种类及用途

采血管帽颜色	添加剂	标本类型	用途
红色	无(内壁涂有硅酮)	血清	大多数生化和免疫学检查
黄色	无菌,茴香脑磺酸钠	血清	微生物检查
金黄色	分离胶、促凝剂	血清	大多数生化和免疫学检查
绿色	肝素	血浆	大多数生化和免疫学检查
紫色	乙二胺四乙酸盐	全血	全血细胞计数
浅蓝色	枸橼酸钠	血浆	凝血象检查
黑色	枸橼酸钠	全血	红细胞沉降率测定
灰色	氟化钠	血浆	葡萄糖、乳酸测定

在应用真空采血系统时,需一次采集多管血液标本,要安排好顺序:血培养管、无抗凝剂血清管、枸橼酸钠抗凝管、其他抗凝管、含促凝剂管。

📖 拓展阅读 6-1 采血操作常见问题的应对措施

二、血液一般检查

传统的血液常规检查包括红细胞计数、血红蛋白测定、白细胞计数及白细胞分类计数,是临床应用最广泛的检查项目之一。近年来,由于血液学分析仪器的广泛应用,常规检测的项目增多,包括血红蛋白测定、红细胞计数、红细胞平均值测定和红细胞形态检测;白细胞计数及分类计数;血小板计数、血小板平均值测定和血小板形态检测。

(一)红细胞系列检查

红细胞(red blood cell,RBC;erythrocyte)是外周血液中数量最多的有形成分。红细胞主要在骨髓生成、发育、成熟,受促红细胞生成素(erythropoietin,EPO)和雄激素的调节。由造血干细胞发育为原始红细胞、早幼红细胞、中幼红细胞、晚幼红细胞后,细胞丧失分裂能力,脱核为网织红细胞,整个过程需要 72 h。网织红细胞继续成熟,约48 h 后发育为成熟红细胞。成熟红细胞平均寿命为 120 天。衰老红细胞主要在脾脏被破坏,在组织蛋白酶的作用下,血红蛋白(hemoglobin,Hb)分解为亚铁血红素和珠蛋白。

红细胞的生理功能主要为借助血红蛋白携带氧分子,随着血液流动至机体的组织与器官,同时带走细胞产生的二氧化碳。红细胞参与机体免疫调节作用。

1. 红细胞计数与血红蛋白测定 红细胞计数是测定单位容积外周血液中红细胞的数量;血红蛋白测定是指测定单位容积外周血液中血红蛋白的总含量。

1)参考值范围 如表 6-2 所示。

2)临床意义

表 6-2 红细胞计数和血红蛋白参考值

	红细胞计数	血红蛋白
成年男性	$(4.0 \sim 5.5) \times 10^{12}/L$	$120 \sim 160\,g/L$
成年女性	$(3.5 \sim 5.0) \times 10^{12}/L$	$110 \sim 150\,g/L$
新生儿	$(6.0 \sim 7.0) \times 10^{12}/L$	$170 \sim 200\,g/L$

（1）生理性变化。①年龄：新生儿出生前，胎儿在宫内处于相对性缺氧的状态，促红细胞生成素分泌较多，红细胞和血红蛋白高于成人，儿童期生长迅速，红细胞和血红蛋白处于较低水平，至青春期增高，老年人由于造血功能有所减退，红细胞和血红蛋白略有减少。②性别：雄激素有促进造血的作用，而雌激素抑制造血，加之月经、生育、哺乳等影响，因此男性红细胞和血红蛋白均高于女性。③妊娠：妊娠中晚期，由于血容量明显增多，导致血液稀释而引起生理性贫血。④大气压：高原居民，由于氧分压低，相对缺氧，体内分泌促红细胞生成素增多，引起红细胞和血红蛋白代偿性增多。

（2）病理性变化。①红细胞和血红蛋白增高：相对性增高，见于血液浓缩如剧烈呕吐、大面积烧伤、尿崩症、出汗过多等。原发性增高，见于原因不明的骨髓增殖性疾病如真性红细胞增多症；继发性增高，主要由促红细胞生成激素（EPO）增多所致，多由于组织缺氧，红细胞代偿性生成增多所致，少数由造血系统疾病所致。②红细胞和血红蛋白减少：见于各种原因引起的贫血。骨髓造血功能障碍，如再生障碍性贫血等；造血物质缺乏，见于缺铁性贫血和巨幼红细胞性贫血；红细胞丢失过多，如失血性贫血；红细胞破坏过多，如溶血性贫血。

2. 血细胞比容（hematocrit，HCT）测定　HCT 是指在一定条件下经离心压紧的红细胞占全血体积的比值。

1）参考值范围　包括微量法和 Wintroble 法。①微量法：男性，0.47 ± 0.04；女性，0.42 ± 0.05。②Wintroble 法：男性，$0.40 \sim 0.50$；女性，$0.37 \sim 0.47$。

2）临床意义　HCT 是计算红细胞 3 个平均值的要素之一，它除了受血浆容量影响外，主要与红细胞的大小及数量有关。

（1）HCT 增高：见于各种原因所致的血液浓缩和红细胞增多症，临床上也可用于补液量的计算。

（2）HCT 缩小：见于各种贫血。不同类型贫血时红细胞体积改变不同，故 HCT 的改变程度不与红细胞计数的改变程度一致。

（3）红细胞 3 个平均值：主要用于贫血的形态学分类（表 6-3）。①平均红细胞体积（mean corpuscular volume，MCV）是指血液中平均每个红细胞的体积，以飞升（fl）为单位；参考值范围：$80 \sim 100$ fl。②平均红细胞血红蛋白量（mean corpuscular hemoglobin，MCH）是指血液中平均每个红细胞内所含血红蛋白的量，以皮克（pg）为单位；参考值范围：$27 \sim 34$ pg。③平均红细胞血红蛋白浓度（mean corpuscular hemoglobin concentration，MCHC)是指血液中平均每升红细胞所含血红蛋白的浓度，以克每升（g/L）为单位；参考值范围：320～360 g/L。

表6-3　贫血的细胞形态学分类

贫血类型	MCV	MCH	MCHC	常见疾病
正细胞性贫血	正常	正常	正常	再生障碍性贫血、急性失血性贫血、骨髓病性贫血、溶血性贫血
大细胞性贫血	增大	增加	升高	叶酸和(或)维生素 B_{12} 缺乏所致的巨幼细胞性贫血
单纯小细胞性贫血	缩小	减少	正常	慢性炎症性贫血、肾性贫血
小细胞低色素性贫血	缩小	减少	降低	缺铁性贫血、慢性失血性贫血、珠蛋白生成障碍性贫血

注　MCV：平均红细胞体积；MCH：平均红细胞血红蛋白量；MCHC：平均红细胞血红蛋白浓度。

3. 红细胞体积分布宽度(red blood cell volume distribution width，RDW)测定　反映红细胞体积异质性的指标，用所测定红细胞体积大小的变异系数(RDW-CV)表示。

1) 参考值范围　RDW 为 11%～14.5%。

2) 临床意义

(1) 用于缺铁性贫血与轻型地中海贫血的鉴别诊断：两者均属小细胞低色素性贫血，缺铁性贫血的患者 RDW 明显增高，而88%的地中海贫血患者 RDW 基本正常。

(2) 用于缺铁性贫血的早期诊断：缺铁性贫血的早期，RDW 可增高，而其他红细胞参数如 MCV、MCH 等仍可正常；治疗后贫血已得到纠正，RDW 仍未能恢复正常水平，可能间接反映体内贮存铁尚未完全补足。RDW 对缺铁性贫血的早期诊断及疗效判断具有一定价值。

(3) 用于贫血的形态学分类：根据 MCV 和 RDW 两项参数对贫血进行新的形态学分类(表6-4)。

表6-4　贫血的形态学分类

贫血类型	MCV	RDW	常见原因或疾病
小细胞均一性	缩小	正常	轻型珠蛋白生成障碍性贫血、某些继发性贫血
小细胞不均一性	缩小	增高	缺铁性贫血、β-珠蛋白生成障碍性贫血(非轻型)、血红蛋白 H 病
正常体积均一性	正常	正常	再生障碍性贫血、白血病、某些慢性肝病、肾性贫血、急性失血后、长期或大剂量化疗后、遗传性球形细胞增多症
正常体积不均一性	正常	增高	混合型营养缺乏性贫血、部分早期铁缺乏、血红蛋白病性贫血、骨髓纤维化、铁粒幼细胞贫血等
大细胞均一性	增大	正常	骨髓增生异常综合征、部分再生障碍性贫血、肝病性贫血、肾性贫血
大细胞不均一性	增大	增高	巨幼细胞贫血、肝病性贫血

注　MCV：平均红细胞体积；RDW：红细胞体积分布宽度。

4. 网织红细胞(reticulocyte)计数　网织红细胞是指介于晚幼红细胞与成熟红细胞之间的过渡细胞。这种细胞属于尚未完全成熟的红细胞,需在骨髓内停留一段时间后释放入外周血液。网织红细胞在骨髓内大量存在,比外周血含量高。网织红细胞计数是指测定单位容积外周血液中网织红细胞的含量,其增减直接反映骨髓中红系细胞的增生情况,是反映骨髓造血功能的重要指标。

1) 参考值范围　成人:0.5%~1.5%,绝对值(24~84)×10^9/L;新生儿:2%~6%,绝对值(144~336)×10^9/L。

2) 临床意义

(1) 判断骨髓红系细胞增生情况:网织红细胞增多表示骨髓红系增生旺盛,见于增生性贫血,如缺铁性贫血、巨幼细胞贫血、溶血性贫血等。网织红细胞计数减少表示骨髓红系增生低下,主要见于增生不良性贫血,如再生障碍性贫血、溶血性贫血等。病情好转时,网织红细胞又开始上升。

(2) 观察骨髓移植效果:骨髓移植术后第 21 日,如网织红细胞数大于 $15×10^9$/L,常提示无移植并发症;若网织红细胞数<$15×10^9$/L,伴有中性粒细胞和血小板计数增高,常提示骨髓移植失败。

5. 红细胞沉降率(erythrocyte sedimentation rate,ESR)测定　红细胞沉降率简称血沉,是指在一定条件下离体抗凝全血中红细胞自然下沉的速率。红细胞下沉受多种因素影响,主要与血浆中各种蛋白的比例及红细胞的形态、数量有关。①血浆因素:血浆中小分子量的蛋白(主要是清蛋白)能抑制红细胞聚集而减慢红细胞沉降率,而大分子蛋白(纤维蛋白原、免疫球蛋白等)能促进红细胞聚集而使红细胞沉降率加快。血浆中三酰甘油及胆固醇也使红细胞沉降率加快,而卵磷脂可减慢红细胞沉降率。②红细胞因素:一般情况下红细胞数量减少,红细胞沉降率加快;红细胞数量增多时,红细胞沉降率减慢。

1) 参考值范围魏氏法(Westergren 法)　成年男性为 0~15 mm/h,成年女性为 0~20 mm/h。

2) 临床意义

(1) 红细胞沉降率加快:包括生理性加快和病理性加快。①生理性加快:见于剧烈运动、妇女月经期、妊娠 3 个月以上、老年人等。②病理性加快:a.各种炎症。感染是红细胞沉降率加快最常见的原因。急性细菌性炎症时,在炎症发生后 2~3 日可见红细胞沉降率加快;慢性炎症,如结核病、风湿热、结缔组织病时,在疾病活动期红细胞沉降率常明显加快。b.组织损伤及坏死:较大范围的组织损伤、手术创伤、脏器梗死等可致红细胞沉降率加快。c.恶性肿瘤。d.其他:如高球蛋白血症、高胆固醇血症、贫血等。

(2) 红细胞沉降率减慢:临床意义较小,可见于红细胞明显增多、严重贫血、球形红细胞增多症、纤维蛋白原严重缺乏者。

6. 红细胞形态学检查　正常红细胞呈双凹圆盘状,细胞大小较一致,直径范围 6~

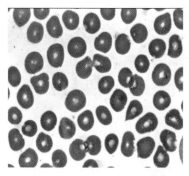

图 6-1 正常红细胞形态

9 μm,平均直径为 7.2 μm,边缘厚度约 2 μm,中央厚度约 1 μm。染色后四周着色较深,中央 1/3 呈淡染区,胞质内无异常结构。疾病时,不同的病因作用于红细胞生理进程的不同阶段,引起红细胞相应的病理变化,导致红细胞产生特殊的改变,包括大小、形态、染色以及结构的改变。正常红细胞形态见图 6-1。

1)红细胞大小及染色异常

(1)低色素性小红细胞:红细胞直径<6 μm,生理性中央淡染区扩大,提示血红蛋白合成障碍,常见于缺铁性贫血及珠蛋白生成障碍性贫血。

(2)大红细胞:红细胞直径>10 μm,高色素性,中央淡染区变小或消失,常见于巨幼细胞贫血,也可见于急性溶血性贫血和急性失血性贫血。

(3)红细胞大小不均:同一患者的红细胞之间直径相差 1 倍以上,常见于增生性贫血,在巨幼细胞贫血时尤为明显。

(4)嗜多色性红细胞:是一种未完全成熟的红细胞,因其胞质中残存有少量嗜碱性物质,故被染为灰蓝色或灰红色,胞体较大,常见于增生性贫血,尤其是急性溶血性贫血。

2)红细胞形态异常

(1)球形红细胞:红细胞直径<6 μm,厚度>2 μm,红细胞中央淡染区消失,细胞中心着色更深,主要见于遗传性球形红细胞增多症。

(2)椭圆形红细胞:红细胞呈椭圆形或卵圆形,主要见于遗传性椭圆形红细胞增多症(超过 25%),也见于巨幼细胞贫血。

(3)口形红细胞:红细胞中央淡染区呈扁平裂缝状,似张开的口形,主要见于口形红细胞增多症,也见于酒精中毒及肝病患者,正常人可偶见。

(4)靶形红细胞:红细胞内血红蛋白分布呈靶形,中心部位着色深,外周为苍白区,而细胞边缘又深染,常见于珠蛋白生成障碍性贫血及异常血红蛋白病、阻塞性黄疸及脾切除术后。

(5)镰形红细胞:红细胞呈镰刀状,主要见于镰状细胞性贫血。

(6)泪滴形红细胞:红细胞形如泪滴状或梨状,多见于骨髓纤维化。

(7)红细胞形态不整:为不规则形、刺形、盔形、三角形、哑铃形等红细胞碎片或不完整红细胞,多见于微血管病性溶血性贫血、弥散性血管内凝血、严重烧伤、心血管创伤等。

3)红细胞结构异常

(1)嗜碱性点彩红细胞:简称点彩红细胞;红细胞胞质内出现细小的、形态不一的嗜碱性蓝色点状物质,常见于铅中毒、贫血。

(2)染色质小体(Howell-Jolly body):红细胞胞质内出现一个或数个暗紫色红色圆

形小体。

（3）卡波环（Cabot ring）：红细胞胞质内出现环形或"8"字形紫红色细线状结构，常与染色质小体同时存在，常见于巨幼细胞贫血、白血病、铅中毒等。

（4）有核红细胞：即幼稚红细胞。除新生儿外，正常成人外周血中无有核红细胞。一旦出现，均为病理现象。有核红细胞主要见于增生性贫血、慢性骨髓增殖性疾病、白血病及骨髓转移性肿瘤等。

（二）白细胞系列检查

1. 白细胞（white blood cell，WBC；leukocyte）计数及分类计数　正常人外周血中白细胞包括中性粒细胞、嗜酸性粒细胞、嗜碱性粒细胞、淋巴细胞和单核细胞5种，均由骨髓造血干细胞分化而来。白细胞计数是测定单位容积外周循环血液中各种白细胞的总数。白细胞分类计数（differential count，DC）是测定各种白细胞的相对比值（百分率）和绝对数量。

1）参考值范围　①白细胞计数：成人为$(4\sim10)\times10^9/L$；新生儿为$(15\sim20)\times10^9/L$；6个月～2岁为$(11\sim12)\times10^9/L$。②白细胞分类计数：参考值范围见表6-5。

表6-5　成人白细胞分类计数参考值范围

细胞类型	百分数（%）	绝对值（$\times10^9/L$）
中性粒细胞（neutrophil，N）		
杆状核（st）	0～5	0.04～0.05
分叶核（sg）	50～70	2～7
嗜酸性粒细胞（eosinophil，E）	0.5～5	0.05～0.5
嗜碱性粒细胞（basophil，B）	0～1	0～0.1
淋巴细胞（lymphocyte，L）	20～40	0.8～4
单核细胞（monocyte，M）	3～8	0.12～0.8

2）临床意义　通常白细胞计数高于$10\times10^9/L$，称为白细胞增多；白细胞计数低于$4\times10^9/L$，称为白细胞减少。白细胞计数的增多与减少主要受中性粒细胞数量的影响，其临床意义与白细胞分类计数基本一致。

2. 中性粒细胞

1）中性粒细胞增多

（1）生理性增多：见于新生儿、日间差异（清晨低，午后高）、妊娠、分娩、高温、严寒、剧烈疼痛、剧烈运动、饱餐。

（2）病理性增多：①急性感染是引起中性粒细胞病理性增多最常见的原因，尤其是急性化脓性球菌引起的局部或全身感染，如败血症、扁桃体炎、阑尾炎等。白细胞增多程度与感染面积及病情轻重有关。②严重的组织损伤与坏死，如严重外伤、大面积烧伤、大手术后、心肌梗死等。③急性大出血，在急性大出血后1～2 h即可致白细胞(主要是中性粒细胞)明显增高，内出血者较外出血者更显著，可达 $20 \times 10^9/L$ 以上，故白细胞计数可作为内出血早期诊断的参考指标。④急性溶血。⑤急性中毒，如外源性药物、化学物质、生物毒素所致的中毒及内源性尿毒症、糖尿病酮症酸中毒等。⑥非造血系统恶性肿瘤，急、慢性白血病以及骨髓增生性疾病。

2) 中性粒细胞减少　中性粒细胞绝对值 $<1.5 \times 10^9/L$ 称为粒细胞减少症，中性粒细胞绝对值 $<0.5 \times 10^9/L$ 称为粒细胞缺乏症。中性粒细胞减少常见于：

(1) 某些感染，如病毒性感染、特殊杆菌感染(如伤寒、副伤寒)及原虫感染(如黑热病、疟疾)。

(2) 某些血液系统疾病，如再生障碍性贫血、粒细胞减少症、粒细胞缺乏症、非白血性白血病等。

(3) 慢性理化损伤是引起中性粒细胞减少的常见原因，物理因素有电离辐射，化学因素有化学物质(如苯及其衍生物、铅、汞等)及化学药物(如氯霉素、抗肿瘤药、抗甲状腺药、免疫抑制药等)。

(4) 单核-巨噬细胞系统功能亢进，如脾功能亢进、自身免疫病等。

3) 中性粒细胞核象变化　是指中性粒细胞核的分叶状况，可反映粒细胞的成熟程度，如图6-2所示。中性粒细胞在骨髓中由原始细胞发育至成熟的中性粒细胞，核经历了由圆形到凹陷、变成杆状、最后分叶的变化，正常人周围血主要以2～3叶的分叶核居多，可见少量杆状核，无原始和幼稚细胞。病理情况下，周围血白细胞的核象发生如下两种变化：若外周血中杆状核与分叶核比值增大，杆状核增多或出现更幼稚的晚幼粒、中幼粒、早幼粒等细胞时，称为核左移(shift left)；常见于感染，特别是急性化脓性感染，也可见于急性失血、急性中毒、急性溶血反应及白血病等。核左移伴白细胞总数增高表示骨髓造血功能旺盛，释放功能好，是具有一定抵抗力的表现，如急性化脓性感染；核左移伴白细胞总数减少为抵抗力低的表现，与骨髓功能受到一定程度的抑制有关，常见于伤寒。

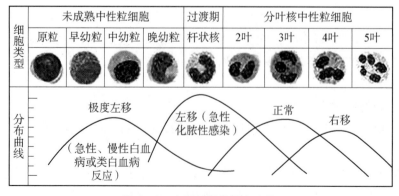

图6-2　中性粒细胞核象变化

若外周血中性粒细胞中 5 叶以上的粒细胞超过 3% 时,称为核右移(shift right)。主要见于造血功能衰退。核右移可由维生素 B_{12} 或叶酸缺乏所致的 DNA 合成障碍继而引起细胞分裂障碍所致,见于营养性巨幼红细胞贫血、恶性贫血以及应用抗代谢药物之后。

3. 嗜酸性粒细胞

1)嗜酸性粒细胞增多 ①寄生虫病为临床上最常见的引起嗜酸性粒细胞增多的病因,如肺吸虫病、蛔虫病、钩虫病等。②变态反应性疾病,如支气管哮喘、药物过敏反应、荨麻疹等。③皮肤病,如湿疹、银屑病等。④血液病,如慢性粒细胞白血病、嗜酸性粒细胞白血病、淋巴瘤等。⑤恶性肿瘤,见于某些上皮性肿瘤,如肺癌。⑥传染病,一般传染病的恢复期及猩红热早期嗜酸性粒细胞增高。

2)嗜酸性粒细胞减少 临床意义较小,见于伤寒初期、大手术、严重烧伤等应激状态或长期使用糖皮质激素后。

4. 嗜碱性粒细胞

1)嗜碱性粒细胞增多 ①超敏反应性疾病:见于荨麻疹、黏液性水肿等。②骨髓增殖性疾病:见于慢性粒细胞白血病、嗜碱性粒细胞白血病等。③脾切除术后。④恶性肿瘤:特别是转移癌。

2)嗜碱性粒细胞减少 一般无临床意义。

5. 淋巴细胞

1)淋巴细胞增多

(1)生理性增多:主要见于出生后 1 周至 6 岁的儿童。

(2)病理性增多:①某些感染,主要为病毒性感染,如传染性单核细胞白血病、风疹、麻疹、病毒性肝炎、流行性出血热等;某些杆菌感染,如结核分枝杆菌、布鲁菌等感染;梅毒螺旋体感染及弓形虫感染。②淋巴瘤及急、慢性淋巴细胞白血病。③肾移植发生排斥反应时。

2)淋巴细胞减少 主要见于免疫缺陷综合征,应用肾上腺皮质激素、烷化剂及接触放射线后等。

6. 单核细胞

1)单核细胞增多

(1)生理性增多:儿童期可见单核细胞生理性增多。

(2)病理性增多:①某些感染,如疟疾、亚急性感染性心内膜炎、活动性肺结核;②某些血液病,如单核细胞白血病、恶性组织细胞病、骨髓增生异常综合征;③急性传染病恢复期;④急性感染恢复期。

2)单核细胞减少 一般无临床意义。

(三)血小板检查

血小板由骨髓中成熟巨核细胞的胞质脱落而来,具有维持血管内壁完整性及黏附、聚集、释放和血块退缩功能。

血小板计数(platelet count)是指测定单位容积的外周循环血液中血小板的数量。血小板计数既是全血细胞计数的重要参数,也是止、凝血检查最常用的检验项目之一。

1. 参考值范围　血小板计数为$(100\sim300)\times10^9/L$。

2. 临床意义　血小板数量随着时间和生理状态的不同而变化,晨间低,午后高;安静时低,进食和剧烈运动后增高,休息后又可恢复原有水平;冬季高,春季低;高原地区居民高于平原地区居民;女性月经前减少,月经后增多;妊娠中、晚期增多,分娩后减少;动脉血高于静脉血,静脉血高于末梢血;疾病状态也会使血小板的数量发生改变。

1) 血小板减少　指血小板计数$<100\times10^9/L$。血小板减少是引起出血的常见原因,当血小板计数为$(20\sim50)\times10^9/L$时,患者可有轻微出血或手术后出血;当血小板计数$<20\times10^9/L$时,可有较严重的出血;当血小板计数$<5\times10^9/L$时,可导致重要脏器的出血,严重危及生命。血小板减少主要见于:①血小板生成减少,如再生障碍性贫血、急性白血病、骨髓纤维化等。②血小板消耗或破坏过多,如弥散性血管内凝血、特发性血小板减少性紫癜、系统性红斑狼疮、输血后血小板减少症等。③血小板分布异常,如输入大量库存血或血浆所致的血液稀释。④脾功能亢进。

2) 血小板增多　指血小板计数$>400\times10^9/L$。主要见于:①慢性粒细胞白血病、真性红细胞增多症、原发性血小板增多症等骨髓增殖性疾病,为血小板生成增多。②急性感染、急性大出血、急性溶血、大手术后等应激状态,血小板反应性增多。③脾切除术后。

三、其他血液检查

(一) 毛细血管抵抗力试验

毛细血管抵抗力试验(capillary resistance test,CRT)　又称毛细血管脆性试验或束臂试验。在前臂肘下4 cm处画一直径5 cm的圆圈,在上臂束好血压计袖带,给上臂施加压力,使血压计压力保持在收缩压与舒张压之间,一般不超过100 mmHg,维持压力8 min后解除袖带,然后计数圆圈内新出血点的数目。

1. 参考值范围　男性出血点≤5个;女性或儿童出血点≤10个。

2. 临床意义

1) 毛细血管壁结构或功能异常　如遗传性出血性毛细血管扩张症、过敏性紫癜、血管性紫癜、维生素C缺乏等。

2) 血小板数量及功能异常　如特发性血小板减少性紫癜、再生障碍性贫血、原发性血小板增多症等。

3) 其他　如血管性血友病、严重肝病、服用抗血小板药物等。

(二) 出血时间测定

出血时间(bleeding time)是指人工将皮肤毛细血管刺破后,血液自然流出至血液自然停止所需的时间。

1. 参考值范围（出血时间测定器法） 出血时间为(6.9±2.1)min,超过 10 min 为异常。

2. 临床意义

1) 出血时间延长 ①血小板数量减少,如特发性或继发性血小板减少性紫癜; ②血小板功能异常,如巨大血小板综合征、血小板无力症等; ③血管壁异常,如遗传性出血性毛细血管扩张症、过敏性紫癜、血管性紫癜等; ④凝血因子缺乏或功能异常,如血管性血友病、弥散性血管内凝血等; ⑤药物影响,如服用阿司匹林、双嘧达莫等。

2) 出血时间缩短 主要见于血栓前状态或血栓性疾病,如弥散性血管内凝血早期、心脑血管疾病等。

(三) 凝血时间测定

凝血时间(clotting time)是指离体血液发生凝固所需要的时间,是内源性凝血系统的一项筛选试验。

1. 参考值范围 玻璃管法:凝血时间为 5～10 min;塑料管法:凝血时间为 10～19 min。

2. 临床意义

1) 凝血时间延长 主要见于血友病、严重肝病、弥散性血管内凝血、口服抗凝血药、纤维蛋白溶解活性亢进、血循环中存在抗凝物质等。

2) 凝血时间缩短 主要见于血栓前状态或血栓性疾病,如弥散性血管内凝血、心脑血管疾病等。

(四) 活化部分凝血活酶时间测定

活化部分凝血活酶时间(activated partial thromboplastin time,APTT)是指在受检血浆中加入部分凝血活酶磷脂悬液和 Ca^{2+},观察血浆凝固所需要的时间,是内源性凝血系统的筛选试验。

1. 参考值范围 APTT 为 32～43 s,超过正常对照 10 s 为异常。

2. 临床意义 同凝血时间,是目前推荐使用的内源性凝血系统的筛选试验,又是监测肝素治疗的首选指标。

(五) 凝血酶原时间测定

血浆凝血酶原时间(prothrombin time)是指在受检血浆中加入组织凝血活酶和 Ca^{2+} 后,观察血浆凝固所需要的时间,是反映外源性凝血系统的筛选试验。凝血酶原时间比(prothrombin time ratio,PTR)指受检者血浆凝血酶原时间与正常参比血浆凝血酶原时间之比。

1. 参考值范围 凝血酶原时间为 11～13 s,超过正常对照 3 s 为异常;PTR 为 0.85～1.15。

2. 临床意义

1) 凝血酶原时间延长 ①先天性凝血因子Ⅰ、Ⅱ、Ⅴ、Ⅶ、Ⅹ缺乏; ②后天性凝血因子缺乏,如严重肝病、维生素 K 缺乏、纤溶亢进、弥散性血管内凝血等;③血循环中抗凝物质增多,如肝素等。

2)凝血酶原时间缩短　主要见于血栓前状态或血栓性疾病。

(六)凝血酶时间测定

血浆凝血酶时间(thrombin time)主要用于检查纤维蛋白原转变为纤维蛋白这一过程是否异常。

1. 参考值范围　凝血酶时间为 16～18 s,超过正常对照 3 s 为异常。

2. 临床意义(凝血酶时间延长)　①无(低)纤维蛋白原血症、异常纤维蛋白原血症、严重肝病等;②血中存在纤维蛋白降解产物;③血中存在肝素或类肝素样抗凝物质;④使用链激酶、尿激酶溶栓治疗时的良好监测指标,凝血酶时间一般以维持在正常对照的 1.5～2.5 倍为宜。

(七)纤维蛋白原测定

纤维蛋白原(fibrinogen)由肝合成,是血浆中含量最高的凝血因子,是凝血酶和纤溶酶的作用底物。纤维蛋白原质或量的异常均可导致凝血障碍。

1. 参考值范围　纤维蛋白原为 2.0～4.0 g/L。

2. 临床意义

1)纤维蛋白原增高　①各种感染及无菌性炎症,如肺炎、亚急性细菌性心内膜炎、风湿热、类风湿关节炎等;②血栓前状态及血栓性疾病,如糖尿病、急性心肌梗死等;③应激状态,如外伤、烧伤、大手术后等;④其他,妊娠晚期、口服避孕药及吸烟等。

2)纤维蛋白原降低　①原发性纤维蛋白原降低或结构异常,如低(无)纤维蛋白原血症、异常纤维蛋白原血症等;②继发性纤维蛋白原降低,如重症肝炎、肝硬化、弥散性血管内凝血后期纤溶亢进及溶栓治疗等。

(八)纤维蛋白(原)降解产物及 D-二聚体检测

纤维蛋白原和各种纤维蛋白均可被纤溶酶降解,生成纤维蛋白(原)降解产物(fibrin/fibrinogen degradation products,FDP)。血液中 FDP 浓度增高是体内纤溶亢进的标志,但不能鉴别是原发性纤溶亢进还是继发性纤溶亢进。D-二聚体(D-D)是交联纤维蛋白的降解产物之一,因此,D-二聚体是继发性纤溶特有的代谢产物,是继发性纤溶的标志物。

1. 参考值范围　FDP<5 mg/L;D-二聚体<0.3 mg/L。

2. 临床意义　①FDP 增高、D-二聚体阴性,提示原发性纤溶;②FDP、D-二聚体均增高,提示继发性纤溶;③D-二聚体在弥散性血管内凝血、深静脉血栓、肺栓塞等的诊断中有决定性作用。

▶ 临床速递6-1　血常规判读

第二节 尿液检查

在线案例 6-1 妊娠 6 个月,因发热、尿频、尿急、尿痛、肾区疼痛 1 日就诊

尿液是血液经肾小球滤过、肾小管和集合管重吸收与排泌所形成的排泄物。尿液检查是临床常用的检验项目,主要用于泌尿系统疾病的诊断与疗效观察,其他系统疾病的诊断,临床安全用药的监护,中毒及职业病的辅助诊断。

一、尿液标本的采集与保存

1. 留尿的容器 尿液的一般检验应使用清洁、干燥的大口瓶,必要时加盖。尿液做细菌培养时则应使用有塞的无菌大试管。

2. 留尿的种类 根据临床需要和实际情况,留尿的种类大致可分为 4 种。

1)随意一次尿 指随时留取任何时间的尿液。采集方便,不受限制,多用于门急诊患者;但易受饮食、药物、运动、温度等因素影响,结果不够准确。

2)清晨空腹尿 指晨起后第一次尿。尿液在膀胱内潴留时间较长(6~8 h 或以上),尿液浓缩和酸化程度高,尿液中细胞、管型等有形成分检出率较高。清晨空腹尿适用于肾病进一步明确诊断及观察疗效。

3)餐后尿 指餐后 2 h 留取的尿液,适合于糖尿病和尿蛋白阳性患者做定性检测时使用。

4)12 h 尿或 24 h 尿 指留取 12 h 或 24 h 内排出的全部尿液。12 h 尿或 24 h 尿适合对尿液中所含的微量物质进行定量检测。

3. 留尿方法 不同的检验项目,留尿方法有所不同。常用方法如下:

1)尿液的一般检验 通常应留取新鲜尿液 10~100 ml。女性应避开月经期,以防止阴道分泌物混入尿中,男性应避免精液及前列腺液的污染。留尿时,最好弃去初段尿液,以免尿道口的不洁成分影响检验结果。

2)尿液的细菌培养 留尿前应停用抗生素 5 天,留尿时先给患者冲洗外阴部或用棉球蘸取 1∶1 000 苯扎溴铵(新洁尔灭)擦拭外阴后再留取中段尿液,必要时可以用导尿的方法留取尿液标本。留尿全程应遵守无菌操作规程,留好的尿液标本应及时送检。

3)尿液中所含物质的定量检验 多用 12 h 尿或 24 h 尿。测定开始的当日午餐与晚餐应限制液体摄入量在 200 ml 以下,晚餐后不再饮水;次晨 8 时排尿弃去,收集此后 12 h 或 24 h 内的所有尿液。如果尿液放置时间较长,尿液应冷藏或置于阴凉处保存,必要时添加防腐剂。

4)婴幼儿尿液检验 外阴部冲洗后留取尿液标本。

4. 尿液送检　完成尿液标本收集后均应立即送检。留尿至开始检测的时间最好不要超过 30 min,夏季最长不能超过 1 h,冬季最长不能超过 2 h。留取 12 h 或 24 h 尿标本应按要求添加防腐剂。如遇特殊情况不能及时检测,应将标本置冰箱保存。

二、尿液一般检查

(一)尿液一般性状检查

1. 尿量　正常成人 24 h 尿量为 1~2 L,平均约 1.5 L;尿量的多少取决于肾小球滤过率、肾小管与集合管的重吸收与浓缩和稀释功能,也与气温、精神因素、活动量、出汗量、饮水量、食物中水分含量、血液中抗利尿激素水平、用药等有关。

1) 多尿　成人 24 h 尿量超过 2.5 L 称为多尿。生理性多尿见于习惯性多饮、精神紧张、输液、应用利尿剂等;病理性多尿见于糖尿病、尿崩症、慢性间质性肾炎、慢性肾盂肾炎和急性肾衰竭多尿期等。

2) 少尿　成人 24 h 尿量少于 0.4 L 或每小时尿量少于 17 ml 称为少尿。生理性少尿见于出汗过多、水分摄入不足等。病理性少尿:①肾前性少尿见于呕吐、腹泻、烧伤等引起的脱水,大出血,休克,心功能不全等引起的肾缺血;②肾性少尿见于急、慢性肾小球肾炎,肾衰竭,肾移植后急性排斥反应,间质性肾炎等;③肾后性少尿见于输尿管结石等原因引起的尿路梗阻等。

3) 无尿　24 h 尿量少于 0.1 L 或 12 h 内完全无尿液排出称无尿,主要见于严重的急性肾功能不全及肾移植术后发生排异反应时。

2. 外观　正常新鲜尿液多呈淡黄色或琥珀色,清澈、透明,尿液颜色受尿胆素及尿胆原、尿液浓缩程度、pH 值、食物及药物的影响。久置尿液可出现轻微混浊甚至沉淀。

1) 血尿　尿液含有一定量的红细胞时,称血尿。每升尿液中含血量超 1 ml 可呈现淡红色,称肉眼血尿;如尿外观变化不明显,经离心沉淀后,镜检时红细胞 3 个/HP,称为镜下血尿。血尿多见于泌尿系统的炎症、结核、结石、外伤及肿瘤等,也可见于血小板减少性紫癜等出血性疾病。

2) 血红蛋白尿　正常尿液隐血试验为阴性,外观为淡黄色。尿液含游离血红蛋白时可呈浓茶色或酱油色,隐血试验呈阳性。血红蛋白尿主要见于严重血管内溶血,如溶血性贫血、血型不合的输血、恶性疟疾、蚕豆病、阵发性睡眠性血红蛋白尿等。

3) 胆红素尿　尿液内含大量结合胆红素,呈深黄色,胆红素定性试验呈阳性,见于胆汁淤积性黄疸及肝细胞性黄疸等。

4) 脓尿　尿内含大量白细胞或细菌等炎性渗出物,排出的新鲜尿呈白色混浊状,主要见于泌尿系统感染,如肾盂肾炎、膀胱炎等。

5) 乳糜尿　尿内含有大量乳糜微粒、蛋白质,呈乳白色,主要见于丝虫病或肾周围淋巴管阻塞,如腹腔肿瘤、结核、胸部及腹部创伤等。

3. 气味　尿液气味来自挥发性酸和酯类;尿液长时间放置后,尿素分解可出现氨臭味。慢性膀胱炎和尿潴留时,尿液可有明显氨臭味;糖尿病酮症酸中毒时,尿液可有烂苹果样气味;有机磷农药中毒患者,尿液可有蒜臭味;苯丙酮尿症时,尿液呈老鼠尿样气味;膀胱直肠瘘时,尿液呈粪臭味。

4. 比重(specific gravity) 尿比重是指在4℃条件下,尿液与同体积纯水重量之比。尿比重可判断肾小管的浓缩和稀释功能。尿比重高低因尿中水分、盐类及有机物含量而异,病理情况下受糖、蛋白及有形成分的影响。

1) 参考值范围 正常成人在普通饮食情况下,尿比重为1.015~1.025,最大波动范围为1.003~1.030;新生儿为1.002~1.004。

2) 临床意义 ①尿比重增高:主要见于高热、脱水、出汗过多、周围循环衰竭等致血容量不足的肾前性少尿,尿少而比重增高。病理情况下,如尿中含有大量葡萄糖的糖尿病患者或含有大量蛋白质的肾病综合征患者,尿液比重均增高。②尿比重减少:主要见于慢性肾衰、尿崩症等。如尿液比重持续固定在1.010左右,提示肾实质严重损害。

(二) 尿液化学检查

1. 尿液 pH 值 正常人尿液多为弱酸性,尿液的酸碱度受饮食、用药和疾病的影响。高蛋白饮食可使尿液偏酸性,进食大量水果、蔬菜可使尿液偏碱性;尿液放置过久,细菌可分解尿素,亦可使酸性尿变为碱性尿。

1) 参考值范围 正常人普通饮食时尿 pH 值约为6.5,但可波动在4.5~8.0。

2) 临床意义 ①酸性尿:多见于酸中毒、发热、脱水或服用氯化铵等药物的患者、糖尿病酮症酸中毒、痛风、白血病等。②碱性尿:多见于碱中毒、泌尿系统变形杆菌感染、肾小管性酸中毒或服用碳酸氢钠等。

2. 尿液蛋白质测定 正常人尿液中含有极少量的蛋白质。当24 h 尿液中蛋白质含量>150 mg,蛋白质定性试验呈阳性,称为蛋白尿(proteinuria)。

1) 参考值范围 定性试验为阴性;定量试验:24 h 尿液蛋白质含量为0~80 mg。

2) 临床意义 根据尿蛋白产生的原因分类。

(1) 生理性蛋白尿。①摄食性蛋白尿:高蛋白饮食或静脉输注白蛋白。②功能性蛋白尿:是指在剧烈活动、妊娠等因素作用下,肾血管痉挛或充血、肾小球通透性增加而致尿液中出现蛋白质(一般不超过"+",定量试验一般24 h 尿液中蛋白质含量<0.5 g)。③体位性蛋白尿:又称直立性蛋白尿,立位时局部因素引起肾被动充血所致,特点为在晨尿中无蛋白,较长时间站立后尿中蛋白量增多,而平卧休息后尿蛋白又减少或消失。

(2) 病理性蛋白尿。①肾小球性蛋白尿:是指肾小球滤过膜损伤时,其通透性增加,血浆蛋白的滤出量加大,肾小管不能将滤出的蛋白质完全重吸收,而致尿液中出现蛋白,以中分子量清蛋白为主,24 h 尿液中蛋白质排出量>1 g,多见于原发性或继发性肾小球疾病、肾循环障碍、缺氧等。②肾小管性蛋白尿:是指肾小球滤过功能正常,而肾小管重吸收功能障碍所致的蛋白尿,通常以小分子 α_1、β_1 微球蛋白为主,清蛋白含量正常或轻度增加,24 h 尿液中蛋白质排出量<1 g,见于肾盂肾炎、急性肾小管坏死、急性与慢性间质性肾炎、药物影响等。③混合性蛋白尿:是指肾小球和肾小管均受损,尿中出

现小分子和中分子量的蛋白,见于慢性肾炎、肾小管间质病、糖尿病、肾病综合征、系统性红斑狼疮等。④"溢出性"蛋白尿:是指肾小球滤过及肾小管重吸收功能均正常,但由于血浆中异常小分子量蛋白质增加,这些小分子的蛋白质经肾小球滤出,肾小管不能完全重吸收而形成蛋白尿,见于多发性骨髓瘤、巨球蛋白血症、急性溶血性疾病等。⑤组织性蛋白尿:是因受炎症、中毒或药物刺激,肾小管对 T-H 糖蛋白的分泌量增加或者组织破坏释放入尿液的蛋白增加所致蛋白尿。⑥偶然性蛋白尿:是指肾以下的泌尿道疾病,如膀胱炎、前列腺炎等,产生大量脓液、血液、黏液等含蛋白质成分物质混入尿液,致尿蛋白阳性,又称为假性蛋白尿。

3. 尿糖测定　正常人尿液中可有微量尿葡萄糖,但尿试纸条检查呈阴性。当血糖>8.88 mmol/L,超过肾小管重吸收能力的最大限度即肾糖阈,或近端肾小管重吸收功能障碍时,尿糖增加,糖定性试验呈阳性,称糖尿。

1)参考值范围　定性试验为阴性。

2)临床意义

(1)生理性糖尿。①饮食性糖尿:是由于食糖过多或输注葡萄糖溶液过快、过多所致的糖尿。②精神性糖尿:是由于精神过度紧张、情绪激动,使交感神经兴奋,肾上腺素分泌过多引起的一过性高血糖而致的糖尿。③妊娠糖尿:是指正常孕妇在妊娠晚期,由于细胞外液容量增加,近曲小管的重吸收功能受到抑制,肾糖阈下降而出现的糖尿。

(2)病理性糖尿。①暂时性糖尿:又称应激性糖尿,见于颅脑外伤、脑血管病等应激反应时,胰高血糖素分泌过多或血糖中枢受到刺激致暂时性高血糖所致的糖尿。②血糖正常性糖尿:又称肾性糖尿,是指血糖正常,但肾糖阈降低所致的糖尿,慢性肾炎或肾病综合征也可因肾小管受损,导致对糖的重吸收障碍而出现糖尿。③血糖增高性糖尿:如糖尿病及甲状腺功能亢进、肢端肥大症、库欣综合征等内分泌疾病时血糖增高所致的糖尿。④其他:如哺乳期乳糖尿、遗传性半乳糖或果糖尿、戊糖尿等。

4. 尿液酮体(ketone body)测定　酮体是体内脂肪分解代谢的中间产物,包括乙酰乙酸、β-羟丁酸、丙酮。血中酮体增高,尿酮体检查呈阳性的尿液称为酮尿(ketonuria)。

1)参考值范围　定性试验为阴性。

2)临床意义　酮尿可见于糖尿病酮症酸中毒、妊娠剧烈呕吐、子痫、长期饥饿、禁食、全身麻醉等,重症患者长期不能进食时亦可出现酮尿。

5. 尿液亚硝酸盐测定

1)参考值范围　定性试验,阴性。

2)临床意义　尿液亚硝酸盐试验阳性提示存在尿路感染。常见的肠杆菌科细菌,如大肠埃希菌、变形杆菌等,可将硝酸盐还原为亚硝酸盐。但有些细菌不能将硝酸盐还原为亚硝酸盐,如葡萄球菌、淋病奈瑟菌等,故阴性不能排除尿路感染。尿液中亚硝酸盐与白细胞同时检查意义更大。

(三)尿液显微镜检查

尿沉渣显微镜检查是尿液检查的重要项目之一,即用显微镜识别和计数尿中细胞、管型、结晶、细菌等有形物质。

1. 尿液细胞成分检查

1）红细胞

（1）参考值范围：0～3个/HP。

（2）临床意义：尿液中红细胞增多为血尿。多形性红细胞＞80%为肾小球源性血尿，见于急、慢性肾小球肾炎，狼疮性肾炎等。多形性红细胞＜50%为非肾小球源性血尿，见于肾结石、泌尿系统肿瘤、结核、创伤、急性尿路感染等。

2）白细胞

（1）参考值范围：0～5个/HP。

（2）临床意义：白细胞增多提示泌尿系统有化脓性炎症，如肾盂肾炎、膀胱炎、尿道炎或肾结核合并感染等。

3）上皮细胞　尿液中的上皮细胞可来自肾至尿道口的整个泌尿系统。

（1）参考值范围：正常尿中可见少量移行上皮细胞和鳞状上皮细胞，无肾小管上皮细胞。

（2）临床意义：①尿中大量上皮细胞伴白细胞增多，见于泌尿系统疾病，如肾盂肾炎、膀胱炎等。②尿中移行上皮成片脱落，见于肾盂、输尿管或膀胱颈部炎症。③尿中肾小管上皮细胞，见于急性肾小管坏死、肾移植排斥反应、慢性肾炎、肾梗死等。

2. 管型　是蛋白质、细胞或细胞碎片等在肾小管、集合管中凝固而成的圆柱状聚体。它是尿中的蛋白质在肾小管和集合管浓缩、酸化后形成的。

1）参考值范围　正常人尿中无管型或偶见少量透明管型。

2）临床意义

（1）透明管型：正常人晨尿中偶见。当肾有轻度或暂时性功能改变，如剧烈运动、高热、全身麻醉或心功能不全等，尿中可出现透明管型。在肾实质病变时，透明管型明显增多。

（2）细胞管型：①红细胞管型：肾单位内有出血，常见于急性肾小球肾炎、慢性肾小球肾炎急性发作期、急性肾小管坏死、肾移植后急性排斥反应。②白细胞管型：提示有化脓性炎症，常见于急性肾盂肾炎、间质性肾炎。③上皮细胞管型：提示肾小管有病变，为肾小管上皮细胞脱落的证据，常见于急性肾小管坏死、肾移植急性排斥反应、重金属中毒等。

（3）颗粒管型：提示肾单位有淤滞，可分为细颗粒管型和粗颗粒管型两种。细颗粒管型见于慢性肾小球肾炎或急性肾小球肾炎后期；粗颗粒管型见于慢性肾小球肾炎、肾病综合征或药物中毒性肾小管损伤。

（4）蜡样管型：见于肾长期而严重的病变，如慢性肾小球肾炎的晚期、肾衰竭及肾淀粉样变等。蜡样管型的出现提示肾病严重，预后较差。

（5）脂肪管型：多见于肾病综合征、中毒性肾病及类脂性肾病等。

（6）肾衰竭管型：见于急性肾衰竭多尿期。慢性肾衰竭者尿中出现，提示预后不良。

3. 结晶　尿液中盐类结晶的析出取决于该物质的饱和度、尿液的 pH 值、温度等因素。常见的有尿酸结晶、草酸钙结晶和磷酸盐类结晶，一般无临床意义。但当结晶伴随较多红细胞出现于新鲜尿液中时，疑似尿路结石。亮氨酸和酪氨酸结晶较少见，分别见于严重的肝实质损伤和氨基酸代谢障碍。

4. 尿沉渣定量检测

1) 参考值范围　男性每小时尿液中红细胞计数 <30 000 个，白细胞计数 <70 000 个；管型计数 <3 400 个；女性每小时尿液中红细胞计数 <40 000 个，白细胞计数 <140 000 个；管型计数 <3 400 个。

2) 临床意义　同尿沉渣成分。

▶ 临床速递 6-2　尿常规判读

第三节　粪便检查

📖 在线案例 6-2　因左下腹疼痛、腹泻、黏液脓血便就诊

粪便由未消化的食物残渣、消化道分泌物、肠道黏膜脱落物、大量细菌、无机盐、黏液和水分等组成。粪便检查是临床最常用的检查项目之一，可以了解消化系统有无炎症、出血、寄生虫感染、恶性肿瘤、传染病等疾病；根据粪便的性状和组成了解消化状况，间接判断胃、肠、胰、肝、胆的功能状况。

一、粪便标本的采集与送检

1. 标本采集　通常采用自然排出的新鲜粪便，必要时可用肛门指诊或采便管协助粪便标本的采集。

2. 留取粪便的容器　应为清洁、干燥的玻璃瓶，塑料盒或一次性使用的涂蜡纸盒。粪便中不应混有尿液、消化剂、污水等，避免破坏粪便中的有形成分。粪便细菌培养时应采用有盖的无菌容器。

3. 粪便取材　一般只需指头大（5 g）少量粪便即可，但应选取脓血、黏液便，并注意从粪便的不同部位选取标本。

4. 粪便寄生虫检验　取粪便前 3 天应停用抗生素，至少留取 30 g 粪便。血吸虫毛蚴等虫卵孵化计数，留取全部 24 h 粪便，混匀后送检。检验阿米巴滋养体，除从粪便血及稀便处取标本外，还应另做涂片立即送检。室温低于 20 ℃时，送检前载玻片应加温，送检途中要注意保温。蛲虫卵检验应使用薄膜拭子于清晨排便前自肛门周围的皱襞外拭取标本然后送检，以获得准确的结果。

5. 粪便隐血试验　为避免出现假阳性，患者应禁食铁剂、动物血、肝、瘦肉及大量

绿叶蔬菜 3 天,有牙龈出血者应嘱其勿下咽。

6. 检验时间　标本采集后一般在 1 h 内检验完毕,以免粪便成分被分解破坏,影响检验的准确性。

二、粪便常规检查

(一) 一般性状检查

1. 量　粪便量与进食量、食物种类及消化器官的功能状态有直接关系。进食粗粮及含纤维素较多的食物,粪便量相对较多;反之,粪便量相对较少。健康成人每日的粪便量为 100～300 g。在病理情况下,粪便的量、性状等均发生改变。

2. 颜色与性状　正常成人粪便为成形、黄褐色、软柱状,婴儿粪便呈黄色或金黄色、糊状。病理情况下粪便性状可发生下列改变。

1) 黏液便　正常粪便中含有少量黏液,一旦出现肉眼可见的黏液,提示黏液量增多,常见于肠道炎症或痢疾,如各种肠炎、细菌性痢疾、阿米巴痢疾等。

2) 鲜血便　提示下消化道出血,常见于肛裂、痔疮、直肠息肉及直肠癌。

3) 脓便及血便　常见于细菌性痢疾、阿米巴痢疾、溃疡性结肠炎、结肠癌或直肠癌等。其中细菌性痢疾以脓及黏液为主,脓中带血;阿米巴痢疾以血为主,血中带脓,呈暗红色稀果酱样。

4) 柏油样便　粪便呈暗褐色或黑色、质软、有光泽如柏油状,一般提示上消化道出血量>50 ml。若粪便呈柏油样,持续 2～3 天,提示上消化道出血量>500 ml;当上消化道持续大出血时,粪便呈暗红色。服用铁剂、铋剂、活性炭和中药后排出黑色便,但无光泽,且隐血试验呈阴性。

5) 胶冻状便　粪便呈膜状、纽带状,多见于肠易激综合征患者腹部绞痛之后,也见于过敏性肠炎及某些慢性细菌性痢疾患者。

6) 水样或糊状便　见于各种感染和非感染性腹泻,尤其是急性胃肠炎。

7) 白陶土样便　见于胆汁淤积性黄疸,提示胆道完全梗阻。

8) 米泔样便　粪便呈乳白色淘米水样,见于重症霍乱、副霍乱。

9) 细条状便　提示直肠和肛门狭窄,见于直肠癌、肛裂。

10) 球形硬便　见于便秘或老年人。

11) 乳凝块便　见于乳儿消化不良。

3. 气味　食物在肠道中经细菌作用后,产生吲哚、硫醇、粪臭素、硫化氢等臭味的物质。一般素食者粪便臭味轻,肉食者粪便臭味重。结肠癌、结肠溃疡合并感染,粪便常有恶臭味;阿米巴痢疾粪便有鱼腥味;脂肪和糖消化不良时粪便有酸臭味。

4. 寄生虫虫体　在粪便中肉眼可直接分辨的肠道寄生虫虫体主要有蛔虫、蛲虫、绦虫节片等。钩虫虫体常需将粪便冲洗过筛后才能发现。服驱虫药后应检查粪便中有无虫体排出,驱绦虫后应仔细寻找绦虫头节,以判断驱虫效果。

（二）粪便化学检查

粪便隐血是指胃、肠等上消化道少量出血，粪便外观无变化，用肉眼和显微镜检查均不能证实的出血。粪便隐血试验（feces occult blood test，FOBT）是指用化学或免疫的方法来证实粪便隐血的试验，其中免疫学方法特异性强、敏感性高。

1. **参考值范围**　定性试验为阴性。

2. **临床意义**

1）消化道出血的疾病　如消化性溃疡活动期、药物致胃肠黏膜损伤、肠息肉、钩虫病、消化道恶性肿瘤等，隐血试验常呈阳性反应。

2）消化道出血性疾病的鉴别　如消化道恶性肿瘤粪便隐血多呈持续阳性，良性病变多为间歇阳性，隐血试验可作为消化道恶性肿瘤普查的筛选指标。

（三）粪便显微镜检查

通过显微镜检查可以发现粪便中的病理成分，如细胞、寄生虫虫卵等，也可通过检验食物残渣了解消化及吸收功能。

1. **细胞**

1）白细胞　正常粪便中偶可见白细胞，且主要是中性粒细胞。粪便中白细胞增多见于肠炎和痢疾。肠炎时白细胞轻微增多，散在分布，一般＜15个/HP；细菌性痢疾时白细胞明显增多，满视野成堆分布。过敏性肠炎和肠道寄生虫病时粪便中可见较多的嗜酸性粒细胞。

2）红细胞　正常粪便中无红细胞。粪便中红细胞增多见于下消化道出血、结肠癌和炎症。在炎症时，红细胞一般伴随白细胞出现，在细菌性痢疾时以白细胞为主，红细胞常分散存在，且形态正常；在阿米巴痢疾时以红细胞为主，成堆出现，并有破碎现象。

3）上皮细胞　正常粪便中很难发现肠道上皮细胞。在伪膜性肠炎时，粪便中上皮细胞明显增多。

4）巨噬细胞　正常粪便中少见巨噬细胞。在细菌性痢疾、结肠炎时，粪便中巨噬细胞增多。

2. **寄生虫虫卵和原虫**　粪便中可见的寄生虫虫卵有蛔虫卵、钩虫卵、鞭虫卵、姜片虫卵、蛲虫卵、血吸虫卵和华支睾吸虫卵等。粪便中查到寄生虫虫卵是诊断肠道寄生虫感染最可靠、最直接的依据。原虫主要有阿米巴滋养体及其包囊。

3. **食物残渣**　脂肪滴提示消化不良及胰腺疾病等；淀粉颗粒提示消化不良或慢性胰腺炎；肠蠕动亢进、腹泻时，可见肌肉纤维、植物细胞及植物纤维增多。

🔹 临床速递6-3　粪便常规判读

第四节 肾脏功能实验室检查

🌐 在线案例 6-3 胸闷憋气,尿少,端坐位,双下肢重度水肿

肾是排泄水分、代谢产物和废物,以维持体内水、电解质和酸碱平衡的重要器官。肾还分泌肾素和促红细胞生成素等物质,具有调节血压、内分泌和造血等重要功能。肾功能检查对肾病的诊断和疗效判断具有十分重要的意义。

一、肾小球功能检查

肾小球的主要功能为滤过作用,反映其滤过功能的客观指标主要是肾小球滤过率(glomerular filtration rate,GFR),即单位时间(每分钟)内经肾小球滤出的血浆液体。

1. 内生肌酐清除率(endogenous creatinine clearance rate,CCR) 测定肾小球滤过功能最常用的方法。肌酐是肌肉中磷酸肌酸的代谢产物。体内肌酐有两种来源,即内源性和外源性,内源性肌酐来自肌肉组织的活动,外源性肌酐来自食物。肌酐分子量小,又不与血浆蛋白结合,除少量肌酐由肾小管重吸收外,绝大部分肌酐由肾小球滤过且不被肾小管重吸收,最后全部由终尿排出。故 CCR 能较好地反映 GFR。在严格控制饮食和肌肉总量、活动量相对稳定的情况下,排除外源性肌酐且使内源性肌酐的生成量相对恒定,血浆和尿液肌含量也相对稳定。

1)参考值范围 成人 CCR 为 $80\sim120\,\mathrm{ml/min}$。

2)临床意义

(1)反映肾小球滤过功能受损的敏感指标:CCR 在 $50\sim80\,\mathrm{ml/min}$ 为肾功能不全代偿期;CCR 在 $20\sim50\,\mathrm{ml/min}$ 为肾功能不全失代偿期;CCR 在 $10\sim20\,\mathrm{ml/min}$ 为肾衰竭期(尿毒症前期);CCR$<10\,\mathrm{ml/min}$ 为尿毒症期。

(2)指导临床治疗:临床上常根据 CCR 结果制订、调整治疗方案。如 CCR$<40\,\mathrm{ml/min}$,应限制蛋白质摄入;CCR$\leqslant30\,\mathrm{ml/min}$,噻嗪类利尿药常无效;CCR$\leqslant10\,\mathrm{ml/min}$,应进行人工透析。

2. 血肌酐和血尿素氮测定 血肌酐(serum creatinine,SCr)主要由肾小球滤过,在外源性肌酐摄入稳定的情况下,SCr 的浓度取决于肾小球滤过能力。血尿素氮(blood urea nitrogen,BUN)是体内蛋白代谢的终末产物,BUN 的浓度取决于体内蛋白质的分解代谢速度、食物中蛋白质摄入、肾脏的排泄能力。在食物摄入及体内分解代谢稳定的情况下,BUN 的浓度取决于肾小球滤过能力。当肾实质损害时,肾小球滤过率降低,SCr 和 BUN 就会升高。

1)参考值范围 男性 SCr 为 $53\sim106\,\mu\mathrm{mol/L}$,女性 SCr 为 $44\sim97\,\mu\mathrm{mol/L}$;BUN 为 $3.2\sim7.1\,\mathrm{mmol/L}$。

2) 临床意义 ①SCr 和 BUN 同时升高,提示肾实质损害严重。②肾功能不全代偿期,BUN 轻度增高,SCr 可不增高或轻度增高。③肾功能不全失代偿期,BUN 中度增高,SCr 也中度增高。④尿毒症期,BUN 为 21.4 mmol/L,SCr 可达 1.8 mmol/L,为尿毒症诊断指标之一。⑤若只有 BUN 升高,SCr 正常,可能为肾外因素所致的体内蛋白质分解过多,如上消化道大出血、大面积烧伤等。

二、肾小管功能检查

(一) 尿浓缩与稀释试验

尿浓缩与稀释试验主要用于评价远端小管和集合管的功能,是判断远端小管和集合管浓缩和稀释功能的敏感指标。在生理情况下,夜间水的摄入较白天减少,肾小球滤过液较白昼低,但浓缩与稀释功能照常进行,故夜间较白天尿量少而比重高。受检者照常饮食(停用利尿药),每餐饮水量控制在 500~600 ml,不再另进液体。

1. 标本采集 晨 8 时排空膀胱后至晚 8 时止,每 2 h 收集 1 次尿液,收集 6 份标本。晚 8 时至次晨 8 时的夜尿收集在一个容器内,为第 7 份标本。应注意每次排尿均应全部排入容器内,分别测定 7 份标本的尿量及尿比重。

2. 参考值范围 正常成人 24 h 尿量为 1 000~2 000 ml,昼尿量与夜尿量之比为(3~4):1,夜尿量<750 ml,尿液最高比重应在 1.020 以上,最高比重与最低比重之差应>0.009。

3. 临床意义 少尿伴高比重尿,见于血容量不足引起的肾前性少尿;多尿伴低比重尿,或夜尿增多且比重固定在 1.010 左右,表明肾小管浓缩功能差,见于慢性肾炎、慢性肾衰竭、慢性肾盂肾炎或尿崩症等。

(二) 尿渗量测定

尿渗量(urine osmolality)是指尿内全部溶质的微粒总数量。尿比重和尿渗量均能反映尿中溶质的含量,但在判断肾小管浓缩与稀释功能上,测定尿渗量较尿比重更有意义。

1. 标本采集 晚餐后禁饮 8~12 h。留取晨尿 100 ml(不加防腐剂),同时采集肝素抗凝静脉血用于检测血浆渗量。

2. 参考值范围 尿渗量为 600~1 000 mOsm/(kg·H_2O),血浆渗量为 275~305 mOsm/(kg·H_2O),尿渗量与血浆渗量比值(尿渗量/血浆渗量)为(3~4.5):1。

3. 临床意义

1) 判断浓缩-稀释功能 ①尿渗量及尿渗量/血浆渗量降低,提示浓缩功能受损。②若尿渗量/血浆渗量等于或接近 1,称为等渗尿(isotonic urine),提示肾脏浓缩功能接近完全丧失,见于慢性肾小球肾炎、多囊肾及慢性肾盂肾炎晚期。③若尿渗量<200 mOsm/kg·H_2O,或 Uosm/Posm<1,称为低渗尿(hypotonic urine),提示肾浓缩功能丧失而稀释功能仍存在,见于尿崩症。

2）鉴别肾前性和肾性少尿 肾前性少尿者肾小管浓缩功能完好,尿渗量较高;肾性少尿者,尿渗量常较低。

第五节 肝脏疾病常用检查

> 📖 **在线案例 6-4** 乙肝病史 16 年,近 1 个月出现明显腹胀、乏力、食欲减退

肝脏是人体最大的多功能实质性重要代谢器官,其功能包括参与蛋白质、糖、脂类代谢、激素的灭活与排泄、胆红素代谢,以及凝血和纤溶因子的生成等。肝脏病变时,肝脏的各种功能均发生相应的变化。检测肝脏各种功能状态的实验室检测方法,称为肝功能检查。

一、蛋白质代谢功能检查

蛋白质代谢是肝脏重要的代谢功能之一。测定血浆蛋白的种类和数量可了解肝脏蛋白质代谢功能受损的情况。

(一)血清总蛋白、清蛋白和球蛋白及比值测定

血清总蛋白是血清清蛋白和球蛋白的总和。清蛋白由肝实质细胞合成,是血清中重要的运输蛋白。清蛋白具有维持血浆胶体渗透压和缓冲血液酸碱的能力。血清清蛋白的浓度反映肝损伤的程度,也可用于疗效的观察及预后的判断。

1. 标本采集 空腹静脉血 2 ml,采血前避免剧烈运动,标本切勿溶血。

2. 参考值范围 正常成人血清总蛋白为 $60\sim80\,g/L$,清蛋白为 $35\sim50\,g/L$,球蛋白为 $20\sim30\,g/L$,清蛋白与球蛋白的比值为 $(1.5\sim2.5):1$。

3. 临床意义 血清总蛋白和清蛋白检测主要反映慢性肝损害。在急性或局灶性肝损害时,总蛋白和清蛋白多正常。总蛋白降低常与白蛋白降低平行,而总蛋白增高常同时有球蛋白增高。

1）血清总蛋白与清蛋白降低 ①肝细胞损害:慢性肝炎、肝硬化、肝癌、亚急性重症肝炎等;②营养不良:摄入不足、慢性胃肠疾患等;③消耗增加:慢性消耗性疾病、甲状腺功能亢进、糖尿病等;④丢失过多:肾病综合征、大面积烧伤、胸腹水、大出血等。

2）血清总蛋白与清蛋白升高 见于血液浓缩。

3）血清总蛋白与球蛋白升高 ①慢性肝病、肝硬化等;②自身免疫病:类风湿性关节炎、风湿热、系统性红斑狼疮等;③恶性肿瘤:多发性骨髓瘤、淋巴瘤等;④慢性感染:黑热病、疟疾、血吸虫病、结核病等。

4）球蛋白减少 见于丙种球蛋白缺乏症、原发性低球蛋白血症、免疫功能抑制等。

5）白蛋白与球蛋白比值 比值减小或倒置最常见于严重肝功能损害,如慢性持续性肝炎、肝硬化、原发性肝癌,以及多发性骨髓瘤、原发性巨球蛋白血症等。

（二）血清蛋白电泳

1. 标本采集　空腹静脉血 2 ml。标本切勿溶血。

2. 参考值范围　清蛋白为 62%～71%，α_1 球蛋白为 3%～4%，α_2 球蛋白为 6%～10%，β 球蛋白为 7%～11%，γ 球蛋白为 9%～18%。

3. 临床意义

1）慢性肝病　如慢性肝炎、肝硬化、肝癌，清蛋白减少，α_1、α_2 和 β 球蛋白有减少倾向，γ 球蛋白增高。

2）M 蛋白血症　清蛋白轻度减少，单克隆 γ 球蛋白明显增加，γ 区带、β 区带或 β 区带与 γ 区带之间出现明显的 M 蛋白区带，见于多发性骨髓瘤、原发性巨球蛋白血症等。

3）肾病　清蛋白和 γ 球蛋白减少，α_2 和 β 球蛋白增加，见于糖尿病肾病、肾病综合征等。

4）炎症型　α_1、α_2 和 β 球蛋白均增加，见于急、慢性炎症或应激反应等。

5）其他　如结缔组织病常有 γ 球蛋白增高。

二、胆红素代谢检查

肝脏是胆红素代谢的重要场所。胆红素主要来自衰老红细胞的血红蛋白代谢，少量来自肌蛋白、游离血红素等。通过测定血总胆红素（total bilirubin，TBil）、结合胆红素（conjugated bilirubin，CB）和非结合胆红素（unconjugated bilirubin，UCB），尿中胆红素和尿胆原的含量，可以判断有无溶血及肝胆系统在胆红素代谢中有无异常。

（一）TBil、CB 和 UCB 测定

1. 标本采集　空腹不抗凝静脉血 2 ml，标本勿溶血，及时送检。

2. 参考值范围（成人）　TBil 为 3.4～17.1 μmol/L，CB 为 0～6.8 μmol/L，UCB 为 1.7～10.2 μmol/L，CB 与 TBil 比值（CB/TBil）为 0.2～0.4。

3. 临床意义

1）判断有无黄疸及其程度　TBil 17.1～34.2 μmol/L 为隐性黄疸或亚临床黄疸；TBil 34.2～171 μmol/L 为轻度黄疸；TBil 171～342 μmol/L 为中度黄疸；TBil＞342 μmol/L 为重度黄疸。

2）推断黄疸原因　通常溶血性黄疸为轻度黄疸；肝细胞性黄疸为轻、中度黄疸；阻塞性黄疸为中、重度黄疸。

3）判断黄疸类型　TBil 及 CB 升高为梗阻性黄疸；TBil 及非 UCB 升高为溶血性黄疸；TBil、CB 和 UCB 皆升高为肝细胞性黄疸。根据 CB/TBil 值也可协助鉴别黄疸类型。CB/TBil＜0.2，提示溶血性黄疸；CB/TBil 为 0.2～0.5，提示肝细胞性黄疸；CB/TBil＞0.5，提示梗阻性黄疸。

（二）尿胆红素及尿胆原测定

1. 标本采集　留取新鲜晨尿液 20～30 ml 于棕色有盖容器中立即送检，如做定量

检查须留 24 h 尿液。检查前避免使用磺胺、普鲁卡因等药物以免呈假阳性反应。

2. 参考值范围　①尿胆红素定性：阴性；②尿胆原定性：阴性或弱阳性（1∶20 稀释后应为阴性）；③尿胆原定量：0.84～4.2 μmol/24 h。

3. 临床意义　尿胆原和尿胆红素检查在黄疸鉴别诊断中有较大价值：溶血性黄疸尿胆原明显增加，尿胆红素阴性；梗阻性黄疸尿胆原减少或缺如，尿胆红素强阳性；肝细胞性黄疸尿胆原中度增加，尿胆红素常呈阳性。

三、血清酶及同工酶检查

肝脏是人体含酶最丰富的脏器，肝脏病变时，血液中与肝脏有关的酶浓度发生改变，因此通过检测肝脏酶活性的变化，可以了解肝脏病变情况。

（一）血清转氨酶测定

转氨酶有很多种，用于肝脏疾病检查的主要有丙氨酸转氨酶（alanine aminotransferase，ALT）和天冬氨酸转氨酶（aspartate aminotransferase，AST）。ALT 主要分布于肝细胞中，其次为骨骼肌、心肌、脑和肾脏组织；AST 主要分布于心肌，其次为肝脏、骨骼肌和肾脏组织。轻、中度肝损伤时，ALT 释放入血远高于 AST；严重损伤时，线粒体膜亦损伤，AST 释放入血量增加。因此，ALT 是最敏感的肝功能监测指标，有助于肝病的早期诊断，血清 ALT 与 AST 比值（ALT/AST）测定有助于肝病的鉴别诊断。

1. 标本采集　空腹静脉血 2 ml。标本切勿溶血。

2. 参考值范围　ALT 为 5～40 U/L，AST 为 8～40 U/L，ALT/AST≤1。

3. 临床意义　ALT 和 AST 能敏感地反映肝细胞受损及其程度，反映急性肝细胞损伤以 ALT 最敏感，AST 则能较为敏感地反映肝细胞的损伤程度。

1）急性病毒性肝炎　ALT 与 AST 均显著增高，其中 ALT 增高更明显，血清 ALT 升高幅度与肝细胞损伤程度相关。急性重症肝炎时，ALT 明显增高，随病情进展，因大量肝细胞坏死，致血中 ALT 下降，甚至回到正常范围内，与此同时胆红素却进行性升高，呈现"酶胆分离"现象，提示预后极差。

2）慢性病毒性肝炎　转氨酶轻度增高或正常，ALT/AST＞1；若 AST 增高较 ALT 显著，即 ALT/AST＜1，提示慢性肝炎进入活动期。

3）非病毒性肝病　如药物性肝炎、脂肪肝、肝癌等，血清转氨酶轻度增高或正常，ALT/AST＜1。

4）急性心肌梗死　发病后 6～12 h，AST 开始增高，24～48 h 达高峰，3～5 天恢复正常，如 AST 再次增高，提示梗死范围扩大或出现新的梗死。

5）其他　胆汁淤积、皮肌炎、胰腺炎等转氨酶可轻度增高。

（二）γ-谷氨酰转移酶测定

γ-谷氨酰转移酶（γ-glutamyltransferase，γ-GT）主要分布于肾脏、肝脏、胰腺。血

清中 γ-GT 主要来源于肝胆系统。当肝内 γ-GT 合成增多或胆汁排出受阻时,可引起 γ-GT 增高。

1. 标本采集　空腹静脉血 2 ml。标本切勿溶血。

2. 参考值范围　连续监测法(37 ℃):γ-GT<50 U/L

3. 临床意义

1) 胆道阻塞性疾病　由于各种原因引起肝内、外梗阻,γ-GT 排泄受阻逆流入血,血中 γ-GT 可明显增高。肝癌时癌细胞合成 γ-GT 增多、肿瘤组织或周围炎症刺激、肿瘤压迫引起的局部胆道梗阻,以及胆汁排泄受阻致使酶逆流入血,均可使血中 γ-GT 明显增高。γ-GT 是反映肝内占位性病变、胆汁淤积及胆道梗阻敏感的酶学指标之一。

2) 急、慢性酒精性肝炎　血清 γ-GT 可明显升高,检查血清 γ-GT 活性是反映酒精性肝损伤和观察戒酒的良好指标。

3) 急、慢性病毒性肝炎及肝硬化　急性肝炎时 γ-GT 升高。慢性肝炎、肝硬化非活动期 γ-G 正常;若 γ-GT 持续升高,提示病变活动或病情恶化。

4) 其他　如脂肪肝、胰腺炎、胰腺肿瘤、前列腺肿瘤等,γ-GT 可轻度增高。

(三) 单胺氧化酶测定

单胺氧化酶(monoamine oxidase,MAO)以肝脏、肾脏、脑组织中含量较多。MAO 的活性与体内结缔组织增生呈正相关,MAO 活性测定能观察肝脏纤维化的程度。

1. 标本采集　空腹静脉血 2 ml。标本切勿溶血。

2. 参考值范围　MAO 为 12～40 U/mL。

3. 临床意义

1) 肝脏病变　重症肝硬化及肝硬化伴肝癌,MAO 活性明显增高;早期肝硬化 MAO 增高不明显;急性肝炎时,MAO 大多正常,但伴暴发性肝衰竭时 MAO 增高。

2) 肝外疾病　慢性充血性心力衰竭、糖尿病、甲状腺功能亢进症等 MAO 也可增高。

四、病毒性肝炎血清标志物检查

目前已经发现的病毒性肝炎主要有 5 型,即甲型、乙型、丙型、丁型和戊型,它们分别由甲型肝炎病毒(hepatitis A virus,HAV)、乙型肝炎病毒(hepatitis B virus,HBV)、丙型肝炎病毒(hepatitis C virus,HCV)、丁型肝炎病毒(hepatitis D virus,HDV)和戊型肝炎病毒(hepatitis E virus,HEV)引起。一般实验室可通过检查相关病毒的血清标志物来获取肝炎病毒的感染和转归情况。由于肝炎标志物的种类较多,选择时应结合流行病学特点和临床特点。现主要叙述肝炎病毒的血清免疫学检查。

(一) HAV 标志物测定

机体感染 HAV 后,可产生 IgM,HAV-IgM 常被用来诊断甲肝。此外也能产生 IgA 和 IgG 类抗体。病愈后抗 HAV-IgG 可长期存在。

1. 参考值范围　采用 ELISA 法检测，抗 HAV－IgM 为阴性；如感染过 HAV，抗 HAV－IgG 可终身阳性。

2. 临床意义

（1）抗 HAV－IgM 阳性率在发病后 2 周最高，达 100%，约 6 个月后转为阴性，抗 HAV－IgM 阳性，说明机体正在感染 HAV，它是早期诊断甲型肝炎的特异性指标。

（2）抗 HAV－IgG 阳性提示既往感染，体内已无 HAV，是一种保护性抗体，可作为流行病学调查的指标。

（二）HBV 标志物测定

1. 乙型肝炎病毒表面抗原（hepatitis B virus surface antigen，HBsAg）　HBV 中丹氏颗粒（Dane granule）外层的脂蛋白囊膜，在感染后 1～2 个月出现于血清中，可持续数周、数月甚至数年。

1）参考值范围　阴性。

2）临床意义　①急、慢性乙型肝炎及携带者 HBsAg 可呈阳性。②HBsAg 可以是具有传染性的完整乙型肝炎病毒的外壳，亦可仅为不含 HBV－DNA 的外壳成分。③如 HBsAg 阳性持续 6 个月以上，则易发展成慢性乙型肝炎或肝硬化。

2. 乙型肝炎病毒表面抗体（hepatitis B virus surface antibody，HBsAb）　目前公认的针对 HBsAg 的保护性抗体，它对 HBsAg 有一定的中和作用，是机体具有免疫力的标志。

1）参考值范围　阴性。

2）临床意义　①HBsAb 在感染后 3～6 个月出现，可持续多年。②HBsAb 阳性表明既往感染过 HBV，现已恢复或注射过乙肝疫苗或 HBsAb 免疫球蛋白者，提示机体有一定的免疫力。

3. 乙型肝炎病毒 e 抗原（hepatitis B virus e antigen，HBeAg）　HBV 核心颗粒中的一种可溶性蛋白质，具有抗原性。

1）参考值范围　阴性。

2）临床意义　①HBeAg 阳性表明乙肝病毒处于复制期，具有较强的传染性。②如患者 HBeAg 持续阳性，表明肝细胞损害较重，可发展为慢性乙型肝炎或肝硬化，孕妇则可引起垂直传播，致 90% 以上的新生儿 HBsAg 阳性。

4. 乙型肝炎病毒 e 抗体（hepaitis B virus e antibody，HBeAb）　经 HBeAg 刺激机体后产生的一种特异性抗体，继 HBeAg 后出现于血液中。

1）参考值范围　阴性。

2）临床意义　HBeAb 阳性表示大部分乙肝病毒被消除，病毒复制减少，传染性降低。一些慢性乙型肝炎、肝硬化、肝癌患者可检出 HBeAb。

5. 乙型肝炎病毒核心抗体（hepatitis B virus core antibody，HBcAb）　可分为 IgM、IgG 和 IgA 三种，一般实验室通常检测抗 HBcAb 和 IgM 类抗体。

1）参考值范围　抗 HBcAb，阴性；抗 HBc－IgM，阴性。

2) 临床意义 ①急慢性乙型肝炎、肝癌患者可见抗 HBcAb 阳性,抗 HBcAb 对机体无保护作用,阳性可持续数十年甚至终生。②抗 HBcAb 可在部分 HBsAg 阴性患者中出现。③抗 HBc‑IgM 阳性见于急性乙型肝炎发病期。④抗 HBc‑IgM 阳性,是乙型肝炎病毒近期感染的敏感指标,也是 HBV 在体内持续复制的指标,提示患者有传染性;抗 HBc‑IgM 转阴,提示乙型肝炎逐渐恢复;抗 HBc‑IgM 转阳,预示乙型肝炎复发。

📖 **拓展阅读6‑2 乙型肝炎大、小三阳区别**

(三) HCV 标志物测定

HCV 是一种 RNA 病毒,其主要通过输血途径传播。检测抗 HCV 抗体是临床上诊断 HCV 感染的依据之一。丙型肝炎病毒抗体分为 IgM 和 IgG 类。

1. 参考值范围 抗 HCV‑IgM 和抗 HCV‑IgG 均阴性。

2. 临床意义

(1) 抗 HCV‑IgM 阳性是诊断丙型肝炎的早期敏感指标,也是判断 HCV 活动性、传染性的指标,常见于急性 HCV 感染。

(2) 抗 HCV‑IgM 常于发病后 4 周出现,持续 1～4 周。

(3) 6 个月后抗 HCV‑IgM 转阴,否则易转为慢性丙型肝炎。

(4) 抗 HCV‑IgG 是机体既往感染过 HCV 的标志,不能作为感染的早期指标。

(5) 在疾病早期如检测不到抗 HCV 抗体,可做 HCV‑RNA 检测,以排除 HCV 感染。

(四) HDV 标志物测定

HDV 是一种缺陷病毒,需要 HBV 的存在才能复制和传播。如 HBsAg 阴性,则可排除丁型肝炎病毒感染。丁型肝炎病毒抗体分为抗 HDV‑IgG 和抗 HDV‑IgM。

1. 参考值范围 抗 HDV‑IgM:阴性;抗 HDV‑IgG:阴性。

2. 临床意义

(1) 抗 HDV‑IgM 出现较早,可持续 2～20 周,用于丁型肝炎的早期诊断。

(2) 抗 HDV‑IgG 阳性表明机体感染过 HDV。

(五) HEV 标志物测定

HEV 是一种 RNA 病毒,机体感染 HEV 后可产生 IgM 和 IgG 两种抗体。

1. 参考值范围 抗 HEV‑IgM:阴性;抗 HEV‑IgG:阴性。

2. 临床意义

(1) 95% 的急性期患者抗 HEV‑IgM 阳性。

(2) 恢复期患者血清中可检出抗 HEV‑IgG。抗 HEV‑IgM 持续 2～3 个月,可作为近期感染的诊断指标;而 HEV‑IgG 持续约 1 年。

五、血清甲胎蛋白测定

甲胎蛋白(alpha fetoprotein，AFP)是在胎儿早期由肝脏合成的一种糖蛋白，正常人出生后 AFP 合成受抑制，因此正常人血清含量甚微，AFP 呈阴性。当肝细胞或生殖腺胚胎发生恶性病变时，胞内相关基因被激活，肝细胞重新合成 AFP。

1. 参考值范围　定性：AFP 阴性；定量：AFP<25 μg/L。

2. 临床意义　AFP 增高，主要见于原发性肝细胞癌，诊断阈值为>300 μg/L，也有约 10% 的原发性肝细胞癌患者 AFP 阴性；也见于生殖腺胚胎瘤、病毒性肝炎、肝硬化、孕妇等，但升高不如原发性肝细胞癌明显。

第六节　常用血液生化检查

在线案例 6-5　因口渴、多饮、多尿、体重减轻就诊

一、血清电解质测定

血清电解质测定主要检测血清中钾、钠、氯化物、钙等的含量。

(一) 标本采集

黄色、红色或绿色帽真空采血试管。空腹采血，测血清钾的标本避免溶血。

(二) 参考值范围

血清钾：3.5～5.5 mmol/L；血清钠：135～145 mmol/L；血清氯化物：96～106 mmol/L；血清钙：①总钙：2.25～2.58 mmol/L；②离子钙：1.10～1.34 mmol/L；血清磷：成人，1.0～1.6 mmol/L；儿童，1.3～1.9 mmol/L。

(三) 临床意义

1. 血清钾异常

1) 血清钾增高　血清钾高于 5.5 mmol/L 为高钾血症。①摄入过多：输入库存血、食入或经静脉注入大量钾盐等；②排出障碍：急性肾衰竭、肾上腺皮质功能减退等，使肾排钾能力降低；体内的钾不能经肾排出体外；③分布异常：严重溶血或组织损伤、急性酸中毒或组织缺氧等，细胞内钾释放或转移到细胞外液。

2) 血清钾降低　血清钾低于 3.5 mmol/L 为低钾血症。①摄入不足：长期进食不足、全胃肠外营养时补液中补钾不足；②丢失过多：呕吐、持续胃肠减压、使用排钾利尿药、醛固酮增多症、肾衰竭多尿期；③分布异常：碱中毒、大量输入葡萄糖和胰岛素。

2. 血清钠和氯异常

1) 血清钠和血清氯增高　血清氯高于 106 mmol/L 为高氯血症。见于大量失水、摄入食盐过多或输入盐水过多、肾上腺皮质功能亢进、醛固酮增多症等。

2）血清钠和血清氯降低　血清氯低于 90 mmol/L 为低氯血症。见于摄入不足、严重呕吐或腹泻、持续胃肠减压、反复使用利尿药、严重烧伤、酸中毒、肾上腺功能减退等。

3. 血清钙异常

1）血清钙升高　总钙高于 2.58 mmol/L 为高钙血症。多见于服用维生素 D 过多、甲状旁腺功能亢进、多发性骨髓瘤等。

2）血清钙降低　总钙低于 2.25 mmol/L 为低钙血症。多见于钙摄入不足、慢性腹泻、维生素 D 缺乏、胆汁淤积性黄疸、甲状旁腺功能减退、慢性肾衰竭、重症胰腺炎等。

4. 血清磷异常

1）血清磷降低　血清磷低于 0.97 mmol/L 为低磷血症。①摄入不足或吸收不良：饥饿、恶病质、活性维生素 D 缺乏等。②丢失过多：呕吐、腹泻、血液透析、肾小管性酸中毒等。③转入细胞内：静脉注射葡萄糖或胰岛素、过度换气综合征、急性心肌梗死等。④其他：酒精中毒、糖尿病酮症酸中毒、甲状旁腺功能亢进症等。

2）血清磷升高　血清磷高于 1.61 mmol/L 为高磷血症。①内分泌疾病：甲状旁腺功能减退症。②肾排泄受阻：慢性肾炎晚期、肾衰竭等。③维生素 D 摄入过多。④其他：肢端肥大症、多发性骨髓瘤、骨折愈合期、暴发性肝衰竭等。

二、血糖测定及葡萄糖耐量试验

（一）空腹血糖检测

血糖主要是指血液中的葡萄糖。标本不同其检测结果也不同。常采用空腹血糖（fasting blood glucose，FBG）检测结果判断糖代谢的情况，诊断其他与糖代谢紊乱有关的疾病，是目前诊断代谢紊乱的最常用和最重要的指标。

1. 标本采集　清晨空腹静脉血，黄色或红色管帽的真空采血试管。采血前 8 h 内禁止饮食、禁烟，避免精神紧张、剧烈运动。标本应避免溶血，立即送检。

2. 参考值范围（葡萄糖氧化酶法）　FBG 为 3.9～6.1 mmol/L。

3. 临床意义

1）FBG 升高　FBG 过高而又未达到诊断糖尿病标准时，称为空腹血糖受损（impaired fasting glucose，IFG）。FBG 增高超过 7.0 mmol/L 为高糖血症。

（1）糖尿病是造成血糖升高最常见的原因。

（2）内分泌疾病：如甲状腺功能亢进症、肢端肥大症、皮质醇增多症和胰高血糖素瘤等。

（3）应激性高血糖：颅内压增高、颅脑损伤、中枢神经系统感染、心肌梗死、大面积烧伤、急性脑血管病等。

（4）药物影响：如噻嗪类利尿药、口服避孕药、泼尼松等。

（5）肝脏和胰腺疾病：如严重的肝病、坏死性胰腺炎、胰腺癌等。

（6）其他：如高糖饮食、剧烈运动、高热、呕吐、腹泻、脱水、麻醉和缺氧等。

2）FBG 降低　低血糖是指成年人 FBG 浓度低于 2.8 mmol/L。糖尿病患者血糖值≤3.9 mmol/L 即可诊断低血糖。

（1）生理性降低：见于饥饿或者剧烈运动。

（2）病理性降低：①胰岛 β 细胞增生或癌瘤等，使胰岛素分泌过多。②对抗胰岛素的激素不足，如垂体前叶功能减退、肾上腺皮质功能减退、甲状腺功能减退等。③严重肝病患者，肝脏不能有效地调节血糖。④消耗性疾病，如严重营养不良、恶病质等。⑤药物性：如注射胰岛素、磺脲类降糖药物、水杨酸、饮酒等。⑥特发性低血糖。

📖 **拓展阅读 6-3 不同时间测血糖的意义**

（二）口服葡萄糖耐量试验

口服葡萄糖耐量试验（oral glucose tolerance test，OGTT）是用以了解人体血糖调节功能的葡萄糖负荷试验。正常人一次口服 75 g 葡萄糖粉，血糖浓度仅仅略升高，且 2 小时后即恢复正常。

1. **标本采集** 无摄入任何热量 8 h 后，清晨空腹进行，将葡萄糖粉 75 g 溶于 250～300 ml 温水内，在 5 min 之内服完。从服糖水第一口开始计时，于服糖前和服糖后 0.5、1、2、3 h，分别在前臂采血测血糖。黄色或红色管帽的真空采血试管。

2. **参考值范围** FBG 3.9～6.1 mmol/L。口服葡萄糖后，0.5～1 h 血糖达高峰（一般为 7.8～9.0 mmol/L），峰值＜11.1 mmol/L；2 h 血糖＜7.8 mmol/L；3 h 血糖恢复至空腹水平；各检测时间点的尿糖均为阴性。

3. **临床意义**

1）用于糖尿病的诊断 ①具有糖尿病症状，FBG≥7.0 mmol/L 或 OGTT 2 h 血糖≥11.1 mmol/L 或随机血糖≥11.1 mmol/L；②无糖尿病症状，需要两次异常血糖值证实。

2）糖耐量降低 2 h 血糖≥7.8 mmol/L，＜11.1 mmol/L 称为糖耐量降低。多见于某些内分泌疾病，如肾上腺皮质功能亢进，有 70%～80% 患者有糖耐量降低。

3）糖耐量增高 空腹血糖降低，服糖后血糖上升不明显，2 h 血糖仍处于低水平，常见于胰岛 β 细胞瘤、腺垂体功能减退症和肾上腺皮质功能减退症等。

三、血清脂质测定

血清脂质是血浆中的中性脂肪（三酰甘油和胆固醇）和类脂（磷脂、糖脂、固醇、类固醇）的总称，广泛存在于人体中。血清脂质检测主要包括血清总胆固醇（total cholesterol，TC）、三酰甘油（triglyceride，TG）、低密度脂蛋白胆固醇（low density lipoprotein cholesterol，LDL‑C）、高密度脂蛋白胆固醇（high density lipoprotein cholesterol，HDL‑C）等。

（一）TC 测定

1. **标本采集** 素食或低脂饮食 3 天后，抽取空腹静脉血 2 ml，注入干燥试管中送检，防止溶血，采血前 24 h 内禁酒、避免剧烈运动。

2. 参考值范围 TC 合适范围：2.8～5.2 mmol/L；TC 边缘升高：5.23～5.69 mmol/L；TC 升高：≥5.72 mmol/L。

3. 临床意义

1）TC 增高 ①生理性：主要取决于饮食性质、体力劳动量、环境因素、性别和年龄等。②病理性：见于长期大量进食高胆固醇食物、冠状动脉粥样硬化、甲状腺功能减退症、糖尿病、肾病综合征、胆总管阻塞及应用某些药物（如阿司匹林、糖皮质激素、口服避孕药等）。

2）TC 降低 见于暴发性肝衰竭、肝硬化、严重贫血、甲状腺功能亢进症、营养不良及应用某些药物（如雌激素、钙拮抗剂等）。

3）对于已经诊断为冠心病的患者，要求 TC 控制在 4.66 mmol/L 以下。

（二）TG 测定

1. 标本采集 素食或低脂饮食 3 天后，抽取空腹静脉血 2 ml，注入干燥试管中送检，防止溶血。采血前 24 h 内禁酒、避免剧烈运动。

2. 参考值范围 TG 为 0.56～1.70 mmol/L。

3. 临床意义

1）TG 增高 见于高脂饮食、肥胖症、冠心病、高脂血症、动脉粥样硬化症、肾病综合征、甲状旁腺功能减退症、阻塞性黄疸等。

2）TG 降低 见于严重肝脏疾病、甲状腺功能亢进症、肾上腺皮质功能减退症、低 β-脂蛋白血症和无 β-脂蛋白血症等。

（三）脂蛋白测定

脂蛋白（lipoprotein）是血脂在血液中存在、转运及代谢的形式。超高速离心法根据密度不同将脂蛋白分为乳糜微粒（chylomicron，CM）、极低密度脂蛋白（very low density lipoprotein，VLDL）、中间密度脂蛋白（intermediate density lipoprotein，IDL）、低密度脂蛋白（low density lipoprotein，LDL）和高密度脂蛋白（high density lipoprotein，HDL）。脂蛋白测定可了解血脂的质和量，并能对其生理功能进行分析。

1. HDL-C HDL 是血清中颗粒最小、密度最大的一组脂蛋白，HDL-C 表示的是与 HDL 结合的总胆固醇，一般以测定 HDL-C 的含量来估计 HDL 水平。

1）标本采集 素食或低脂饮食 3 天后，抽取空腹静脉血 2 ml，注入干燥试管中送检，防止溶血，采血前 24 h 内禁酒、避免剧烈运动。

2）参考值范围 HDL-C 为 0.91～1.56 mmol/L。

3）临床意义 ①HDL-C 增高：见于慢性肝炎、原发性胆汁性肝硬化等。②HDL-C 减少：见于动脉粥样硬化、糖尿病、肾病综合征、慢性肾衰竭及应用雄激素、β 受体阻滞剂等。③判断发生冠心病的危险性：HDL-C 值低的个体患冠心病的危险性增加；HDL-C 水平高者，患冠心病可能性小。对冠心病患者要求的治疗目标为 HDL-C＞1.00 mmol/L。

2. LDL－C 测定

1）标本采集　静脉采血 2 ml。

2）参考值范围　LDL－C 为 2.7～3.2 mmol/L。

3）临床意义　①LDL－C 浓度升高：LDL－C 是动脉粥样硬化的危险因子之一，其水平升高与冠心病发病呈正相关。遗传性高脂蛋白血症、肾病综合征、肥胖症、阻塞性黄疸等 LDL－C 浓度也可升高。②LDL－C 浓度降低：见于甲状腺功能亢进症、肝硬化、吸收不良等。

四、心肌酶和心肌蛋白检测

1. 肌酸激酶及其同工酶　肌酸激酶（creatine kinase，CK）主要存在于胞质和线粒体中，以骨骼肌、心肌中含量最多，少量存在于脑组织中。CK 同工酶有 3 种：CK－MM（肌型）、CK－BB（脑型）、CK－MB（心肌型），其中 CK－MB 占总 CK 的 5% 以下。

1）参考值范围　①CK（连续监测法，37℃）：男性为 37～174 U/L，女性为 26～140 U/L。②CK－MB 活性（免疫抑制法）：<10 U/L，小于总酶活性的 5%。

2）临床意义　总 CK 升高可见于急性心肌梗死、进行性肌萎缩、皮肌炎及肌肉损伤的患者。CK－MB 可用于急性心肌梗死的早期诊断，在急性心肌梗死发生后 6 h 就开始升高，24 h 达高峰，3～4 天后恢复正常。

2. 乳酸脱氢酶及其同工酶　乳酸脱氢酶（lactate dehydrogenase，LDH）有多种同工酶，包括 LDH1、LDH2、LDH3、LDH4、LDH5 等，其中 LDH1 在心肌中含量最高。

1）参考值范围　LDH 为 95～200 U/L（连续监测法，37℃）；同工酶活性：LDH2＞LDH1＞LDH3＞LDH4＞LDH5。

2）临床意义　急性心肌梗死 8～10 h 后 LDH 开始升高，2～3 天后达高峰，可持续10～14 天恢复正常；急性心肌梗死时 LDH1/LDH2＞1，以 LDH1 增高为主。LDH 诊断急性心肌梗死的灵敏度高，但特异性不高，一定要与临床症状紧密结合。

3. 心肌肌钙蛋白（cardiac troponin，cTn）　有 3 种亚单位，分别为肌钙蛋白 C（cTnC）、肌钙蛋白 T（cTnT）和肌钙蛋白 I（cTnI）。cTnC 在骨骼肌和心肌中是相同的，而 cTnI 和 cTnT 是特异性存在于心肌细胞内的，且不能透过完整的细胞膜，故健康人血清含量极微。

1）参考值范围　cTnT：0.02～0.13 μg/L，＞0.2 μg/L 为临界值，＞0.5 μg/L 可以诊断急性心肌梗死（acute myocardial infarction，AMI）；cTnI：<0.2 μg/L，＞1.5 μg/L为临界值。

2）临床意义　①诊断急性心肌梗死：cTnT 和 cTnI 是目前急性心肌梗死的确诊标志物，灵敏性、特异性都较 CK－MB 高，且诊断窗口期长。在急性心肌梗死发生 3～6 h血清 cTnT 和 cTnI 即可升高，可持续几天乃至 2 周，已取代 CK－MB 成为诊断急性心肌梗死的"金标准"。②判断不稳定型心绞痛预后：如不稳定型心绞痛患者出现肌钙蛋白阳性，提示已发生微小心肌损伤，预后较差。

五、其他血清酶学检查

1. 碱性磷酸酶（alkaline phosphatase，ALP）测定　ALP主要分布于肝脏、骨骼、肾脏、小肠等组织中，肝脏的ALP经胆汁排入小肠，当胆汁排出受阻时，ALP产生增多，为胆汁淤积的酶学指标。

1）标本采集　空腹静脉血2 ml。标本切勿溶血。

2）参考值范围　成人男性为20～115 U/L（37 ℃）；成人女性为20～105 U/L（37 ℃）；儿童<350 U/L（37 ℃）

3）临床意义　ALP增高主要见于：①肝胆系统疾病：如胰头癌或胆道结石等引起的胆管阻塞、原发性胆汁性肝硬化、肝内胆汁淤积等，血中ALP浓度呈明显持续性升高，梗阻消失后恢复正常。肝炎或肝硬化时，ALP可轻度升高，很少超过正常上限的3倍。②骨骼系统病变：如变形性骨炎、骨肉瘤、骨折愈合期等。③其他：如佝偻病、甲状旁腺功能亢进症、妊娠后期等。

2. 淀粉酶测定　淀粉酶主要来自胰腺和腮腺，少量来自其他组织，如心脏、肝、肺等。淀粉酶检查的适应证有：急性胰腺炎的监测和排除（有急性上腹部疼痛的症状）、慢性（复发性）胰腺炎、胰管阻塞，腹部不适、外科手术、畏食和食欲过盛等、内镜逆行胰胆管造影（endoscopic retrograde cholangiopancreatography，ERCP）后的随访、腮腺炎（流行性、酒精中毒性）。

1）参考值范围　血清淀粉酶<220 U/L，尿淀粉酶<1 200 U/L。

2）临床意义　血清淀粉酶和尿淀粉酶变化可用于急性胰腺炎的诊断和急腹症的鉴别诊断。急性胰腺炎发作期血清淀粉酶显著升高，但持续时间较短，于24～72 h下降至正常；发病12～24 h尿淀粉酶升高，持续时间较长。临床上以血清淀粉酶变化为主要诊断依据，尿淀粉酶变化仅为参考。当胰腺组织迅速坏死时，血清淀粉酶可急剧降低。淀粉酶增高还见于：胰腺癌初期、胰腺外伤、急性腹膜炎溃疡病穿孔、流行性腮腺炎、服用镇静剂、酒精中毒及肾衰竭等。

第七节　其他常用实验室检查

📖 在线案例6-6　肝硬化，3日来畏寒、发热、腹痛，腹水量增加

一、痰液检查

1. 痰量　正常人一般不咳痰或仅咳少量泡沫痰或黏液样痰。在呼吸系统疾病时，痰量可增多，24 h痰量>50 ml为痰量增加。见于慢性支气管炎、支气管扩张、肺脓肿、肺结核等。

2. **颜色** 健康人仅有少量无色或灰白色黏液痰。常见痰液颜色改变有以下情况。

1）黄色或黄绿色痰 呼吸系统化脓性感染时，因痰中含有大量的脓细胞、上皮细胞而呈黄色，如化脓性支气管炎、金黄色葡萄球菌肺炎、支气管扩张、肺脓肿、肺结核等。铜绿假单胞菌感染或干酪性肺炎时痰呈黄绿色。

2）红色或棕红色痰 因呼吸道出血，痰液中含有血液或血红蛋白所致。血性痰见于肺癌、肺结核、支气管扩张等。

3）粉红色泡沫样痰 因肺淤血，局部毛细血管通透性增加所致，见于急性肺水肿。

4）铁锈色痰 因痰液中所含血红蛋白变性所致，见于大叶性肺炎、肺梗死等。

5）棕褐色痰 见于阿米巴肺脓肿、慢性充血性心力衰竭。

3. **性状** 正常人痰液呈泡沫状或黏液状。

1）黏液性痰 见于急性支气管炎、支气管哮喘、早期肺炎等。

2）浆液性痰 稀薄而有泡沫，混有血液时呈粉红色，见于肺水肿、肺淤血等。

3）浆液脓性痰 静置后分为3层，上层为泡沫状黏液，中层为浆液，下层为坏死组织及沉淀物。多见于肺脓肿、肺组织坏死、支气管扩张等。

4）血性痰 痰液中混有血丝或血块。如咳出纯粹的血液或血块称为咳血，外观多呈鲜红色泡沫状，陈旧性痰呈暗红色凝块。血性痰常提示肺组织有破坏或肺内血管高度充血，见于肺结核、支气管扩张、肺癌、肺吸虫病、肺水肿、出血性疾病等。

二、浆膜腔穿刺液检查

人体的胸腔、腹腔和心包腔统称为浆膜腔。生理状态下，腔内有少量起润滑作用的液体。病理情况下，浆膜腔内液体增多称为浆膜腔积液。根据积液的特点及形成原因，将其分为漏出液和渗出液。漏出液（transudate）多为非炎症性积液，而渗出液（exudate）多为炎症性积液。漏出液与渗出液的产生机制和常见原因见表6-6。

表6-6 漏出液与渗出液的产生机制和常见原因

积液	产生机制	常见原因
漏出液	毛细血管流体静压增高 血浆胶体渗透压降低 淋巴回流受阻 水钠潴留	静脉回流受阻、充血性心力衰竭和晚期肝硬化 血浆清蛋白浓度明显降低的各种疾病 丝虫病、肿瘤压迫等所致的淋巴回流障碍 充血性心力衰竭、肝硬化和肾病综合征
渗出液	微生物的毒素、缺氧以及炎性介质 血管活性物质增高、癌细胞浸润 外伤、化学物质刺激等	结核性、细菌性感染 转移性肺癌、乳腺癌、淋巴瘤、卵巢癌 血液、胆汁、胰液和胃液等刺激，外伤

（一）浆膜腔积液标本采集

浆膜腔积液标本由临床医师进行浆膜腔穿刺术采集。穿刺成功后留取中段液体于无菌容器内送检。病理学检查、细胞学检查和化学检查各留取 2 ml,厌氧菌培养留取 1 ml,结核分枝杆菌检查留取 10 ml。病理学检查和细胞学检查宜采用 EDTA－K2 抗凝,化学检查不需抗凝。还应留取 1 份不加抗凝剂的标本,用于观察积液的凝固性。由于积液极易出现凝块、细胞变性、细菌破坏和自溶等,所以留取标本后应在 30 min 内送检。否则应将标本置于 4℃ 冰箱内保存。

（二）浆膜腔积液理学检查

1. 颜色与透明度　漏出液多为透明淡黄色,渗出液多为深黄色。①深黄色脓样见于化脓性感染;②红色见于恶性肿瘤、结核病、穿刺损伤、内脏损伤;③黄绿色见于铜绿假单胞菌感染;④乳白色见于淋巴管阻塞等;⑤草黄色见于尿毒症引起的心包积液。渗出液因细胞、细菌、蛋白质含量较多,常呈不同程度的浑浊。

2. 凝块　漏出液不易凝固;渗出液因含有纤维蛋白及组织裂解产物,易出现凝固。

3. 比重　漏出液比重<1.015;渗出液含有较多蛋白质及细胞,比重>1.018。

（三）浆膜腔积液化学检查

1. 蛋白质

1）黏蛋白定性试验　又称为李凡他试验（Rivalta test）,漏出液黏蛋白含量少,多呈阴性反应;渗出液时,浆膜间皮细胞受刺激分泌大量黏蛋白,故多呈阳性反应。

2）蛋白质定量　漏出液蛋白质含量低,多小于 25 g/L;渗出液的蛋白质含量高,多大于 30 g/L。癌性积液时蛋白质为 25～30 g/L。

3）蛋白电泳　漏出液的清蛋白相对较高,α_2 和 γ 球蛋白低于血浆;渗出液的相对分子质量大的蛋白质显著高于漏出液,电泳谱与血浆相似。

4）积液蛋白质与血清蛋白质比值（积液/血清蛋白质）　漏出液/血清蛋白质<0.5;渗出液/血清蛋白质>0.5。

2. 葡萄糖　漏出液中葡萄糖含量与血糖相似或较血糖稍低;渗出液中葡萄糖常因细菌或细胞酶的分解而含量明显降低,甚至无糖;癌性积液葡萄糖含量降低,若葡萄糖明显减低提示肿瘤广泛浸润,预后不良,此时积液中极易找到癌细胞;类风湿性积液葡萄糖含量多小于 3.33 mmol/L,红斑狼疮性积液葡萄糖含量基本正常。

3. 其他　浆膜腔积液中含有许多酶及其他成分,它们对鉴别积液的性质有重要的价值。在此仅介绍两种鉴别方法。

1）乳酸脱氢酶（LDH）　漏出液 LDH 接近于血清,即<200 U/L,且积液 LDH/血清 LDH<0.6;渗出液 LDH>200 U/L,且积液 LDH/血清 LDH>0.6,若积液 LDH/血清 LDH>1.0,则为癌性积液。

2）C反应蛋白（C reactive protein，CRP）　漏出液 CRP 含量低（<10 mg/L）;渗出液 CRP 含量高（>10 mg/L）。

（四）浆膜腔积液显微镜检查

1. 细胞计数

1）红细胞计数 对鉴别积液性质意义不大，由于穿刺损伤，漏出液红细胞计数可增多；如能排除穿刺损伤，红细胞计数增多常见于恶性肿瘤、结核病、肺栓塞、创伤等，其中以恶性肿瘤最常见。

2）白细胞计数 对鉴别积液性质有一定价值。漏出液中细胞较少（$<100 \times 10^6/L$）；渗出液中细胞较多，化脓性积液中白细胞$>1\,000 \times 10^6/L$，结核性及癌性积液中白细胞$>200 \times 10^6/L$。若心包腔积液中白细胞$>10\,000 \times 10^6/L$，常提示细菌性、结核性或肿瘤性心包炎。

3）有核细胞分类 漏出液主要为淋巴细胞和间皮细胞，渗出液的细胞种类较多，因病因不同而异。化脓性积液或结核性积液早期以中性粒细胞为主；慢性炎症如结核性、病毒性及肿瘤性积液等多以淋巴细胞为主；过敏性疾病或寄生虫病、淋巴瘤、腹膜透析等所致的积液常见嗜酸性粒细胞增多。

2. 细胞学检查 如为渗出液，尤其是怀疑为恶性积液时，应离心沉淀积液中的细胞，行苏木精-伊红或瑞特-吉姆萨染色，必要时加做组织化学染色，如能找到肿瘤细胞即可确诊。

3. 病原生物学检查 如已确定积液为漏出液，则无须作此项检查。如肯定或疑为渗出液，则必须作细菌培养、涂片检查，必要时加做药敏试验。

浆膜腔积液检查的目的主要在于鉴别积液的性质，明确病因。漏出液与渗出液的鉴别见表6-7。

表6-7 漏出液与渗出液的鉴别

项　目	漏出液	渗出液
病因	非炎症性	炎症性外伤、肿瘤或理化刺激
颜色	淡黄色	黄色、红色、乳白色
透明度	清晰透明或琥珀色样	浑浊或乳糜样
比重	<1.015	>1.018
pH值	>7.3	<7.3
凝固性	不易凝固	易凝固
李凡他试验	阴性	阳性
蛋白质含量(g/L)	<25	>30
积液蛋白质/血清蛋白质	<0.5	>0.5
葡萄糖(mmol/L)	接近血糖水平	<3.33

（续表）

项 目	漏出液	渗出液
LDH(U/L)	<200	>200
积液 LDH/血清 LDH	<0.6	>0.6
细胞总数(×10⁶/L)	<100	>500
有核细胞分类	以淋巴细胞为主,可见间质细胞	急性炎症以中性粒细胞为主,慢性炎症、恶性积液以淋巴细胞为主
肿瘤细胞	无	可有
细菌	无	可有

三、脑脊液检查

脑脊液(cerebrospinal fluid，CSF)是存在于脑室和蛛网膜下腔的无色透明液体,主要由脑室脉络丛细胞主动分泌和超滤形成,经蛛网膜绒毛及脊神经根周围间隙吸收入静脉。由于脉络丛对血浆的滤过具有选择性,形成了血-脑脊液屏障,故正常脑脊液成分比较恒定。

脑脊液具有重要的生理作用:①保护脑和脊髓免受外力的震荡损伤;②调节颅内压力的变化;③参与脑组织的物质代谢;④供给脑、脊髓营养物质和排出代谢产物。在病理情况下,血脑屏障被破坏,脑脊液成分发生改变。因此,脑脊液检查对中枢神经系统器质性病变的诊断具有重要意义。

（一）脑脊液标本采集

脑脊液标本由临床医师进行腰椎穿刺采集,必要时也可从小脑延髓池或侧脑室穿刺采集,穿刺成功后首先进行压力测定。待测定压力后,根据检查的目的将脑脊液标本分别采集于 3 个无菌容器中,第 1 管用于细菌学检查,第 2 管用于临床化学或免疫学检查,第 3 管用于理学及细胞学检查。标本采集后应在检查申请单上注明标本采集的日期和时间。

（二）脑脊液理学检查

1. 颜色

1）参考值　无色、清晰透明的水样液体。

2）临床意义　①红色:见于脑室或蛛网膜下腔出血或穿刺损伤;②黄色:常见于陈旧性蛛网膜下腔出血、椎管梗阻、重度黄疸等;③乳白色或灰白色:见于化脓性脑膜炎。④淡绿色:见于铜绿假单胞菌感染;⑤褐色:见于脑膜恶性黑色素瘤。

2. 透明度

1）参考值　清晰透明。

2）临床意义　病毒性脑炎、神经梅毒等脑脊液清晰透明或轻微浑浊;结核性脑膜炎 CSF 呈毛玻璃样浑浊;化脓性脑膜炎脑脊液呈脓性或块样浑浊。

3. 凝块或薄膜

1）参考值 放置 24 h 不发生凝固,也不形成薄膜。

2）临床意义 当脑脊液蛋白质含量增高,特别是纤维蛋白原增高时,脑脊液离体后易发生凝固。①化脓性脑膜炎:脑脊液静置 1～2 h 即可出现凝块或沉淀。②结核性脑膜炎:脑脊液静置 12～24 h 可在表面形成薄膜,取此膜涂片检查结核分枝杆菌阳性率高。③神经梅毒:脑脊液可出现小絮状凝块。④蛛网膜下腔梗阻:脑脊液呈黄色胶冻状。

（三）脑脊液化学检查

1. 蛋白质

1）参考值范围 ①定性:潘氏试验(Pandy test)阴性或弱阳性。②定量:成人腰椎穿刺为 200～400 mg/L,小脑延髓池穿刺为 100～250 mg/L,侧脑室穿刺为 50～150 mg/L,新生儿蛋白质含量稍高于成人。

2）临床意义 蛋白质含量增高提示血-脑脊液屏障受到破坏。①中枢神经系统炎症、化脓性脑膜炎显著增高,结核性脑膜炎中度增高,病毒性脑膜炎轻度增高。②脑出血或蛛网膜下腔出血。③中枢神经系统肿瘤及转移癌。④蛛网膜下腔梗阻,如脊髓肿瘤、蛛网膜下腔粘连、椎间盘突出等。

2. 葡萄糖

1）参考值范围

成人为 2.5～4.5 mmol/L,儿童为 3.1～4.5 mmol/L。

2）临床意义

（1）葡萄糖浓度降低:①中枢神经系统感染性疾病,如化脓性脑膜炎、结核性脑膜炎、新型隐球菌性脑膜炎等。以化脓性脑膜炎早期葡萄糖浓度降低最明显;结核性脑膜炎、新型隐球菌性脑膜炎常在中晚期葡萄糖浓度降低,且葡萄糖浓度越低,其预后越差。病毒性脑膜炎则葡萄糖浓度正常。②脑部寄生虫感染。③脑肿瘤、神经梅毒等。④低血糖。

（2）葡萄糖浓度升高:①新生儿、早产儿;②糖尿病、脑外伤等血糖增高的疾病。③血性脑脊液。

3. 氯化物

1）参考值范围 成人为 120～130 mmol/L,儿童为 111～123 mmol/L。

2）临床意义

（1）氯化物浓度降低:①细菌、新型隐球菌感染,尤以结核性脑膜炎最明显,其降低早于葡萄糖,降低程度与病情严重程度相关,与蛋白质含量增高有关;②呕吐、腹泻脱水等致低氯血症时。

（2）氯化物浓度升高:主要见于尿毒症、肾炎、心力衰竭等。

(四) 脑脊液显微镜检查

1. 细胞计数及白细胞分类

1) 参考值范围　无红细胞；有极少量白细胞，成人为$(0\sim8)\times10^6/L$，儿童为$(0\sim15)\times10^6/L$；主要为淋巴细胞和单核细胞(二者之比为$7:3$)，无多个核的粒细胞。

2) 临床意义　①中枢神经系统感染：白细胞$(10\sim50)\times10^6/L$为轻度增多，$(50\sim100)\times10^6/L$为中度增多，$>200\times10^6/L$为重度增多。②中枢神经系统肿瘤：细胞总数正常或轻度增多，以淋巴细胞为主，可发现肿瘤细胞或白血病细胞。③颅内寄生虫病：嗜酸性粒细胞增多。④脑及蛛网膜下腔出血，可见大量红细胞和中性粒细胞。

2. 细胞学检查　主要是通过观察脑脊液的细胞种类、数量和形态变化，对中枢神经系统感染、肿瘤、白血病等疾病进行诊断与鉴别诊断、观察治疗效果和进行预后判断等。

3. 病原生物学检查　可为临床诊断提供病因学依据，有确诊价值。常进行直接涂片，瑞特染色(Wright stain)、革兰氏染色(Gram staining)及抗酸染色寻找有关的致病菌。如果有细菌，并结合临床特征，可诊断为细菌性脑膜炎；墨汁染色见到未着色的新型隐球菌荚膜可诊断为新型隐球菌性脑膜炎；如发现寄生虫则可诊断为脑寄生虫病。此外，还可进行脑脊液的细菌培养和药物敏感试验，以帮助临床诊断和治疗。

4. 临床应用　目前，由于影像诊断学，特别是CT、磁共振成像技术的发展与应用，对颅内出血、梗阻、占位性病变的检出率越来越高，脑脊液检查并非首选项目，但其对中枢神经系统感染性疾病的诊断仍有重要价值。常见中枢神经系统疾病的脑脊液检查特点见表6-8。

表6-8　常见中枢神经系统疾病的脑脊液检查特点

疾病名称	压力	外观	凝固性	蛋白质	葡萄糖	氯化物	细胞增高	细菌
化脓性脑膜炎	↑↑↑	浑浊	凝块	↑↑	↓↓↓	↓	显著，N	化脓菌
结核性脑膜炎	↑↑	毛玻璃样浑浊	薄膜	↑	↓	↓↓	中度，N、L	结核菌
病毒性脑膜炎	↑	透明或微浑	无	↑	正常	正常	L	无
隐球菌性脑膜炎	↑	透明或微浑	可有	↑↑	↓	↓	L	隐球菌
流行性乙脑	↑	透明或微浑	无	↑	正常或↑	正常	N、L	无
脑出血	↑	血性	可有	↑	正常	正常	RBC	无
蛛网膜下腔出血	↑	血性	可有	↑	↑	正常	RBC	无
脑肿瘤	↑	透明	无	↑	正常	正常	L	无
脑脓肿	↑	透明或微浑	有	↑	正常	正常	L	有或无
神经梅毒	↑	透明	无	正常	正常	↑	L	无

注　↑↑↑：显著增高；↑↑：明显增高；↑：增高；↓↓↓：显著下降；↓↓：明显下降；↓：下降；L：淋巴细胞；N：中性粒细胞；RBC：红细胞。

1）中枢神经系统感染性疾病的诊断与鉴别诊断 首先选择脑脊液病理学检查，基本可做出诊断与鉴别。对化脓性脑膜炎、结核性脑膜炎、病毒性脑膜炎的诊断及鉴别诊断可加做 CRP、腺苷脱氢酶（adenosine deaminase，ADA）、LDH、CK 等测定，以及病原学检查。

2）脑血管疾病的诊断与鉴别诊断 根据脑脊液外观、细胞计数等基本可做出诊断。还可选择脑脊液蛋白电泳、LDH、CK 测定等。

3）中枢神经系统恶性疾病诊断 疑有转移性肿瘤或脑膜白血病，可选择细胞病理学检查，找到肿瘤细胞或白血病细胞，具有确诊意义，还可进行肿瘤标志物检查。

（马琼）

数字课程学习

⊘ ○教学 PPT ○导入案例解析 ○复习与自测 ○更多内容

第七章　心电图检查

章前引言

　　心脏在收缩和舒张时会产生微弱的生物电流,这种电流可以传到人体表面。心电图机就是通过监测心脏这种周期性变化产生的电流变化,以连续曲线的形式在心电图中记录下来。通过心电图可以检查出患者是否患有和心脏相关的疾病,比如心律失常、心绞痛、心肌梗死、高血压性或肺源性心脏病等。除此之外,还可以利用心电图"监护",发现患者是否有药物中毒的反应,如使用洋地黄过量会表现出恶心、呕吐、头痛、心律失常等症状,从而方便给患者更合理的用药或剂量调整。

学习目标

1. 阐述心电图导联的连接方法及正常心电图表现、正常值及临床意义。
2. 理解常见异常心电图的表现和临床意义。
3. 知道心电图产生的基本原理。
4. 识记心电图波形及初步分析心电图。
5. 正确连接心电图导联并准确描记心电图。
6. 培养学生对患者的尊重和关爱,保护患者的隐私。

思维导图

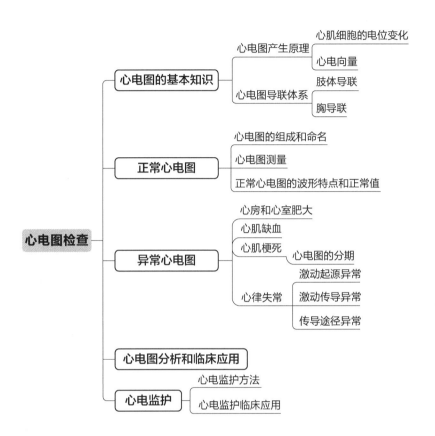

案例导入

　　李阿姨45岁,有高血压病史,在家辅导孩子做作业时情绪激动,出现胸闷、呼吸困难。家属立即拨打120。

　　问题:

　　1. 作为120接诊的护士,你应该第一时间为李阿姨完成什么检查?

　　2. 该检查的正常图形的特征是什么?

　　3. 在处理过程中,你要注意哪些人文关怀的地方?

第一节　心电图的基本知识

思政小课堂7-1　心电图的发展史

一、心电图产生原理

(一) 心肌细胞的电位变化

1. **极化状态** 正常心肌细胞的静息膜电位是外正内负,膜外任意两点无电位差,也无电流活动,此种状态称为"极化状态"。

2. **除极过程** 当心肌细胞受到适度刺激时便开始除极,膜电位逐一改变,直至膜电位完全成为外负内正时为止(此时细胞呈除极化或去极化状态);该过程中膜外已经除极带负电的与尚未除极带正电的(电源(＋)＋电穴(－)——形成一对电偶)两点之间存在着电位差和电流活动,直到除极化状态时,膜外任意两点又变得无电位差,无电流活动。

3. **复极过程** 除极完成后心肌细胞开始复极,膜电位又逐一变回外正内负,直至完全恢复到原来的静息状态。

如果再受到刺激,细胞膜又重复上述 2、3 步骤。单个细胞除极方向与电偶方向一致,而复极方向与电偶方向相反(图 7-1)。

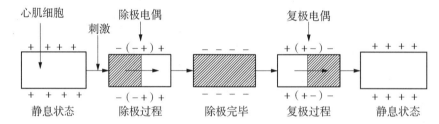

图 7-1 单个心肌细胞除极与复极及细胞膜内外电位变化

(二) 心电向量

物理学中向量即是方向加量度的合称,常用来表示力量的方向和大小,可用箭头来表示,箭头指向为方向,箭头长短为大小。体表采集的心电向量的大小与以下因素有关:①与心肌细胞数量成正比。②与探查电极位置和心肌细胞之间的距离成反比。③与探查电极方位和心肌除极的方向构成的夹角有关,夹角越大,心电位在导联上的投影越小,电位就越弱,反之则相反(图 7-2)。

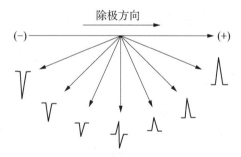

图 7-2 检测电极电位和波形
与心肌除极方向的关系

由于心脏复杂的解剖结构和电活动,会产生许多心电向量,多个心肌细胞产生的心电向量的总和,称为心电综合向量(resultant veclor)。其合成的原理是:同一轴两个心电向量的方向相同者,幅度相加;方向相反者则相减。两个心电向量的方向构成一定角度者,可应用平行四边形法则取其对角线为综合向量(图 7-3)。总之,由体表所采集到的心电变化,是全部参与电活动心肌细胞的电位变化按上述原则综合的结果。

拓展阅读7-1　心电图的产生原理

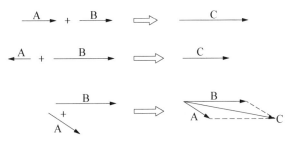

图7-3　综合向量的形成原理

二、心电图的导联体系

(一) 心电图导联

在人体不同部位放置电极,并通过导联线分别与心电图机的正负两极相连,这种记录心电图的电路连接方法称为心电图导联。目前临床广泛采纳由 Einthoven 创设的国际通用的常规 12 导联体系。即标准肢体导联Ⅰ、Ⅱ、Ⅲ,加压单极肢体导联 aVR、aVL、aVF,胸导联 V_1、V_2、V_3、V_4、V_5、V_6。

1. 肢体导联(limb leads)　包括标准肢体导联Ⅰ、Ⅱ、Ⅲ和加压单极肢体导联 aVR、aVL、aVF。

1)标准肢体导联　用Ⅰ、Ⅱ、Ⅲ表示,反映两个肢体之间的电位差。连接位置如表7-1所示;连接示意图如图7-4所示。

表7-1　标准肢体导联正负极连接位置

标准肢体导联	正极	负极
Ⅰ	左臂	右臂
Ⅱ	左腿	右臂
Ⅲ	左腿	左臂

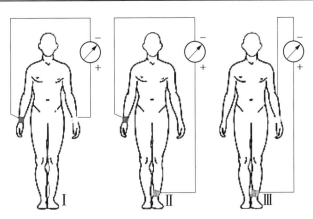

图7-4　标准肢体导联连接示意图

2）加压单极肢体导联 aVR、aVL、aVF,属于单极肢体导联,代表检测部位的电位变化。连接位置如表 7 - 2 所示,连接示意图如图 7 - 5 所示。

表 7 - 2 加压单极肢体导联正负连接位置

加压单极肢体导联	正极	负极
aVR	右臂	左臂 + 左腿
aVL	左臂	右臂 + 左腿
aVF	左腿	右臂 + 左臂

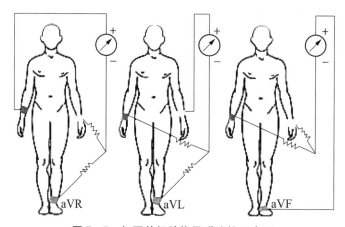

图 7 - 5 加压单极肢体导联连接示意图

2. 胸导联(chest leads) 常用的为 V_1、V_2、V_3、V_4、V_5、V_6,检测的正电极应安放于胸壁规定的部位,另外将肢体导联 3 个电极分别通过 5 kΩ 电阻与负极连接构成中心电端。连接位置如表 7 - 3 所示,连接示意图如图 7 - 6 所示。

表 7 - 3 胸导联连接位置

胸导联	正极	负极
V_1	胸骨右缘第 4 肋间	中心电端
V_2	胸骨左缘第 4 肋间	中心电端
V_3	V_2 与 V_4 连线的中点	中心电端
V_4	左锁骨中线第 5 肋间	中心电端
V_5	左腋前线与 V_4 同一水平	中心电端
V_6	左腋中线与 V_4 同一水平	中心电端

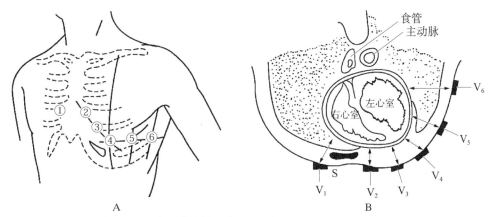

图 7-6 胸导联连接示意图(A)与心室壁部位(B)的关系

注 ①～⑥分别对应 V_1～V_6。

(二) 导联轴

肢体导联的电极主要放置于右臂(R)、左臂(L)、左腿(F),连接此三点成为 Einthoven 三角(图 7-7A 和图 7-7B)。

在每一个标准导联正负极间均可画出一条假想直线,称为导联轴。为清楚表明这 6 个导联之间的方向关系,可将三个标准肢体导联的导联轴平行移动,使之与 aVR、aVL、aVF 的导联轴一起通过坐标图的轴中心点,构成额面六轴系统(图 7-7C)。此坐标系统采用 $\pm 180°$ 的角度标志,以左侧为 $0°$,顺钟向的角度为正,逆钟向为负。每个导联轴从中心点被分为正负两半,每个相邻导联间的夹角为 $30°$。

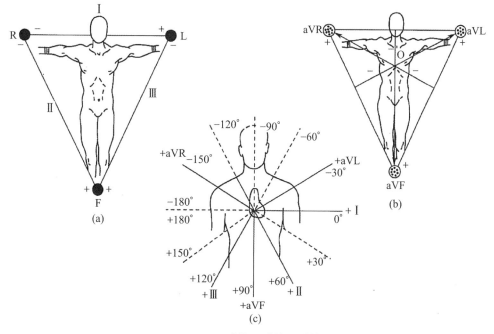

图 7-7 肢体导联的导联轴

注 (a) 标准导联的导联轴;(b) 加压单极肢体导联的导联轴;(c) 肢体导联额面六轴系统。

（三）平均心电轴

心电轴通常是指平均 QRS 心电轴，它是心室除极过程中全部瞬间向量的综合。心电图学中通常所指的是它投影在前额面上的心电轴，可用任何两个肢体导联的 QRS 波群的振幅或面积计算出心电轴。一般采用心电轴与Ⅰ导联正（左）侧段之间的角度来表示平均心电轴的偏移方向。除测定 QRS 波群电轴外，还可以用同样方法测定 P 波和 T 波电轴。

1. 测定方法

1）简单目测法　根据Ⅰ、Ⅲ导联 QRS 波群主波方向来估测心电轴是否发生偏移（图 7-8）。

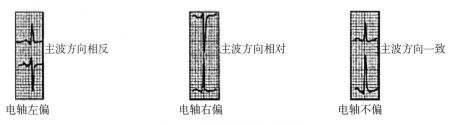

图 7-8　心电轴的简单目测法

2）振幅法（作图法）　先分别测算Ⅰ、Ⅲ导联 QRS 波群振幅的代数和值（R 波为正向波，Q 波及 S 波均为负向波），然后分别在各导联轴上找到相应点，由该点作垂直相交，其相交点与电偶中心点相连即为心电轴，该轴和Ⅰ导联轴正侧的夹角即为心电轴的角度（图 7-9A）。

2. 临床意义　正常人电轴范围一般为 $-30°\sim+90°$；从 $-30°\sim-90°$为电轴左偏，多见于左前分支传导阻滞、左心室肥大；$+90°\sim+180°$为电轴右偏，多见于儿童、右位心、肺气肿、右心室肥大、左后分支传导阻滞、前侧壁心肌梗死；从 $-90°\sim-180°$，传统称为电轴极右偏，近年来有人主张定义为"不确定电轴"，也可发生在正常人的正常变异，多见于重度的右心室肥大、肺源性心脏病、高血压、冠状动脉粥样硬化性心脏病（图 7-9B）。

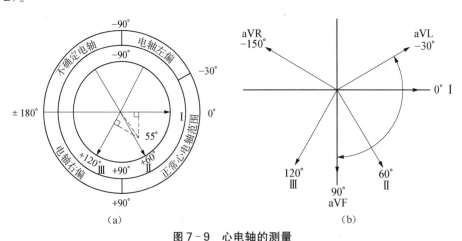

图 7-9　心电轴的测量

注　（a）心电轴的精确测量方法；（b）正常心电轴及其偏移。

第二节　正常心电图

心脏正常起搏点位于窦房结。窦房结发出冲动,传至心房及结间束,使心房除极,然后冲动经房室交界区与左、右束支进入心内膜下层的浦肯野纤维,最后兴奋心室(图7-10)。这种先后有序的电冲动的传播,引起一系列电位改变,构成了心电图室上的相应波段。

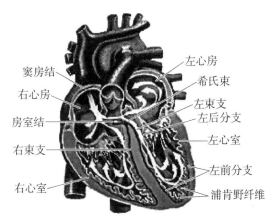

图7-10　心脏特殊传导系统

一、心电图组成和命名

1. P 波　代表心房除极时的电位变化。

2. PR 间期　从 P 波的起点至 QRS 波群的起点,代表心房开始除极至心室开始除极的时间。

3. QRS 波群　代表心室除极过程的电位变化。第一个出现的正向波称为 R 波;R 波之前出现的负向波称为 Q 波;R 波之后的负向波为 S 波。S 波之后的正向波为 R' 波;R' 波后再出现的负向波称为 S' 波。各波幅的大小用英文大小写字母表示,即大写表示较大的波,小写表示较小的波。

4. ST 段　从 QRS 波群的终点至 T 波的起点,代表心室缓慢复极的过程。

5. T 波　代表心室快速复极的过程,一般 T 波方向与 QRS 波群的主波方向一致。

6. QT 间期　为心室开始除极至心室复极完毕全过程的时间。

7. U 波　心动周期中最后一个小波,其方向与 T 波一致,代表心室的后继电位。

二、心电图测量

心电图(electrocardiogram)多描记在特殊的记录纸上,心电图记录纸由纵线和横线划分成各个长度为 1 mm 的小方格。横线表示时间,纵线表示电压。一般情况下,走纸速度为 25 mm/s,每横向小格代表 0.04 s;当标准电压 1 mV = 10 mm 时,每纵向小格代表 0.1 mV(图 7-11)。

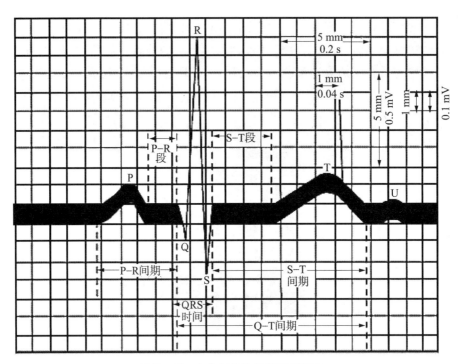

图 7-11　心电图各波段测量示意图

1. 心率的计算　60 除以一个 RR(或 PP)间期的秒数即可算出心率,例如 PP 间距为 0.75 s 时,则心率 = 60/0.75 = 80 次/分。还可以采用专用的心率尺直接读出相应的心率数或者查表法。

2. 振幅的测量　测量 P 波的振幅应以 P 波起始前的水平线为参考水平,测量 QRS 波、ST 段、T 波、U 波振幅应以 QRS 起始部水平线为参考水平。如果 QRS 波起始部位一斜段,应以 QRS 波起点作为测量参考点。正向波应从基线上缘垂直测量至波的顶端;负向波应自基线下缘垂直测量至波的底端。

3. 时间的测量　一般规定,测量各波的时间应从波形起点的内缘测量至该波终点的内缘。正向波在等电位线下缘测量,负向波在等电位线上缘测量。

三、正常心电图波形特点和正常值

正常 12 导联心电图波形特点见图 7-12。

1. P 波

1) 形态　一般呈圆钝形,P 波在 Ⅰ、Ⅱ、aVF、V_4、V_5、V_6 导联向上,aVR 导联倒置,其余导联呈双向、倒置或低平均可。

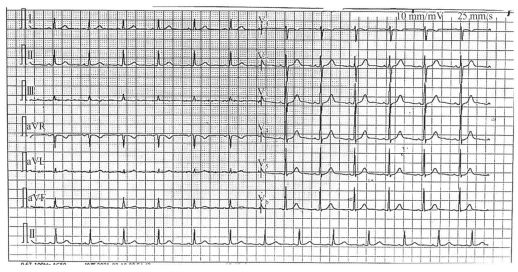

图 7-12　正常心电图

2）时间　正常成人一般<0.12 s。

3）振幅　肢体导联<0.25 mV,胸导联<0.2 mV。

2. PR 间期　心率在正常范围时,成年人 PR 间期为 0.12～0.20 s。在幼儿和心动过速的情况下,PR 间期相应缩短;在老年人及心动过缓的情况下,PR 间期可以略延长,但不超过 0.22 s。

3. QRS 波群

1）时间　不超过 0.11 s,一般为 0.06～0.10 s。

2）形态和振幅　各波幅的大小用英文大小写字母表示,即大写表示较大的波,小写表示较小的波。Ⅰ导联 R 波为主,Ⅱ导联 R 波总是大于 S 波,Ⅲ导联 QRS 波群形态多变。V_1、V_2 以负向波为主,V_5、V_6 以 R 波为主,从 V_1 至 V_6 导联,R 波振幅逐渐升高,S 波振幅逐渐降低。

正常人Ⅰ导联的 R 波<1.5 mV。Ⅰ、Ⅱ、Ⅲ导联 QRS 波群在电轴未偏移的情况下主波向上,aVR 导联的 QRS 波群主波应向下,可呈 QS、Qr、rS、rSr' 型。aVL 与 aVF 导联的 QRS 波群常呈 qR、Rs 或 R 型,也可呈 rs 型。正常人 aVL 导联的 R 波<1.2 mV,aVF 导联的 R 波<2.0 mV;胸导联 V_1、V_2 导联多呈 rS 型,V_1 的 R 波一般<1.0 mV;V_5、V_6 导联的 QRS 波群可呈 qR、qRs、Rs 或 R 型,R 波一般<2.5 mV。正常人胸导联的 R 波从右至左(V_1～V_5 导联)R 波逐渐增高,而 S 波逐渐变小,V_1 导联 R/S<1,V_5 导联的 R/S>1。在 V_3 与 V_4 导联的 R 波与 S 波的振幅大体相同。6 个肢体导联的 QRS 波群振幅中,每个导联正向波与负向波振幅的绝对值相加(即 R 波与 S 波电压的算术和)一般不应<0.5 mV,同理,6 个胸导联中任何一个导联的 QRS 波群振幅一般不应<0.8 mV;否则,成 QRS 波群低电压。

3）R 峰时间　指 QRS 波群起点至 R 波顶端垂直线的间距,用于判断心室是否肥厚。正常成人 R 峰时间在 V_1、V_2 导联一般不超过 0.04 s，在 V_5、V_6 一般不超过 0.05 s。

4. ST 段　正常 ST 段多为一等电位线，有时可以有轻微的偏移，但是在任一导联，一般 ST 段下移不超过 0.05 mV。ST 段上移，在肢导联和 V_4～V_6 导联不超过 0.1 mV，V_1、V_2 导联不超过 0.03 mV，V_3 导联不超过 0.5 mV。

5. T 波

1）形态　正常 T 波为圆钝形，一般与 QRS 波群的主波方向一致。在 Ⅰ、Ⅱ、V_4～V_6 导联向上，aVR 向下，在其他导联可向上、向下或者双向。

2）振幅　除Ⅲ、aVL、aVF、V_1～V_3 导联外，其他导联 T 波振幅不应低于同导联 R 波的 1/10。在胸导联，T 波可高达 1.2～1.5 mV。

6. QT 间期　QT 间期的长短与心率的快慢密切相关，心率越慢，QT 间期越长。心率在 60～100 次/分时，QT 间期的正常范围是 0.32～0.44 s。常用校正的 QT 间期（QTc）来减少心率对其的影响，$QTc = QT/(RR^{0.5})$，正常 QTc 上限为 0.44 s。

7. U 波　在 T 波后 0.02～0.04 s 出现的小圆波，u 波方向大体与 T 波相一致，在胸导联较易见到，以 V_2、V_3 较明显。U 波振幅与心率快慢有关，心率快时 u 波振幅低或消失。

第三节　常见异常心电图

一、心房和心室肥大

（一）心房肥大

心房长期负荷过重，压力增高，可导致心房肥大（atrial hypertrophy），反应在心电图上为 P 波振幅、除极时间及形态改变。

1. 右心房肥大　心电图特点：①P 波尖而高耸，振幅≥0.25 mV，在Ⅱ、Ⅲ、aVF 明显；②V_1 导联 P 波直立时，振幅≥0.15 mV，如 P 波呈双向时，其振幅的算术和 ≥0.2 mV；③P 波时间正常（图 7 - 13）。

右心房肥大常见于慢性肺源性心脏病及肺动脉高压等疾病，所以又称为"肺型 P 波"。

2. 左心房肥大　心电图特点：①P 波增宽，时限≥0.12 s，P 波常呈双峰型，两峰间距≥0.04 s，以Ⅰ、Ⅱ、aVL 导联明显；②PR 段缩短，P 波时间与 PR 段时间之比>1.6；③V_1 导联上 P 波常呈先正而后出现深宽的负向波。左心房肥大多见于风湿性心脏瓣膜病二尖瓣狭窄，故又称为"二尖瓣 P 波"（图 7 - 14）。

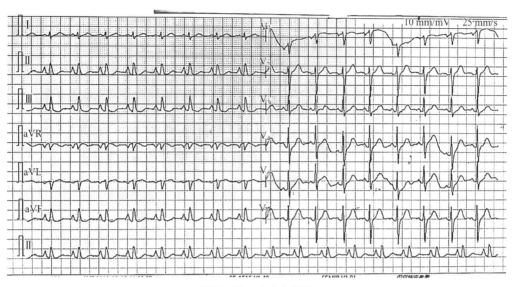

图 7‑13 右心房肥大

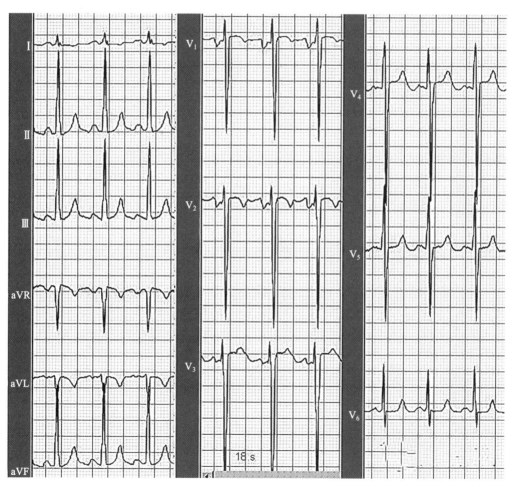

图 7‑14 左心房肥大

3. **双心房肥大**　心电图特点：①P波振幅≥0.25 mV；②P波增宽≥0.12 s；③V$_1$导联P波高大双向，上下振幅均超过正常范围（图7-15）。

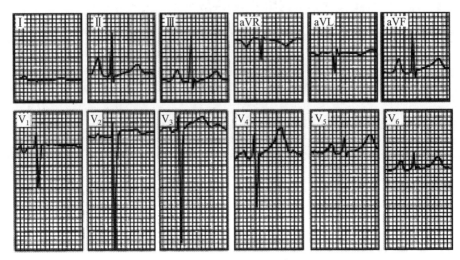

图7-15　双心房肥大

（二）心室肥大

心室肥大（ventricular hypertrophy）是由于心室舒张期或（和）收缩期负荷过重所致，是器质性心脏病的常见后果。

1. **左心室肥大**　心电图特点如（图7-16）所示。

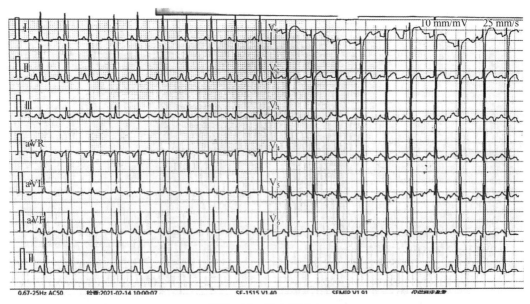

图7-16　左心室肥大

(1) QRS 波群电压增高是左心室肥大的重要特征：①肢体导联 $R_I>1.5\ mV$，$R_{aVL}>1.2\ mV$，$R_{aVF}>2.0\ mV$，$R_I+S_{III}>2.5\ mV$；②胸导联 R_{V5} 或 $R_{V6}>2.5\ mV$，$R_{V5}+S_{V1}>4.0\ mV$（男性）或 $>3.5\ mV$（女性）。

(2) 心电轴左偏，不超过 $-30°$。

(3) QRS 波群时间延长到 $0.10\sim0.11\ s$，但一般 $<0.12\ s$。

(4) ST-T 改变：在 R 波为主的导联上，其 ST 段可呈下斜型压低 $0.05\ mV$ 以上，T 波低平或者双向或倒置。在以 S 波为主的导联上则反而可见直立的 T 波。

2. **右心室肥大** 右心室壁厚度仅有左心室壁的 1/3，只有当右心室肥大到一定的程度才会使右心室在除极时综合向量占优势。心电图（图 7-17）特点如下。

(1) QRS 波群形态改变：①$R_{V1}>1.0\ mV$ 或 $R_{V1}+S_{V5}>1.2\ mV$；②aVR 导联 $R/S\geqslant1$ 或 $R>0.5\ mV$；③$V_1\ R/S\geqslant1$，$V_5\ R/S\leqslant1$ 或 S 波比正常加深。

(2) 心电轴右偏 $\geqslant+90°$。

(3) QRS 波群时间正常。

(4) ST-T 改变：反映右心室的导联（aVR、V_1、V_2 等）ST 下移 $>0.5\ mV$，T 波低平、双相或倒置等。

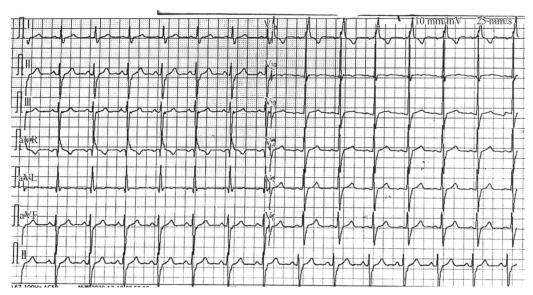

图 7-17 右心室肥大

3. **双心室肥大** 心电图特点（图 7-18）如下。

1）大致正常心电图 双心室电压同时增高，增加的除极向量互相抵消。

2）单侧心室肥大心电图 只表现为一侧心室肥大，另外一侧图形被掩盖。

3）双侧心室肥大心电图 既有右心室肥大的图形特征，又存在左心室肥大的某些征象。

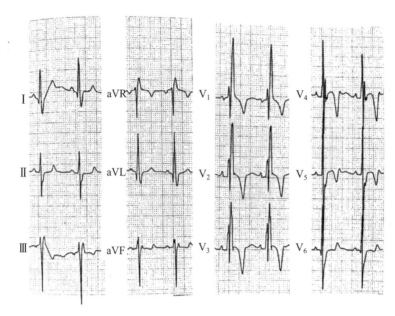

图 7-18　双心室肥大

二、心肌缺血

正常情况下,心室复极过程是从心外膜向心内膜方向推进的。心肌缺血 (myocardial ischemia)主要发生在冠状动脉粥样硬化基础上,当心肌缺血影响到心室复极的正常进行时,根据缺血的部位可以表现出不同的心电图改变。

(一) 心电图改变

1. T波改变

1) T波高大直立　若心内膜下心肌缺血,这部分心肌复极时间较正常时更加延迟,使原来存在的与心外膜复极向量相抗衡的心内膜复极向量减小或消失,致使T波向量增加,出现高大的T波(图7-19)。

2) T波倒置　若心外膜下心肌缺血,心外膜动作电位时程比正常时明显延长,从而引起心肌复极顺序的逆转,即心内膜先复极,膜外电位为正,而缺血的心肌内膜未复极,膜外电位呈相对的负性,从而出现与正常方向相反的T波(图7-20)。

3) T波低平或双向　心脏双侧对应部位的心内膜和心外膜下心肌同时缺血时,心肌上述两种心电向量的改变可综合出现,部分抵消,心电图上可以出现T波低平或双向等(图7-21)。

2. ST段改变　如果心肌持续缺血,心肌细胞的除极速度会减慢,表现为除极尚未结束,复极已经开始,心电图上可表现出损伤型ST段改变。

1) ST段上移或下移　心外膜下心肌缺血,多表现为ST段抬高>0.1~0.3 mV(图7-22);心内膜下心肌缺血时,多表现为ST段下移≥0.05 mV(图7-23)。

2）ST 段形态改变 ST 段的上移和下移表现为多种形态,其中下移时水平下移或下斜型下移(两者常称为缺血型 ST 段降低)和上移时弓背向上的单向曲线对于诊断心肌缺血意义较大。

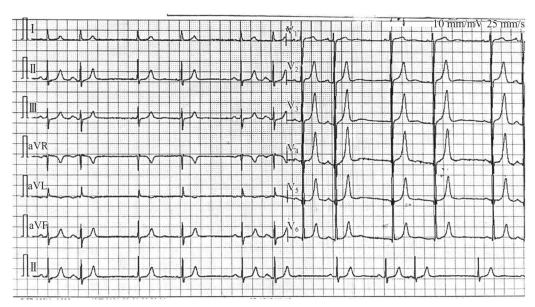

图 7-19 T 波高大直立

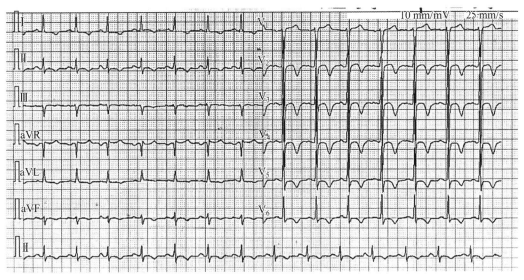

图 7-20 T 波倒置

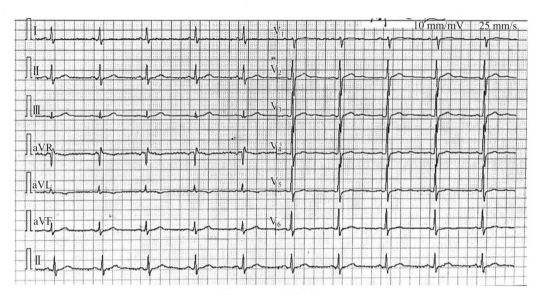

图 7-21 T 波低平

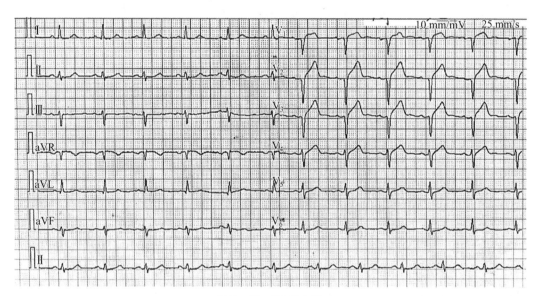

图 7-22 ST 段上移

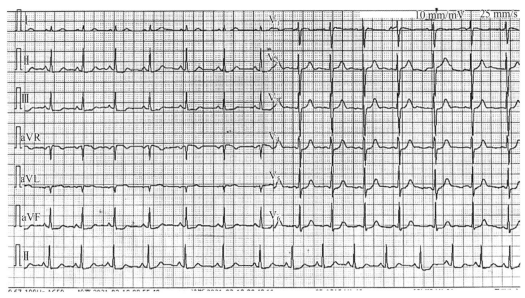

图 7-23 ST 段下移

(二) 临床意义

心肌缺血的心电图可仅表现为 T 波或者 ST 段的改变,也可以同时出现 ST-T 改变。典型的心肌缺血发作时,面向缺血部位的导联常显示 ST 段压低和 T 波倒置。变异型心绞痛发作时可出现暂时性 ST 段抬高并伴有高耸 T 波和对应导联的 ST 段下移,如 ST 段持续性抬高,提示可能发生心肌梗死。

三、心肌梗死

心肌梗死(myocardial infarction)是心肌缺血坏死,是在冠状动脉病变的基础上发生冠状动脉血供急剧减少或中断,使相应的心肌严重而持久的急性缺血导致心肌坏死。临床表现有持久的胸骨后剧烈疼痛、发热、白细胞计数和血清心肌坏死标志物增高以及心电图进行性改变。心电图的特征性改变对于心肌梗死的诊断和治疗,以及患者的病情和预后判断起着重要作用。

1. 基本图形

1) 缺血型改变 冠状动脉急性闭塞后,最早出现的是缺血性 T 波改变。如缺血最早出现在心内膜下,使对向缺血区的导联出现高而直立的 T 波;如缺血发生在心外膜下,则面向缺血区的导联出现 T 波倒置。

2) 损伤型改变 随着缺血时间的延长,缺血程度加重,出现损伤型改变,主要表现为面向损伤心肌的导联出现 ST 段抬高,与 T 波融合可形成弓背向上的单向曲线。

3) 坏死型改变 更进一步的缺血导致细胞变性、坏死,坏死的心肌细胞丧失了电活动,不再产生心电向量,而正常心肌细胞继续除极,从而产生一个与梗死部位相反的综合向量。主要表现为面向坏死区导联出现异常 Q 波（时间≥0.04 s,振幅≥1/4 R 波）或 QS 波。

2. 心肌梗死的心电图演变及分期　急性心肌梗死发生后,心电图随着心肌缺血、损伤、坏死的发展和恢复而呈现一定的演变规律。根据心电图图形演变过程和演变时间可分为超急性期、急性期、亚急性期、陈旧期(愈合期)(表 7-4 和图 7-24)。

表 7-4　急性心肌梗死的发生和发展过程

分　期	表　现	持续时间	就诊情况
超急性期	高耸的 T 波,也可见 ST 段压低。	发生在梗死后数分钟	持续时间短,患者来不及就诊,故往往记录不到此期的心电图
急性期	ST 段逐渐抬高,直至抬高到最高,与 T 波共同构成单向曲线,之后 ST 段逐渐降低,最后恢复到等电位线。此过程常伴异常 Q 波,且随 ST 段演变,T 波逐渐深倒	发生在梗死后数小时或数日,可持续数周	送来医院就诊者多为此期的患者,有的 ST 段还在不断升高,有的 ST 段逐渐下降,向亚急性期发展
亚急性期	抬高的 ST 段逐渐恢复至基线,缺血型 T 波由倒置较深逐渐变浅,病理性 Q 波持续存在	发生在梗死后数周至数月	小部分来院就诊者属此期,大多症状较轻
陈旧期	ST 段和 T 波恢复正常或 T 波持续性倒置,低平,趋于恒定不变,残留坏死的 Q 波	发生在梗死后 3~6 个月或者更久。	偶尔,患者不知道有心肌梗死病史,体检发现有"病理性 Q 波"

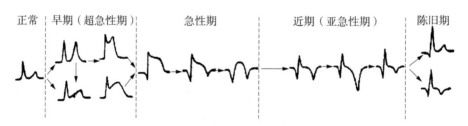

图 7-24　心肌梗死图形演变过程及分期

四、心律失常

(一) 概述

正常人的心脏起搏点位于窦房结,并按照正常传导系统顺序激动心房和心室。如果心脏冲动的频率、节律、起搏部位、传导速度或激动顺序出现异常,称为心律失常(arrhythmia)。心电图是诊断心律失常最常用、最重要的方法,根据心律失常的发生机制可分为以下几种情况。

1. 激动起源异常

1) 窦性心律失常　指窦房结起搏点节律或者频率异常。如窦性心动过速、窦性心动过缓、窦性心律不齐、窦性停搏等。

2）异位心律 指心脏激动全部或部分起源于窦房结以外的部位。①被动性心律：逸搏及逸搏心律（房性、房室交界性、室性）。②主动性心律：期前收缩（房性、房室交界性、室性）、心动过速（房性、房室交界性、室性）、扑动与颤动（心房、心室）等。

2. 激动传导异常

1）生理性传导障碍 干扰与脱节。

2）病理性传导阻滞 窦房传导阻滞、房内传导阻滞、房室传导阻滞（一度、二度Ⅰ型和Ⅱ型、三度）、室内传导阻滞（左右束支传导阻滞、左束支分支传导阻滞）、意外传导（超常传导、裂隙现象、韦金斯基现象）。

3）传导途径异常 预激综合征。

3. 激动起源异常和传导异常并存 两者相互作用，可引起复杂的心律失常表现。

（二）窦性心律失常

1. 正常窦性心律 心电图特征：①心电图上 P 波规律出现，P 波在Ⅰ、Ⅱ、Ⅲ、aVF、V$_5$ 导联上直立，在 aVR 导联上倒置；②在成人 P 波频率为 60～100 次/分；③PR 间期在 0.12～0.20 s；④同一导联上 PP 间距相差<0.12 s。

2. 窦性心律失常

1）窦性心动过速 成人窦性心律的频率超过 100 次/分，称为窦性心动过速。PR 间期及 QT 间期相应缩短，可伴有继发性 ST 段轻度压低和 T 波振幅降低。见于运动、精神紧张、发热、贫血、甲状腺功能亢进等（图 7－25）。

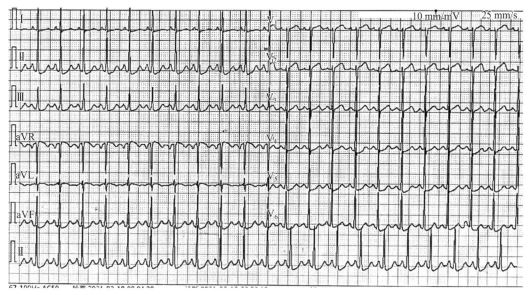

图 7－25 窦性心动过速

2）窦性心动过缓　窦性心律的频率<60 次/分,可以与窦性心律不齐并存。见于窦房结功能障碍、甲状腺功能减退等,另外老年人和运动员心率相对较缓(图 7-26)。

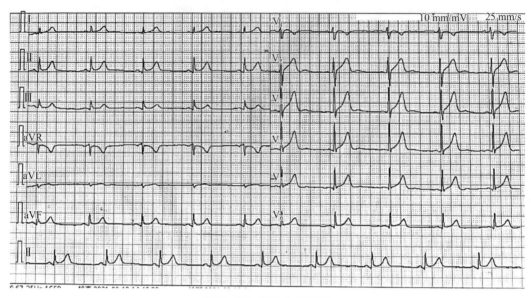

图 7-26　窦性心动过缓

3）窦性心律不齐　窦性心律出现明显的快慢不均,在同一导联上 PP 间期差异>0.12 s。常见于青少年、更年期综合征等(图 7-27)。

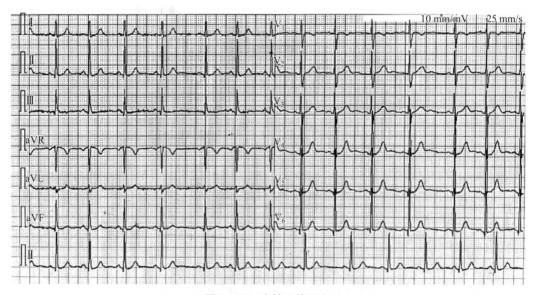

图 7-27　窦性心律不齐

4）窦性停搏　窦房结较长时间不能发出激动,使心房或心脏暂停活动。心电图上见规则的 PP 间期突然出现 P 波脱落,形成长 PP 间距,且 PP 间距与正常 PP 间距不成倍数关系。较长的停搏后可以出现逸搏心律(图 7 - 28)。

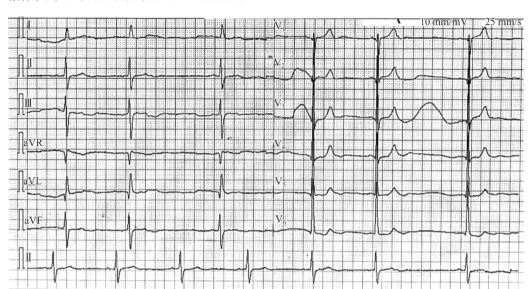

图 7 - 28　窦性停搏

(三) 期前收缩

期前收缩(extrasystole)是临床上最常见的心律失常,指起源于窦房结以外的异位起搏点提前发出的激动,又称过早搏动,简称早搏。根据异位起搏点的部位不同,可分为房性、交界性及室性 3 种,以室性期前收缩最多见。

1. 常用术语

1) 联律间期　指期前收缩与其前窦性搏动之间的间距。房性期前收缩的联律间期应从异位 P 波起点测量至其前窦性 P 波起点,室性期前收缩的联律间期应从异位搏动的 QRS 起点测量至其前窦性的 QRS 起点。

2) 代偿间期　指期前出现的异位搏动代替了一个正常窦性搏动,其后出现一个比正常心动周期长的间歇。房性异位起搏点距离窦房结近,易逆转侵入窦房结,使其提前释放激动,引起窦房结节律重整,因此房性期前收缩后大多为不完全性代偿间歇。交界性和室性异位起搏点距离窦房结较远,不易侵入窦房结,故表现为完全性代偿间歇。

3) 多源性期前收缩　指在同一导联中出现 2 种或 2 种以上形态及联律间期互不相同的异位搏动。如联律间期固定,而形态各异,称为多形性期前收缩。

4) 频发性期前收缩　每分钟发作次数≥5 个期前收缩,称为频发性期前收缩,而每分钟发作次数<5 个的称为偶发性期前收缩。在正常搏动后,有规律的间隔发生期前收缩,如每个或每两个正常搏动之后出现一次期前收缩,称为二联律或三联律。

2. 心电图特征

1) 房性期前收缩　提前出现的 P′波,其形态与窦房结 P 波略不同;P′R 间期>0.12 s;其后的 QRS 波群形态正常;代偿间歇常不完全(图 7 - 29)。

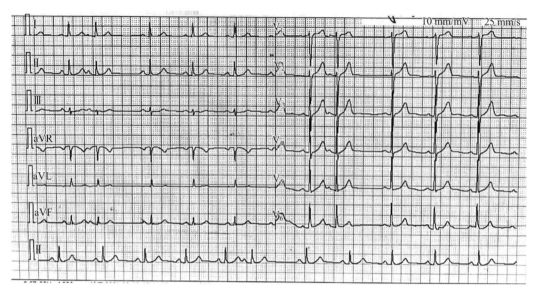

图 7-29 房性期前收缩

2）交界性期前收缩　出现逆行性 P′波（aVR 导联直立，Ⅱ、Ⅲ、aVF 导联倒置），如发生在 QRS 波群之前 P′R 间期<0.12 s，如发生在 QRS 波群之后 RP′间期<0.20 s，代偿间歇常完全（图 7-30）。

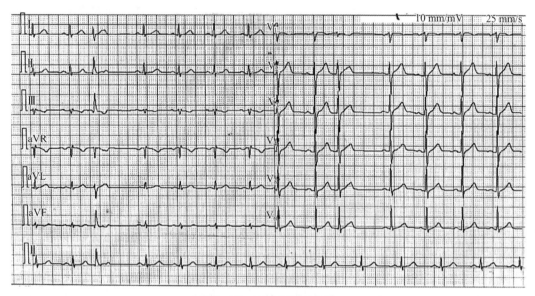

图 7-30　交界性期前收缩

3）室性期前收缩　期前出现的 QRS 波前无 P 波或无相关的 P 波；期前出现的 QRS 宽大畸形，时限>0.12 s，T 波方向多与 QRS 主波方向相反；代偿间歇常完全（图 7-31）。

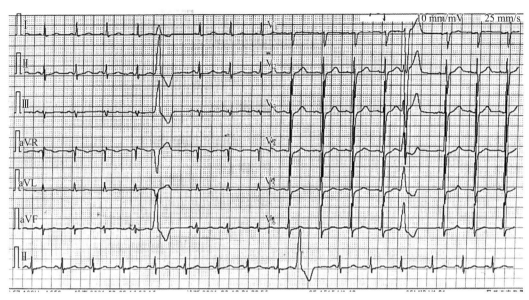

图 7 - 31　室性期前收缩

(四) 阵发性心动过速

阵发性心动过速 (paroxysmal tachycardia) 是指期前收缩连续出现 3 次或 3 次以上的快速异位心律, 按照起源部位的不同分为房性、交界性和室性, 因为房性和交界性心动过速发作时频率过快, P' 波不易辨认, 故统称为阵发性室上性心动过速。

1. 阵发性室上性心动过速　发作时有突发、突止的特点。心电图特征: 频率在 160～250 次/分, QRS 形态正常 (伴有束支传导阻滞或室内差异性传导时, 可呈宽 QRS 波), 常伴有继发性 ST - T 改变 (图 7 - 32)。

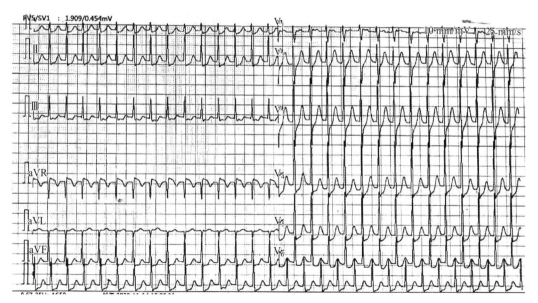

图 7 - 32　阵发性室上性心动过速

2. 室性心动过速　心电图特征是频率多在 140～200 次/分，QRS 波群宽大畸形，时限>0.12 s，常伴有继发性 ST-T 改变，如能发现 P 波，并且 P 波频率慢于 QRS 波频率，PR 无固定关系，可明确诊断（图 7-33）。

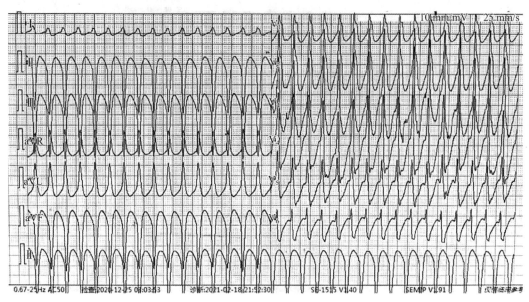

图 7-33　室性心动过速

（五）扑动和颤动

异位激动起源于心房或心室，频率较心动过速更快，主要的电生理基础为心肌的兴奋性增高，不应期缩短，同时伴有传导障碍，形成环形激动及多发微折返，扑动与颤动之间常可互相转换。

1. 心房扑动（atrial flutter）的心电图特征　正常 P 波消失，代之以波形大小相等、形态一致、连续的锯齿状扑动波（F 波），在Ⅱ、Ⅲ、aVF 导联明显，频率在 240～350 次/分，QRS 波一般不增宽，房室传导比率 2∶1 或 4∶1 下传，RR 间距规则（图 7-34）。

2. 心房颤动（atrial fibrillation）的心电图特征　正常 P 波消失，代之以波形大小、振幅、形态不一的连续纤颤波（f 波），在 V₁ 导联最明显，频率在 350～600 次/分，QRS 波一般不增宽，RR 间距绝对不等（图 7-35）。

3. 心室扑动（ventricular flutter）的心电图特征　无正常的 QRS-T 波，代之以连续、快速、波形一致且宽大整齐的大正弦波，频率在 200～500 次/分（图 7-36）。

4. 心室颤动（ventricular fibrillation）的心电图特征　QRS-T 完全消失，出现大小不等、极不匀齐的低小波，频率在 200～500 次/分。心室扑动和颤动都是极严重的致死性的心律失常（图 7-37）。

思政小课堂 7-2　城市街头的自动体外除颤仪

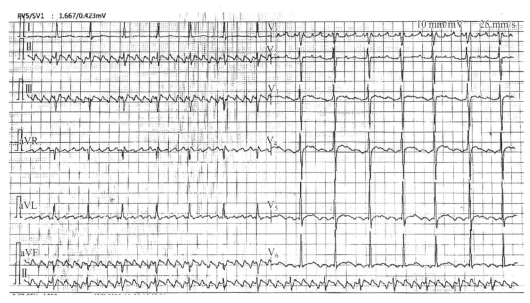

图 7‑34 心房扑动

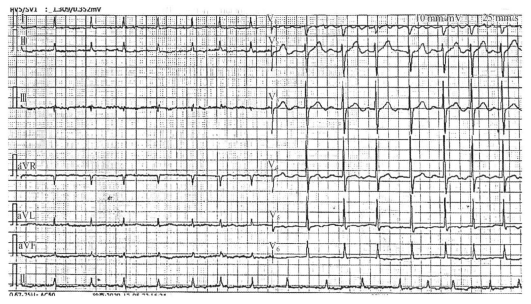

图 7‑35 心房颤动

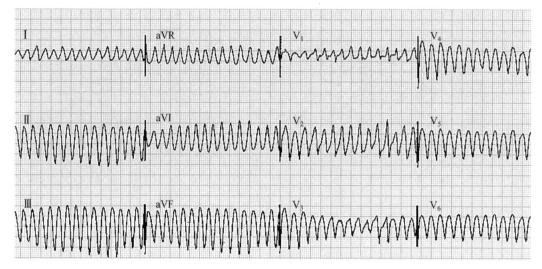

图 7–36 心室扑动

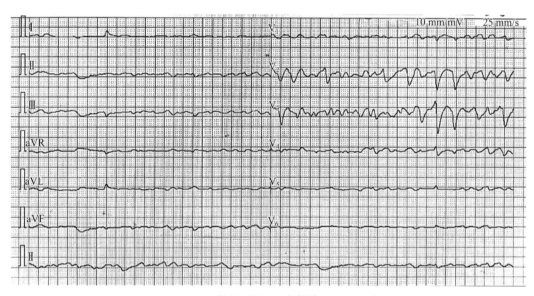

图 7–37 心室颤动

（六）房室传导阻滞

房室传导阻滞（atrioventricular block）是临床上最常见的心脏传导阻滞，多数是由器质性心脏病所致，少数可见于迷走神经张力增高的正常人。

1. 一度房室传导阻滞　虽然激动能从心房传至心室，但传导时间延长。心电图特征：成人 PR 间期＞0.20 s（老年人 PR 间期＞0.22 s，儿童 PR 间期≥0.18 s），P 波后都有QRS 波（图 7-38）。

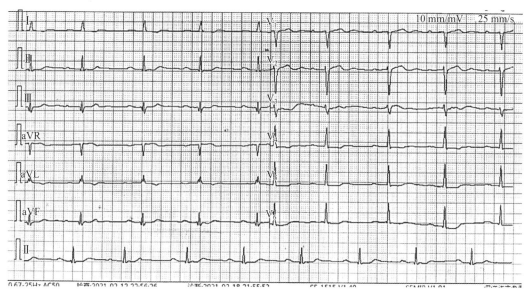

图 7-38　一度房室传导阻滞

2. 二度房室传导阻滞　部分室上性节律不能下传心室，致 P-QRS-T 周期性节律出现 QRS 波脱落。

1）二度 Ⅰ 型房室传导阻滞　心电图特征为 P 波规律出现，PR 间期逐渐延长，直到P 波后脱漏 1 个 QRS。漏搏后房室传导阻滞得到一定恢复，PR 间期又趋向缩短，之后又逐渐延长，如此周而复始，称为文氏现象（图 7-39）。

2）二度 Ⅱ 型房室传导阻滞　心电图特征为下传的 PR 间期恒定不变（正常或延长），部分 P 波后无 QRS 波。房室传导比率为 4:3、3:1、2:1 等，比例可固定或不固定（图 7-40）。

3. 三度房室传导阻滞　又称为完全性房室传导阻滞，心房与心室分别由两个不同的起搏点激动。心电图特征为：可出现一系列规律的心房波（P 波、P′波、F 波、f 波），QRS 波也规律出现，但 P 波与 QRS 波毫无关系（PR 间期不恒定），心房率＞心室率，可见交界性或室性逸搏心律（图 7-41）。

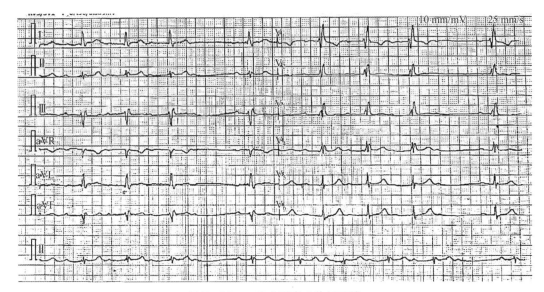

10 mm/mV　　25 mm/s

图 7-39　二度Ⅰ型房室传导阻滞

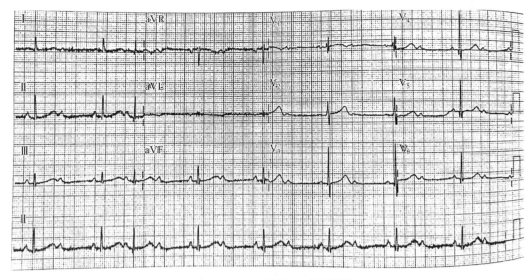

图 7-40　二度Ⅱ型房室传导阻滞

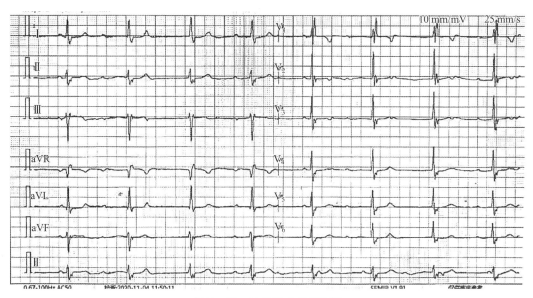

图 7 - 41 三度房室传导阻滞

第四节 心电图分析和临床应用

一、心电图分析方法

心电图的分析包括以下步骤:①将各导联心电图按标准肢体导联,加压肢导联及胸导联排列。检查走纸速度,确认定标电压,保证心电图描记质量完好,无遗漏及伪差。②分析每个心动周期有无 P 波和 P 波的形态,P 波与 QRS 波群关系是否正常,确定心脏的节律。③分析 QRS 波群形态及时限,确定其为室上性形态(正常形态)还是室性形态(畸形、宽大),或是室内差异传导。④分析 P 波与 QRS 波的关系,确定房室间传导关系、传导时间,是否有固定关系、不固定关系,或完全无关。⑤分析 P 波与 QRS 波群节律的规律性,有无提早或延迟出现,并依其形态特点及 PR 的关系,判断节律是否异常。⑥分析 PR 间期、ST 段、QT 间期及 T 波形态和方向,确定有无心肌损害或缺血、电解质紊乱、药物影响等。

值得注意的是:心电图记录的只是心肌激动的电学活动,本身还存在一定的局限性,并受到个体差异等影响,因此在记录心电图时,操作一定要规范,分析时要结合患者的具体病史和体格检查情况,才能得出正确的解释。

二、心电图临床应用

心电图的临床应用包括以下几方面:①对于心律失常的诊断具有重要的价值。

②对心肌梗死的诊断有很高的准确性，它不仅能确定有无心肌梗死，而且还可以确定梗死部位、范围及演变过程。③对心肌炎、心肌病、心包炎和冠状动脉供血不足的诊断有较大的帮助。④能够帮助了解某些药物（如洋地黄、奎尼丁）和电解质紊乱对心肌的作用。⑤心电图作为一种电信息的时间标志，常为超声心动图、阻抗血流图等心功能测定以及其他心脏电生理研究同步描记，以利于确定时间。⑥心电监护已经广泛用于手术、麻醉、用药观察、航天、体育等的心电监测以及危重患者的抢救。

> 🖳 在线课程 7-2 心电图肢体导联位置及操作

第五节 心电监护

心电监护（cardiac monitoring）是监测心脏电活动的一种手段。普通心电图只能简单观察描记心电图当时短暂的心电活动情况。而心电监护则是通过显示屏连续监测心脏电活动情况的一种安全无创的监测方法，可实时观察病情，提供可靠的有价值的心电活动指标，并指导实时处理，因此对于有心电活动异常的患者，如急性心肌梗死，心律失常等有重要使用价值。

一、心电监护方法

1. 心电监护仪的概述　心电监护仪是医院常用的诊断检查设备，能同时监护患者的动态心电图形、呼吸、体温、血压、血氧饱和度以及脉率等生理参数。它可以很直观地将需要检测和监控的数据显示到显示器上面，供医护人员来对患者的病情进行判定和治疗。其自动的报警功能可减轻医护人员尤其是护士监护患者的工作压力，提高监护的效果，从而监测患者病情变化，保证其生命安全。有的便携式心电监护仪还同时配备有除颤器，便于临床抢救使用。

常用的心电监护仪的种类包括霍尔特系统（Holter system）、遥控式心电监护仪、多功能床旁监护仪等。

2. 心电监护仪的使用方法

1）患者准备　检查患者的清洁情况，安置电极区域的皮肤有无破损和感染，选择合适的安置部位，尽量避免因肌肉活动引起的干扰，避开骨骼突起的部位。

2）选择合适导联　常用的心电监护仪需要在胸部安置 5 枚电极，同时显示Ⅱ、Ⅲ导联的心电图，并获得呼吸曲线、呼吸频率、血氧饱和度等情况。

二、心电监护临床应用

1. 心肺复苏　心肺复苏过程中的心电监护有助于分析心搏骤停的原因和指导治疗（如除颤等）；监测体表心电图可及时发现心律失常；复苏成功后应监测心律、心率变化,直至稳定为止。

2. 心律失常高危患者　许多疾病在发展过程中可能发生致命性心律失常,心电监护是发现严重心律失常、预防猝死和指导治疗的重要方法。

3. 危重症患者的心电监护　用于急性心肌梗死、心肌炎、心肌病、心力衰竭、心源性休克、严重感染、各种手术后等。对接受了某些有心肌毒性或影响心脏传导系统药物治疗的患者,各种危重症伴发缺氧、电解质和酸碱平衡失调(尤其钾、钠、钙、镁)、多系统脏器衰竭的患者,亦应进行心电监护。

4. 诊断和治疗操作　如气管插管、心导管检查、心包穿刺时,均存在发生心律失常的风险,可能导致猝死,必须进行心电监护。

(马宇)

数字课程学习

○教学 PPT　○导入案例解析　○复习与自测　○更多内容

第八章　医学影像学检查

章前引言

　　医学影像学检查是运用 X 线、计算机体层摄影（computerized tomography，CT）、血管造影、磁共振成像（magnetic resonance imaging，MRI）、超声、核医学等各种成像技术使人体内部结构和器官成像，借以了解人体解剖与生理功能状况和病理变化，以达到健康评估、疾病诊断、辅助治疗、预测预后的目的。了解不同影像学检查的检查方法、检查技术、临床应用价值，有助于护士更好地评估患者的状况，充分做好检查前的准备和检查后的护理。

学习目标

　　1. 阐述并正确指导患者做好 X 线检查和超声检查前的准备。
　　2. 理解 X 线检查和超声检查的方法、正常胸部 X 线片表现、超声检查的临床应用。
　　3. 知道 X 线检查和超声检查的原理及常用诊断新技术。
　　4. 培养认真负责、实事求是的工作态度和对患者关心同情的人文情怀。

思维导图

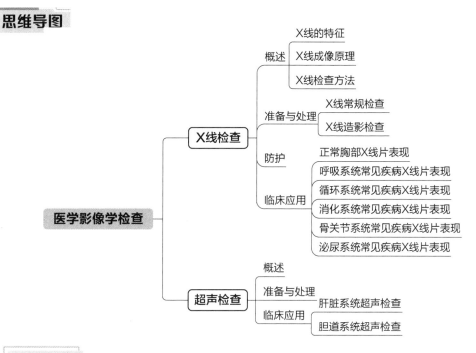

案例导入

患者,男,25 岁。因"反复上腹疼痛 3 年"就诊。医生怀疑为消化性溃疡,建议做胃镜检查,患者因恐惧而拒绝做胃镜,自己要求做钡餐检查。

问题:

1. 患者听说做钡餐还需要做 X 线检查,担心 X 线辐射对身体有害,护士应如何解释?

2. 做钡餐检查前的注意事项有哪些?

第一节　X 线检查

一、概述

(一) X 线的特征

X 线(X-ray)是波长极短的电磁波,其特征包括:穿透性、荧光效应、感光效应、电离效应和生物效应,前三个特性与成像密切相关,后两个是放射治疗和防护的基础。

(二) X 线成像原理

X 线能使人体在荧光屏或胶片上形成影像,一方面是由于 X 线具有穿透性、荧光效应和感光效应等特性;另一方面是由于人体组织具有密度和厚度的差别,X线通过人体各种不同组织时被吸收的程度不同,所以到达荧光屏或胶片上的X线量就有差别,从而在荧光屏或胶片上形成不同的黑白影像。人体组织结构密度上的差别所产生的X线影像对比称之为自然对比。而对于缺乏自然对比的组织或器官,可通过人为引入一定量的在密度上较之高或低的物质,使之产生对比,称为人工对比,也称为造影检查。

(三) X线检查方法

X线检查方法包括普通检查、造影检查和特殊检查。

1. 普通检查 包括荧光透视和X线摄影。

1) 荧光透视 X线通过人体受检部位到达荧光屏后所产生的影像称为透视。透视的优点是可转动患者,进行多体位观察;操作方便;费用较低;可立即得到结果。透视的缺点是影像对比度及清晰度较差,难以观察密度差别小的器官及厚度大的部位;没有客观的记录,不利于复查对比。目前主要用于胃肠道造影检查。

2) X线摄影 指利用X线的穿透性和感光效应,在胶片上形成黑白影像的检查方法。X线摄影的优点是能显示人体组织器官的细微结构;可应用于人体的任何部位;照片可留作永久性记录,有利于复查对比;照射时间短,对人体损害较小。但X线摄影不能显示组织器官的功能状态,常需互相垂直的两个方位摄影,如正位和侧位。

2. 造影检查 将对比剂引入器官内或其周围,使之产生明显对比以显示器官形态与功能的方法。大部分造影剂中含有碘,故碘过敏者慎用。

1) 造影剂分类 ①高密度造影剂:临床常用的高密度造影剂有钡剂和碘剂。钡剂为医用硫酸钡,主要用于食管和胃肠道造影;碘剂分离子型和非离子型两类,主要用于支气管、心血管、泌尿道、胆道等部位的造影。②低密度造影剂:低密度造影剂有空气、氧气、二氧化碳等气体,可用于脑室、椎管、关节等部位的造影,现已少用。

2) 造影方法 临床常用的造影方法有直接引入法和生理排泄法。①直接引入法:是指通过人体自然孔道、病理瘘管或体表穿刺等途径将对比剂直接引入造影部位的方法,可用于胃肠钡餐造影、胆系术后"T"型管造影等。②生理排泄法:是指将造影剂口服或经静脉注入体内,经血液循环至某一器官排泄,使其显像的方法,可用于静脉尿路造影、口服胆系造影等。

3. 特殊检查 只有软X线摄影还在应用,主要用于乳腺检查。

二、X线检查的准备与处理

(一) X线常规检查

1. 普通检查

1) 荧光透视检查前的准备 检查前,应向患者说明检查目的、方法和注意事项,消除其紧张或恐惧心理,指导患者采取正确的检查姿势,充分暴露检查部位,脱去检查部位的厚层衣物,去除影响X线穿透的物品如金属饰物、敷料、膏药和发卡等。

2）X线摄影检查前的准备 ①检查前,告知事项除同荧光透视检查外,指导患者检查中配合(如胸部摄片时需要屏气)。②除急腹症外,腹部摄片前,检查者应指导患者进行胃肠道准备,向患者说明禁食时间及清洁肠道的相关事宜,以保证摄片效果。③外伤及急危重症患者摄片时,应尽量减少搬动,以免造成损伤及使病情进一步加重,必要时须有医护人员监护。

2. 特殊检查 以乳腺钼靶软X线摄影应用最为广泛。告知患者检查时需脱掉上身衣物包括内衣,乳腺会因机器压迫板的压迫而感不适,并无大碍。

（二）X线造影检查

X线造影检查常用的对比剂为医用硫酸钡和碘剂,造影检查的患者除了要做好常规X线检查的准备外,还需要根据检查部位、对比剂及造影方法的不同做好相应的准备和处理。

1. 钡剂造影检查 为了能在X线下显示胃肠道解剖形态、功能并诊断疾病,常使用医用硫酸钡悬液和气体进行双重对比造影检查。

1）食管造影检查 患者多取立位,先行常规颈、胸及上腹部透视,然后口含医用硫酸钡悬液,于透视中小量吞咽,根据需要更换体位,观察并摄片记录食管的形态、结构及功能情况。

一般检查前无须禁食禁水,疑有食管梗阻、贲门失弛缓症或胃底静脉曲张者需禁食、禁饮。疑有食管非金属异物时,可于钡剂内加棉絮纤维,吞服钡剂后棉絮可悬挂于异物上,以便显示异物的位置。

2）上消化道双重对比造影检查 先行常规胸、腹部透视,检查有无异常密度影,口服产气粉使胃充气扩张,然后吞咽少许医用硫酸钡悬液并嘱患者翻身使钡剂均匀涂布在胃黏膜表面,以显示胃黏膜表面的细微结构。透视的同时拍摄必要的黏膜相,其后再嘱患者服下较多的钡剂填充胃腔,透视并摄片以获得充盈相。

检查注意事项:①检查前3天禁服不透X线的药物如钙、铁、铋剂等;②检查前1天进食少渣易消化的食物,晚饭后禁食、禁饮;③胃潴留患者检查前1天清除胃内容物;④需显示黏膜面的细微结构及微小病变时,肌内注射抗胆碱药物如654-2等以降低胃肠张力,但青光眼、前列腺增生患者禁用;⑤如需在较短时间内观察小肠,可口服甲氧氯普胺以增加胃肠道张力,促进蠕动;⑥上消化道出血者一般在出血停止和病情稳定数天后方可检查;⑦疑有胃肠穿孔、肠梗阻者及3个月内的孕妇禁止检查。

3）结肠双重对比造影检查 于肠道清洁后,先行常规腹盆部透视,其后经肛门注入适量气体,然后经直肠灌入医用硫酸钡悬液,透视下改变体位,以使钡剂充盈全部结肠及回盲部,观察结肠的形态、结构与功能状态。

检查注意事项:①检查前连续2日无渣饮食,遵医嘱口服缓泻剂如和爽(复方聚乙二醇)、甘露醇、硫酸镁等将肠内容物排空,忌用清洁剂;②检查前24 h内禁服所有影响肠道功能及X线显影的药物;③钡剂温度与体温基本一致;④排便失禁者可改用气囊导管,以免钡剂溢出。

2. 碘剂造影检查　碘剂主要为有机碘,分为离子型和非离子型,后者因对比剂在体内不发生解离、对体液干扰小、不良反应少,发生碘过敏反应的风险甚微,在临床上较常使用。常用于血管造影、泌尿系造影及关节造影。

1) 检查前准备

(1) 评估和告知:造影检查前,询问患者有无造影检查的禁忌证,包括既往有无过敏、甲状腺功能亢进症、糖尿病、肾病、肾功能不全等病史;向患者介绍检查的目的、方法、可能经历的痛苦和注意事项等。

(2) 签署知情同意书:使用碘剂前,患者或其监护人应签署"碘对比剂使用患者知情同意书"。

🖳 拓展阅读8-1　患者碘造影剂使用知情同意书

(3) 碘过敏试验:静脉注射法较可靠,注射后观察15 min,如出现胸闷、咳嗽、气促、恶心、呕吐和皮疹等则为阳性,不宜行造影检查;但部分患者试验阴性,造影中也可发生过敏反应。非离子型碘剂一般无须做碘过敏试验。

(4) 预防碘剂不良反应:尽量选用非离子型等渗性对比剂;糖尿病患者在碘剂使用前48 h停用双胍类药物;建议在碘剂使用前后给予充分的补水,利于对比剂的排出。

(5) 应急抢救措施:检查室应常规配备抢救用物,与急诊室或临床相关科室建立针对碘剂不良反应抢救的应急快速增援机制。

2) 检查后处理

(1) 留置观察:使用对比剂后,患者须留置观察至少30 min,高危患者应留置观察更长时间。如症状严重则应在重症监护室观察治疗。

(2) 碘剂不良反应的分级与处理:根据碘剂过敏反应的程度将其分为轻度、中度和重度三级。①轻度反应:表现为发热、恶心、皮肤瘙痒、皮疹等,一般无须特殊处理;观察生命指征,必要时可注射药物。②中度反应:表现为寒战、高热、头疼、眩晕、胸闷、心悸、皮疹、呕吐等,应立即给予对症处理,同时终止使用碘剂。③重度反应:可出现胸闷、心悸、冷汗、面色苍白、血压下降等周围循环衰竭、心脏停搏、意识丧失、喉头水肿、惊厥等,应立即停止造影并进行抗过敏、扩容和吸氧等抗休克处理。

(3) 碘剂血管外渗的表现与处理:碘剂血管外渗可致局部皮肤红、肿、热、痛并形成红斑,肿胀范围可迅速扩大,出现皮肤水疱、溃疡和坏死,伴外渗远端肢体感觉改变,甚至发生筋膜综合征。注射碘剂过程中一旦外渗,应立即停止注射,于拔针前尽量回抽外渗的对比剂,局部予以冰敷,密切观察2~4 h,必要时请相关医师会诊。外渗局部皮肤采用地塞米松或利多卡因局部湿敷,或透明质酸酶局部注射。48 h内抬高患肢使其高于心脏平面。必要时进行患肢X线拍片监护渗出范围,住院观察24 h。

三、X线检查中的防护

随着X线技术和设备的改进以及防护措施的进步,放射损害的可能性也越来小,不应对 X 线检查存在恐惧和疑虑。应强调和重视防护,尤其对孕妇、小儿和长期接触射线的工作人员,要遵守屏蔽防护和距离防护等原则。

四、X 线检查的临床应用

(一) 正常胸部 X 线片表现

胸部 X 线片是胸腔内、外各组织和器官重叠的综合影像(图 8-1)。

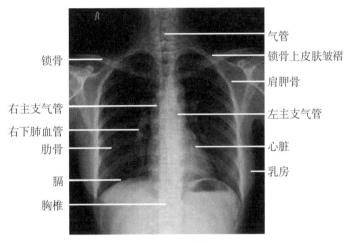

(a) 正位图像

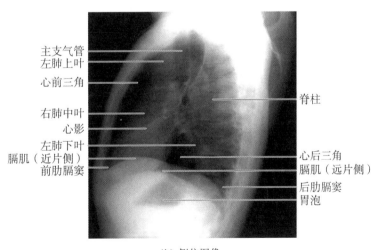

(b) 侧位图像

图 8-1 正常胸部 X 线片图像

1. 胸廓　正常胸廓由骨骼、软组织组成,两侧对称。

1) 软组织　包括胸锁乳突肌、锁骨上皮肤皱褶、胸大肌、乳房及乳头,在相应部位显示致密影。

2）骨骼 胸部正位片上,前方正中胸骨几乎完全与纵隔影重叠,仅胸骨柄两侧外上角可突出于纵隔影之外。胸椎的横突可突出于纵隔影之外,切勿认为成增大的淋巴结。肋骨起于胸椎两侧,自后上方向前下方斜行、前端为肋软骨,除钙化外不显影。

2. 纵隔 位于胸骨之后,胸椎之前,两肺之间。其中有心、大血管、气管、食管、主支气管、淋巴组织、胸腺、神经及脂肪等器官和组织。除气管及主支气管可以分辨外,其余组织结构间无明显对比,只能观察其与肺部邻接的轮廓。

3. 气管及支气管 气管在第5~6胸椎平面分为左、右主支气管,左、右主支气管分别分出叶支气管、段支气管等,最后与肺泡相连。在X线片上,支气管隐约可见或不显示,但在体层摄影和支气管造影时,可清楚显示。

4. 膈 位于胸腹腔之间,分左右两叶,呈圆顶状。一般位于第9~10后肋的高度,左侧较右侧约低1cm。膈与心脏、肋骨相交处所形成的角分别称心膈角和肋膈角。

5. 肺

1）肺野 是含有空气的肺在X线片上所显示的透亮区域。肺野的透亮度与肺泡的含气量成正比,深吸气时透亮度高,呼气时则透亮度低。为便于描述病变位置,人为地将一侧肺野纵向分为三等份,称为内带、中带、外带,又分别在第2、4肋骨前端下缘画一水平线,将肺野分为上野、中野、下野(图8-2)。

2）肺门 肺门影是肺动脉、肺静脉、支气管及淋巴组织的综合投影。但主要是肺动脉的阴影,肺静脉次之。肺门位于第2~4肋间,靠近肺中野内带,左侧较右侧高1~2cm,正常人宽度不超过1.5cm。

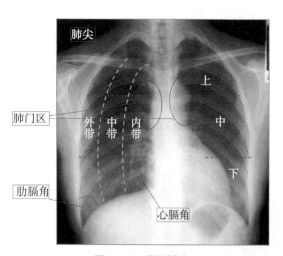

图8-2 肺野划分

3）肺纹理 由肺血管、支气管及淋巴管组成,表现为自肺门向肺野呈放射分布的由粗到细的树枝状影。正常时下肺野纹理较上肺野粗,右下肺野更为明显。

6. 胸膜 菲薄,正常时不显影,只有在胸膜反褶处,X线与胸膜走行方向平行时,显示为薄层状或线状致密影。

（二）呼吸系统常见疾病X线片表现

X线检查是诊断肺部病变的主要方法,可以清楚显示病灶部位、形状、大小及密度,对诊断、随访、普查必不可少(图8-3)。

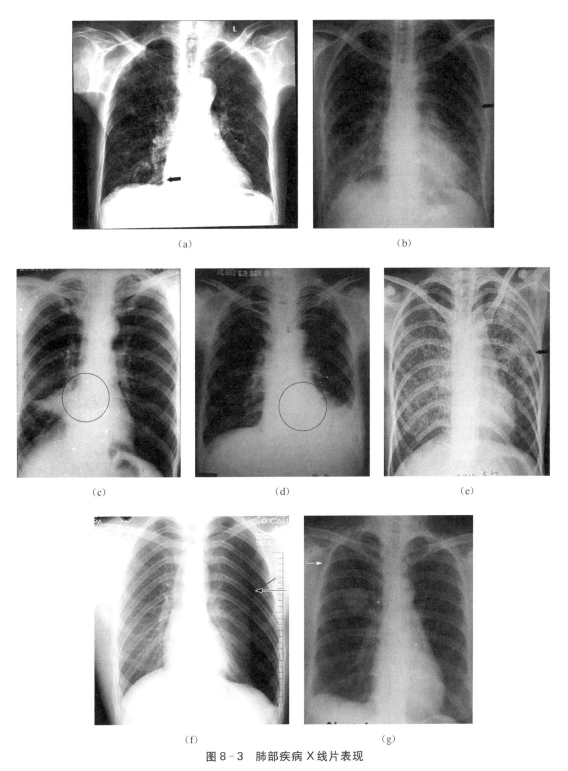

图 8 - 3 肺部疾病 X 线片表现

注 (a)慢性支气管炎,箭头所示肺纹理增多、增粗、紊乱、网状或条索状、斑点状阴影;(b)支气管肺炎,箭头所示双肺中下肺野弥漫斑片状模糊阴影,部分融合成大片状;(c)右肺中叶不张;(d)胸腔积液;(e)急性粟粒型肺结核;(f)左侧气胸;(g)支气管肺癌,箭头所示为中央型肺癌反"S"征。

(三) 循环系统常见疾病 X 线片表现

影像诊断对于心血管疾病的诊治具有非常重要的价值。可观察外形轮廓,可观察内部状态。如二尖瓣型引起的心脏外形改变呈梨形,常见于二尖瓣病变、肺源性心脏病。主动脉型引起心脏外形改变呈靴型,常见于高血压病、主动脉瓣病变。

1. 心脏各房室增大 X 线片表现　如图 8-4 所示。

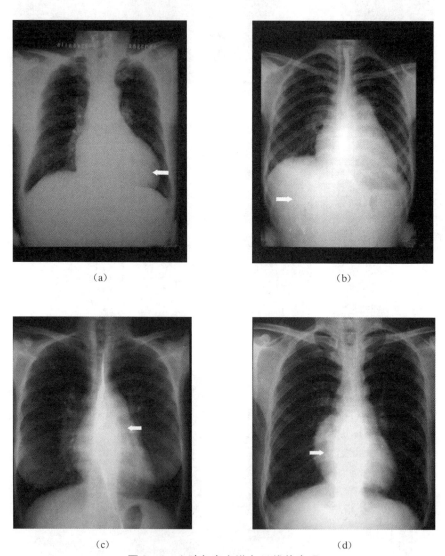

(a)　　　　　　　　　　　　　　　(b)

(c)　　　　　　　　　　　　　　　(d)

图 8-4　心脏各房室增大 X 线片表现

注　(a)左心室增大(如箭头所示),后前位心尖向左下延伸,相反搏动点上移,左侧位心后间隙变窄、消失;左前斜位心后缘向后下延伸;(b)右心室增大(如箭头所示),后前位心横径增大、心尖上翘,相反搏动点下移,左前斜位心前缘下段向前膨隆,左侧位心前缘与前胸壁接触面增大,右前斜位肺动脉段和漏斗部隆起;(c)左心房增大(如箭头所示),后前位双心房影,左心缘出现 4 个弓,左侧位吞钡食管受压移位,右前斜位吞钡食管受压移位,左前斜位左主支气管受压抬高;(d) 右心房增大(如箭头所示),后前位右心缘向右扩张、膨隆,左前斜位心前缘上段膨隆延长。

2. 心脏增大 X 线片表现　心脏增大分为二尖瓣型心脏（梨形心）、主动脉型心脏和普遍增大型心脏。

1）二尖瓣型心脏　右或（和）左心缘膨凸，心尖上翘，肺动脉段凸出，主动脉球较小。见于二尖瓣狭窄、房间隔缺损、肺动脉狭窄和肺源性心脏病等[图 8-5(a)]。

2）主动脉型心脏　左心室段延长，心尖下移，升主动脉增宽，主动脉结增大。见于高血压性心脏病、主动脉瓣病变等[图 8-5(b)]。

3）普遍增大型心脏　心影向两侧较均匀增大。见于心肌病变，心包积液，心力衰竭，风湿性心脏病等[图 8-5(c)]。

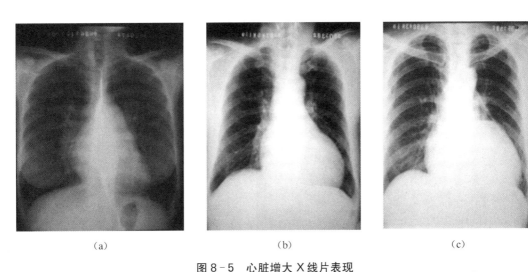

| (a) | (b) | (c) |

图 8-5　心脏增大 X 线片表现

注　(a)二尖瓣型心；(b)主动脉型心；(c)普大型心

（四）消化系统常见疾病 X 线片表现

胃肠道与邻近器官的密度相仿，缺乏良好的自然对比，因此造影检查是胃肠道 X 线检查最常用的方法，也是首选（图 8-6）。

（五）骨关节系统常见疾病 X 线片表现

骨中存在大量的钙盐，与周围组织结构存在良好的自然对比。骨自身的骨皮质、骨松质和骨之间也有密度差，因此，普通 X 线检查即可使骨关节清楚显影（图 8-7）。

（六）泌尿系统常见疾病 X 线片表现

腹部平片是泌尿系统较常用的方法，单独使用或作为造影的观察和对照，检查范围包括肾、输尿管和膀胱。造影检查可显示泌尿器官的解剖结构、形态和功能，不少疾病可借此诊断（图 8-8）。

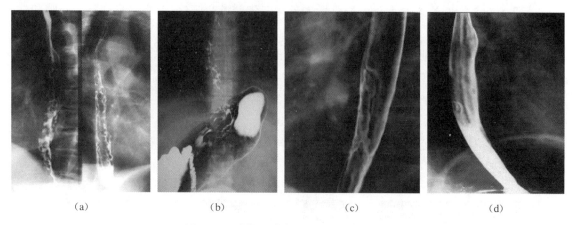

（a）　　　　　　　　（b）　　　　　　　　（c）　　　　　　　　（d）

图8-6　消化系统常见疾病X线片表现

注　（a）食管静脉曲张；（b）食管胃底静脉曲张；（c）溃疡型早期食管癌；（d）隆起型早期食管癌。

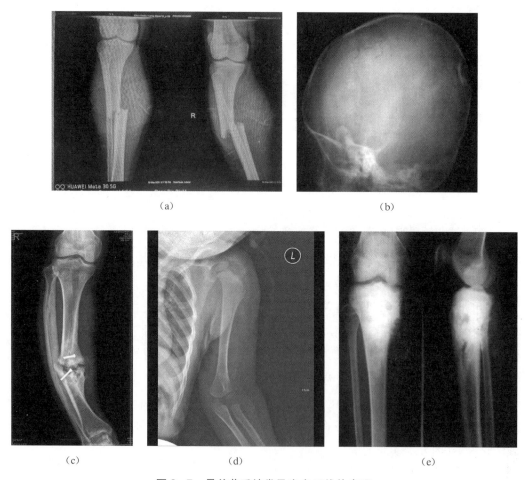

（a）　　　　　　　　　　　　　　　（b）

（c）　　　　　　　　（d）　　　　　　　　（e）

图8-7　骨关节系统常见疾病X线片表现

注　（a）胫骨骨折；（b）颅骨凹陷性骨折；（c）骨髓炎；（d）骨软骨瘤；（e）骨肉瘤。

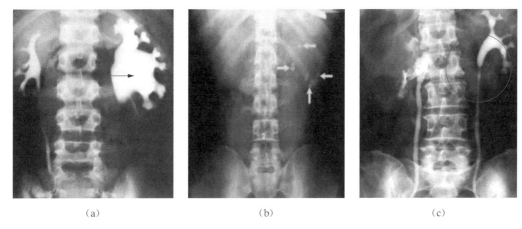

(a) 　　　　　　　　　(b) 　　　　　　　　　(c)

图 8-8　泌尿系统常见疾病 X 线片表现

注　(a)肾积水;(b)肾脏多发结石;(c)肾癌。

第二节　超声检查

一、概述

超声波(ultrasonic wave)是指振动频率在 2 000 Hz 以上,超过人耳听觉阈值上限的声波。超声检查是利用超声波的物理特性和人体器官组织声学特性,使其相互作用后产生的信息,并将信息接收、放大和处理后形成图形、曲线或其他数据,借此进行疾病诊断的一种非创伤性检查方法。

1. 超声波的物理特性　①束性或指向性;②反射、折射与散射;③吸收与衰减;④多普勒效应,这一物理特性已被广泛应用于心血管等活动脏器的检测。

2. 超声检查的原理　超声仪器均含有换能器(探头)、信号处理系统(主机)和显示器。探头向人体发射一定频率的超声波,在人体组织中穿透多层界面进行传播,在每一层界面上均可产生不同程度的反射或(和)散射回波,这些回波含有超声波传播中所经过的不同组织的声学信息,被探头接收后经过主机处理,可在显示器上以不同的形式显示为波形或图像,形成声像图。通过声像图所反映的声学信息对所探测的组织器官的结构与功能状态等进行判断。

3. 超声图像的特点　超声图像是根据探头所扫查的部位构成的断层图像,改变探头位置可获得任意方位的超声图像。临床以解剖形态学为基础,依据各种组织结构间的声阻抗差的大小,以明(白)暗(黑)之间不同的灰度来反映回声的有无和强弱。无回声为暗区即为黑影,强回声区为亮区即为白影,从而显示解剖形态、轮廓等信息。

超声经过不同的组织或器官所产生的超声回声强度可分为 6 个等级。

1) 强回声 强回声后方常伴有声影,见于结石、骨骼表面、含气肺及胃肠。

2) 高回声 高回声与强回声不同,不伴有声影,见于肝、脾等脏器的包膜、肾窦、纤维组织等。

3) 等回声 中等水平回声,见于肝、脾实质等。

4) 低回声 典型的低回声见于皮下脂肪组织、肾实质。

5) 弱回声 肾椎体、淋巴结。

6) 无回声 是超声经过的区域没有反射,显示为暗区,如均匀的液体、血液、胆汁、尿液和羊水等;病理情况下可见胸腔积液、腹水、心包积液、肾盂积水等。

二、超声检查的准备与处理

(一) 超声检查的常规准备

1. 消除患者的紧张心理 检查前,检查者应向患者说明检查的目的、意义、安全性和方法等,以消除患者的紧张心理。

2. 取合适的体位 超声探测时,患者可常规取仰卧位,也可根据需要取侧卧位、俯卧位、半卧位或站立位。

3. 扫描 检查者嘱患者暴露皮肤,在其皮肤上涂布耦合剂,使探头紧贴皮肤进行扫查。

(二) 不同部位超声检查的准备与处理

1. 腹部超声检查

1) 常规肝脏、胆囊、胰腺检查 患者通常需空腹,必要时可饮水 400～500 ml,使胃充盈并成为透声窗,以充分显示胃后方的胰腺及腹部血管等。胆囊检查需要评价胆囊收缩或了解胆管有无梗阻时,应备用脂肪餐。

2) 胃肠道检查 患者应空腹进行检查,检查前需要饮水或口服胃肠道造影剂,以充分显示胃腔和胃黏膜等。

2. 泌尿生殖系统超声检查

1) 早孕、妇科、膀胱及前列腺检查 检查前 1～2 h,患者应饮水 400～500 ml 以充盈膀胱。

2) 经阴道检查 患者必须已婚,于检查前排空膀胱,并于非月经期检查。

3. 心血管系统检查 常规检查不需要做特殊准备,但经食管进行超声心动图检查时,检查前需与患者签署知情同意书,嘱其禁饮 8 h 以上,检查前 2 h 内禁饮。

4. 特殊情况下的超声检查

1) 婴幼儿或不合作患者 可给予水合氯醛灌肠,待安静入睡后再进行检查。

2) 超声引导下的穿刺 检查者应向患者及其家属说明检查的目的与意义、可能出现的并发症,以取得其配合,并指导患者在签署知情同意书后进行检查。检查者应嘱患者禁饮 8～12 h。对有可疑出血的患者,检查者于检查前要检测其血小板计数、凝血酶原时间、活化部分凝血活酶时间。

3）超声造影检查　一般不需要做特殊准备。

5. 其他　当超声检查与其他检查如胃镜、胃肠钡剂造影和胆系造影等同日进行时，须先进行超声检查。

三、超声检查的临床应用

1. 应用范围　①肝脏、胆囊、胰腺、脾脏的检查，如体检筛查、肝硬化、肝囊肿、胆结石、脾脏大小等检查；②肾脏、膀胱、前列腺、女性生殖系统、甲状腺等检查，如肿瘤、结石、妊娠等检查。

2. 肝脏超声检查

1）正常肝脏声像图　正常肝脏轮廓光滑、整齐，肝实质呈灰阶中等细小光点回声，分布均匀。正常肝脏左叶厚度＜60 mm，左叶长度＜90 mm，右叶最大斜径＜140 mm。肝内管道结构呈树状分布，肝内门静脉管壁回声较强，壁较厚。肝内胆管与门静脉伴行，管径较细，约为伴行门静脉内径的1/3，肝静脉壁回声弱，壁薄。彩色多普勒检查，肝内门静脉为朝肝红色血流，而肝静脉为离肝蓝色血流，肝动脉为花色高速血流（图8-9）。

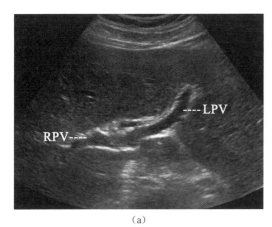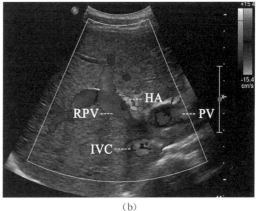

（a）　　　　　　　　　　　　　　（b）

图8-9　肝脏正常声像图

注　（a）B型超声（RPV：门静脉右支；LPV：门静脉左支）；（b）彩色多普勒（HA：肝动脉；PV：门静脉；RPV：门静脉右支；IVC：下腔静脉）。

2）脂肪肝声像图　脂肪肝是指肝细胞中脂质，特别是中性脂肪沉着蓄积，超过生理范围而又无其他形态学异常的病理状态。

声像图表现：肝脏轻或中度增大，轮廓较整齐平滑，肝边缘可变钝；肝内呈密集的细小光点，回声增强，即所谓"光亮肝"，肝脏回声明显高于肾皮质；回声强度由表浅至深部逐渐减弱，称为深场回声衰减；肝内管状结构走行减少或显示不清（图8-10）。

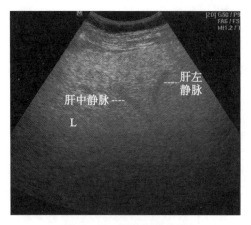

图 8-10 脂肪肝声像图

3) 肝硬化声像图　肝硬化是一种以肝组织弥漫性纤维化、假小叶和再生结节形成为特征的慢性肝病。

声像图表现：早期肝体积可正常或轻度增大，随着病情进展，肝体积缩小，肝包膜不平整，呈锯齿状或凹凸状。肝实质回声增粗、增强，分布不均。有时肝内出现低回声或高回声结节，直径多为 5～10 mm，边界整齐，为肝硬化增生结节。肝静脉内径常变细，走行迂曲，门静脉可增宽（＞13 mm），肝动脉可代偿性增宽。可见脾大、腹水、胆囊壁增厚等（图 8-11）。

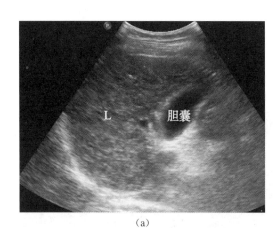
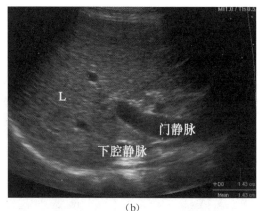

(a)　　　　　　　　　　　　　(b)

图 8-11　肝硬化声像图

注　(a)肝实质回声增强、增粗，分布不均；(b)门静脉增宽达 14 mm。

3. 胆道系统超声检查

1) 正常胆道声像图　正常胆囊纵切面呈梨形、长茄形，横切面呈圆形，其轮廓清晰，囊壁为纤细光滑的高回声带，囊腔为无回声区，后壁和后方回声增强。正常胆管纵切面图像为伴行门静脉的管道，壁为纤细光滑的高回声带，管道内为无回声区。左、右肝管内径一般不超过2 mm，肝总管内径 3～4 mm，胆总管内径6～8 mm，或不超过伴行门静脉内径的1/3（图 8-12）。

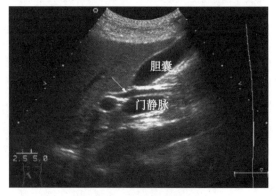

图 8-12　正常胆道声像图

2）急性胆囊炎声像图 急性胆囊炎是由结石梗阻、细菌感染、胰腺反流等因素造成的一种化脓性炎症。临床主要表现为右上腹绞痛和胆囊区压痛。

声像图表现：胆囊增大，形态饱满，胆囊壁可增厚，其内见弱回声带呈"双边影"。胆囊内常出现稀疏或密集的分布不均匀的细小或粗大回声斑点，呈云雾状，为胆囊积脓的表现。脂餐试验胆囊收缩功能减弱或消失，多伴有胆囊颈部结石，超声检查时探头压及胆囊区，压痛明显，墨菲征阳性。胆囊穿孔时，可显示胆囊的局部膨出或缺损以及胆囊周围的局限性积液（图 8-13）。

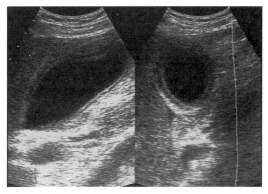

图 8-13 急性胆囊炎声像图

3）胆囊结石声像图 胆囊结石是最常见的胆囊疾病。与胆囊炎常同时出现，并且互为因果。从声像图表现上看，无回声胆囊内出现强光团，强光团后方伴声影且随体位改变沿重力方向移动（图 8-14）。

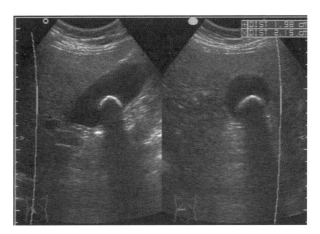

图 8-14 胆囊结石声像图

（邱仲玉）

数字课程学习

○教学 PPT ○导入案例解析 ○复习与自测 ○更多内容

第九章 资料分析与护理诊断

章前引言

护理评估是护士系统、全面地收集被评估者的资料并对资料加以分析和整理的过程,是护理程序的基础。通过对护理评估中获取的资料进行分析、综合、推理和判断,最终得出符合逻辑的结论的过程即形成护理诊断。这一过程需要经过采集资料、整理分析资料和形成假设、验证和修订诊断及排序四个步骤。

• 学习目标 •

1. 阐述护理诊断的概念、类型、陈述及排序。
2. 理解健康资料的整理、归类与分析。
3. 理解护理诊断与医疗诊断的区别。
4. 对患者的健康资料进行分析与整理,并提出相关的护理诊断。

思维导图

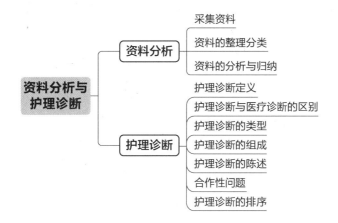

案例导入

患者,男,36 岁。饮酒饱食后上腹部剧痛 7 h,伴呕吐、大汗,急诊入院。查体:面色苍白,体温 38 ℃,血压 80/60 mmHg,心率 132 次/分,全腹肌紧张、压痛、反跳痛,移动性浊音(+)。实验室检查:血白细胞 12.7×10^9/L,中性粒细胞比值 86%;血清淀粉酶 740 U/dl(Somogyi 法)。

问题:

1. 该患者的医疗诊断是什么?
2. 该患者的护理诊断有哪些?

第一节 资料分析

一、采集资料

采集资料是做出护理诊断的基础。护士可利用健康评估的方法,如问诊、身体评估、诊断性检查采集主观资料、客观资料,获得有关患者身体健康、功能状况、心理健康和社会适应的信息。采集资料是否全面、是否准确,将直接影响护理诊断的准确性。

二、资料的整理分类

收集的资料内容混杂,需要采用适当的方法进行分类、整理,便于护士发现异常问题,也有助于发现收集到的资料有无遗漏。常用的分类方法有以下几种。

1. 按资料收集的方法分类 分为主观资料和客观资料。

1）主观资料 与被评估者或其家属（昏迷患者、精神障碍患者、婴幼儿等无法准确表达者）交谈所获得的资料，包括主诉、现病史、既往史、家族史等内容，例如对自己身体所患疾病的主观感觉、对各种症状的感受、身体状况评价、个人经历、求医原因、健康问题的认识等。临床上因为主观资料具有很大的主观性、随意性，应特别注意区分主观资料的真伪性。

2）客观资料 通过观察、护理体检或借助各种实验室、器械检查所得到的资料，如体温、脉搏、血压、化验结果、心电图、B超结果等。

2. 按麦乔琳·高登（Majory Gordon）的11个功能性健康型态分类 即健康感知与健康管理、营养与代谢、排泄、活动与运动、睡眠与休息、认知与感知、自我概念、角色与关系、性与生殖、压力与应对、价值与信念。由于以该型态对资料进行分类有助于护士顺利找出护理诊断，曾一度受到较为广泛的关注和应用。

3. 按马斯洛的人类需要层次理论分类 将收集到的资料分为生理需要、安全需要、爱与归属的需要、尊敬与被尊敬的需要及自我实现的需要五个方面。这种分类方法可以提醒护士要从人的生理、心理、社会各个角度去收集资料，但其缺点是与护理诊断、护理计划、护理措施没有直接的对应关系。

三、资料的分析与归纳

1. 资料的分析 分析资料时应将资料与正常值、参考值进行比较，以发现异常情况。为准确地找出被评估者的异常资料，护士不仅要掌握基础医学知识、护理学知识、人文科学知识，结合患者的个体差异、年龄、社会背景等因素的不同进行全面分析比较，找出具体临床意义的异常情况或问题。这些异常就是诊断依据，然后护士可进一步寻找相关因素或危险因素，为形成护理诊断提供线索和可能性。如患者主诉"两个月来我总是感到头晕、乏力，但不知道为什么"，护士通过血常规检查，结果发现患者血红蛋白只有70 g/L，这样就找到了引起异常的相关因素。

2. 资料的归纳 在对问诊、身体评估、实验室或其他辅助检查所获得的资料进行综合的基础上采用适当的方法进行归纳、分析，如将其中有临床意义的发现按麦乔琳·高登的11个功能性健康型态分类，每一型态下都有其相应的护理诊断可供选择。

第二节 护理诊断

一、护理诊断定义

目前较为常用的是北美护理诊断协会（North American Nursing Diagnoses Association，NANDA）在1990年提出并通过的定义：护理诊断是护士针对个人、家庭、社区对现存的或潜在的健康问题,以及生命过程的反应所做的临床判断,是护士为达到预期结果选择护理措施的基础,这些预期结果是由护士负责的,属于护理职责范围。

二、护理诊断与医疗诊断的区别

护理诊断与医疗诊断的区别如表9-1所示。

表9-1 护理诊断与医疗诊断的区别

项 目	护理诊断	医疗诊断
诊断对象	对个体或群体的健康问题的反应的一种临床判断	对个体的疾病病理生理变化的一种临床判断
诊断内容	个体对健康问题的反应	对个人的具体疾病或病理状态的诊断,是一种疾病
决策者	护士	医生
处理方法	用护理的方法处理	用医疗手段解决
适应范围	针对个体、家庭、社区的健康问题	针对个体疾病
诊断的数目	可有多个诊断	一般只有一个诊断
变化情况	随病情变化而改变	确诊后一般不会改变
两者关系	对医疗诊断的补充	是护理诊断的原因

三、护理诊断的类型

1. **现存的护理诊断** 是对个人、家庭或社区已出现的健康问题或生命过程所产生的反应的描述,如"尿潴留""恐惧"等。这类护理诊断一般有诊断依据。

2. **危险的护理诊断** 是对一些易感的个人、家庭或社区对于健康问题或生命过程可能出现的反应的描述。这类护理诊断目前虽然没有发生,但如果不采取护理措施则极有可能出现问题。因此,对有危险的护理诊断,护士要具有预见性。例如,长期卧床患者"有皮肤完整性受损的危险"。

3. **健康的护理诊断** 是对个人、家庭或社区所具有的加强健康以达到更高健康水平的潜能的描述。健康的护理诊断仅包含名称部分而无相关因素,其名称由"潜在……增强"与更高的健康水平组成,如"潜在的婴儿行为调节增强"。

四、护理诊断的组成

NANDA的每个护理诊断基本由名称、定义、诊断依据、相关因素四部分组成。其中主要是名称和相关因素。

拓展阅读9-1 北美护理协会(NANDA)最新155个护理诊断

1. **名称** 是用简明的术语对护理对象的健康状态或疾病的反应的概括性描述,如

"气体交换受损"。

2. **定义** 是对护理诊断名称的清晰、准确的描述,有助于将一个特定的护理诊断与其他类似护理诊断相区别,帮助护士准确使用诊断名称。

📖 **拓展阅读9-2 我国常见的20个护理诊断(护理问题)**

3. **诊断依据** 是做出护理诊断的临床判断标准。诊断依据可以是一组症状和体征,也可以是危险因素,多来自经健康评估后所获得的有关被评估者的健康状况的主观和客观资料。分为主要依据和次要依据。

1) 主要依据 指当确立护理诊断时,80%~100%的患者所存在的症状、体征和相关病史,为诊断成立的必要条件。

2) 次要依据 指当确立护理诊断时,50%~70%的患者存在的症状、体征和辅助检查结果。对确立护理诊断起支持作用,为诊断的辅助条件。

4. **相关因素** 指影响个体健康状况,导致健康问题的直接因素、促发因素或危险因素。

1) 常见的5种因素 ①病理生理方面:如"清理呼吸道无效"这一护理诊断相关的病理生理学因素可能是意识障碍。②与治疗有关的因素:与执行治疗措施有关的因素,如药物、诊断检查、外科处理等。例如年轻患者接受肾上腺糖皮质激素治疗后出现库欣综合征,可使患者出现"自我形象紊乱"的问题。③情境方面:指涉及环境、相关人员、生活方式、生活经历、行为、人际关系、角色适应等方面的因素。如"睡眠型态紊乱"的相关因素可以是工作压力过大、环境变化、不恰当的日间活动等。④心理方面:如"便秘"可能是与患者处于较严重的抑郁状态有关。⑤成熟发展因素:指在生长发育或成熟过程中与年龄有关的因素,包括认知、生理、心理、社会、情感的发展状况。

2) 护理诊断的4个部分示例 ①名称:皮肤完整性受损。②定义:表皮和(或)真皮状态改变。③诊断依据:主要依据为表皮和真皮组织破损,次要依据为表皮剥脱、局部发红、有原发性或继发性皮肤损害、皮肤瘙痒。④相关因素:病理生理因素为肥胖或消瘦、水肿、循环改变等;治疗因素为放射治疗、药物作用、机械性损伤(如治疗性固定装置,石膏、约束带、绷带等);成熟发展因素为年龄过大或过小;情境因素为局部潮湿等。

五、护理诊断的陈述

护理诊断主要有以下3种陈述形式。

1. **三部分陈述** 即PSE公式。其中,P(problem)代表健康问题,即护理诊断的名称;S(symptoms and signs)代表症状和体征,也包括实验室、器械检查结果即诊断依据;E(etiology)代表病因,即相关因素。三部分陈述多用于现存的护理诊断。

例如:气体交换受损(P),呼吸困难(S),与阻塞性肺气肿有关(E)。

2. **两部分陈述** 即PE公式,只有护理诊断名称和相关因素,没有临床表现,多用于对危险性护理诊断的陈述。

例如:有便秘的危险(P),与纤维素摄入不足有关(E)。

3. 一部分陈述 只有P,即不存在相关因素,多用于对健康性护理诊断的陈述。

例如:有精神安适增进的趋势(P)。

六、合作性问题

合作性问题就是需要护理、医疗合作共同解决的问题,如在临床护理实践中,存在某些虽未被包含在现有护理诊断中,但确实需护理干预的情况,同时又需医疗解决的,这些情况就属于合作性问题,临床上主要是指一些潜在并发症。所以,合作性问题的陈述常在其前加上"潜在并发症"5个字,如:"潜在并发症:出血"。

七、护理诊断的排序

被评估者可以存在多个护理诊断,护士应按照需要优先处理、重要性和紧迫性等原则进行排序。临床一般按照优先诊断、次优诊断、其他诊断的顺序排列。

1. 优先诊断 指会直接威胁患者生命,需要立即采取措施者,主要指那些与呼吸、循环问题或生命体征异常有关的护理诊断。

2. 次优诊断 指虽未直接威胁患者生命,但需要及早采取措施,以避免情况进一步恶化的护理诊断。主要指那些有意识障碍、急性疼痛、急性排尿障碍、高钾血症、感染和受伤危险的护理诊断。

3. 其他诊断 并非不重要,而是指在护理工作安排中可以放在后面考虑,如知识缺乏、活动耐力下降,家庭应对障碍等。

护理诊断及诊断的先后顺序不是一成不变的,随着患者病情的进展,一些护理诊断逐渐消失和生成新的护理诊断。根据问题的严重程度及问题之间的相互关系,其排列顺序也可产生相应变化。例如,肋骨骨折的患者因急性疼痛而发生呼吸受限导致"低效性呼吸型态"的诊断,此时疼痛是引起呼吸受限的原因,因此,"急性疼痛"应为优先诊断,排序在"低效性呼吸型态"之前。

(邱仲玉)

数字课程学习

◇ ○教学PPT ○导入案例解析 ○复习与自测 ○更多内容……

第十章 护理病历书写

章前引言

　　护理病历是有关患者的健康资料、护理诊断、计划及实施、效果评价和健康教育等护理活动的总结与记录，包括文字、符号和图表等资料。护理病历是医疗护理文件的重要组成部分，书写内容是处理医疗纠纷的法律依据之一，也是临床教学、科研工作不可缺少的重要资料。护理病历书写反映了护理工作的内涵，也是衡量医院护理质量的重要标志。

学习目标

1. 阐述护理病历书写的基本要求。
2. 理解常用护理记录的格式和内容。
3. 全面、客观地对患者进行入院评估。
4. 根据患者的实际情况，正确书写不同类型的护理记录。

思维导图

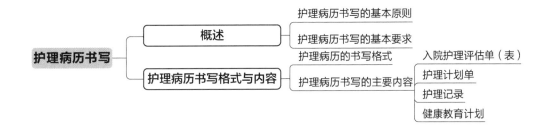

案例导入

　　某市人民法院宣判一起医疗纠纷案件,某市立人民医院因涂改病历,导致医疗事故技术鉴定不能正常进行,被法院判决承担六成责任,赔偿死者亲属60%的医疗费、丧葬费和死亡赔偿金等费用,加上4万元精神损害抚慰金,共计18万余元。

　　问题:

　　1. 该案例给你的启示是什么?

　　2. 护理病历书写的基本要求有哪些?

第一节　概　述

一、护理病历书写的基本原则

　　护理病历书写的基本原则包括:①符合《医疗事故处理条例》《护士条例》《病历书写基本规范》等法律法规、部门规章,符合医疗护理常规、规范和行业标准。②符合安全、简化、实用的原则,能保证患者安全和履行护士职责。③有利于保障护患双方的合法权益。④有利于提高护理质量,为临床、教学、科研、管理提供可靠、客观的资料。⑤融科学性、规范性、技术性、实用性和可操作性于一体,体现护理专业特点和学科发展水平。

二、护理病历书写的基本要求

　　1. 内容应真实、客观　不能以主观臆断代替真实、客观的评估。

　　2. 描述应准确、精练　要与其他病历资料有机结合,相互统一,避免矛盾和不必要的重复。

　　3. 记录及时、规范

　　1) 眉栏项目　每种记录表格的眉栏内容应包括科室、床号、姓名、住院病历号(或病案号);底栏有页码,设于各表格底部中间。

2)日期和时间 一律使用阿拉伯数字书写,日期用年-月-日,时间采用24 h制记录。

3)计量单位 一律采用中华人民共和国法定计量单位。

4)书写语言 使用中文进行书写,通用的外文缩写和无正式译名的症状、体征、疾病名称等可以使用外文。医学词汇、术语以及缩写的书写应规范。

5)书写用笔 应使用蓝黑墨水、碳素墨水书写,需复写的病历资料可以使用蓝或黑色油水的圆珠笔。

6)急危抢救病历书写要求 因抢救急危患者,未能及时书写病历的,有关护士应在抢救结束后6 h内据实补记。

7)特殊情况 如患者出现病情恶化、拒绝接受治疗护理、自杀倾向、意外、请假外出、并发症先兆等特殊情况,应详细记录并及时汇报、交接班等。

4. 项目完整 护理病历各个项目要填写完整,不可遗漏,应注明日期和时间,并签全名或盖章,以示负责。为保证医疗护理文件的完整性,任何人不得随意拆散、外借或损坏。

5. 字迹清晰、工整 书写过程中出现错字或别字时,应当用双横线划在错、别字上,保持原记录清晰、可辨,在画线的错、别字上方更正并注明修改时间和签全名。不得采用刮、粘、涂等方法掩盖或去除原来的字迹。

6. 责任与权限 上级护士有审查修改下级护士书写记录的责任。实习护士、试用期护士、未取得护士资格证书或未经注册护士书写的内容,须经本医疗机构具有合法执业资格的护士审阅、修改并签全名;进修护士由接受进修的医疗机构认定其工作能力后方可书写护理病历。

7. 电子病历 应根据相关规定规范录入护理病历,按有关要求及时打印并签名。计算机打印的病历应当符合病历保存的要求。

第二节　护理病历书写格式与内容

一、护理病历的书写格式

护理病历的书写格式可分为开放式、表格式和混合式3种类型。

1. 开放式 要求护士用描述性语言记录所收集的资料,自由度较大,有利于临床思维能力的培养,但增加临床护士负担,比较适合教学时使用。

2. 表格式 将所要记录的内容设计成表格,记录时只需在适合的备选项目上标记即可。该形式可指导护士全面收集和记录患者的评估资料,增加记录资料的一致性,避免遗漏,减轻护士工作负担。但由于其形式固定,限制了护士的临床思维能力养成。

3. 混合式 采用表格式的同时留出一定的空间用于描述各种有价值的发现。

目前,我国各医疗单位大多采取表格式为主,填写式为辅的混合式书写,但尚未形成统一的护理病历格式。

二、护理病历书写的主要内容

我国目前护理病历的书写主要限于住院患者,包括入院护理评估单(表)、护理计划单、护理记录单和健康教育计划等。其中的护理记录单属于医疗机构应患者要求可以复印或者复制的病历资料,具有法律效力。护理病历的其他部分,则由各地区、各医疗机构根据实际情况自行决定,未做统一的要求,也尚未形成统一的格式。

(一) 入院护理评估单(表)

入院护理评估单(表)是对新入院患者首次进行的全面且系统的健康评估内容的记录,由责任护士或值班护士在患者入院后的 24 h 内完成。其内容可包括患者的一般资料、健康史、体格检查和辅助检查、心理社会方面和初步护理诊断等。其形式包括眉栏和项目栏两部分。

一些医院以麦乔琳·高登的 11 个功能性健康型态模式制订入院患者护理评估表,另有一些医疗机构常以上述内容为基础,并结合专科特色对评估项目进行调整和增减。例如,许多医院的入院评估单加入了"住院患者跌倒/坠床危险因素评估""压疮危险因素评估"和"导管滑脱危险因素评估"等风险评估内容。

📖 拓展阅读 10-1　入院护理评估单/表

(二) 护理计划单

护理计划单是护士针对患者所存在的护理诊断/合作性问题而制订的护理目标、护理措施和护理效果的书面记录。自 2010 年国家卫生部(现国家卫生与计划生育委员会)关于简化护理文书的政策出台后,各医院应用的范围正逐渐减小(表 10-1)。

表 10-1　护理计划单

姓名_____　床号_____　科别_____　病室_____　住院号_____

开始日期	护理诊断	护理目标	护理措施	效果评价	停止日期	签名
2021.01.05	营养失调:高于机体需要量,肥胖,与摄入量过多有关	①1周内体重下降 0.5～1 kg	①每日摄入量≤6.8 MJ;②鼓励户外散步,每日至少 0.5 h;③进行一次合理饮食健康教育	体重下降 0.5 kg	2021.01.12	刘梅
		②10 天内学会制订低脂肪食谱	每日指导患者制订食谱	能独立制订低脂食谱	2021.01.10	刘梅

(三) 护理记录

护理记录是对患者在整个住院期间健康状况的变化所实施的护理措施及效果等的全面记录。护理记录应根据相应专科的护理特点设计,遵循责任、安全、简化、实用的原则,能保证患者安全和履行护士职责。各医疗机构应根据专科特点、病情和护理工作的实际需要,适当增加或减少记录项目,合理编制或选择护理记录单格式。护理记录包括一般患者护理记录、危重患者护理记录和特殊护理记录。

1. 一般患者护理记录　指护士根据医嘱和病情对一般患者住院期间护理过程的客观记录(表 10-2)。一般要求:

(1) 新入院患者当天要有记录。

(2) 一般手术患者术前、手术当日及术后第 1 天要有记录。

(3) 特殊检查、特殊治疗、特殊用药等应及时记录。

(4) 一般要求病情稳定的一级护理患者每周至少记录 2～3 次,二级、三级护理患者至少每周记录 1～2 次,若病情有变化则随时记录。

表 10-2　一般患者护理记录单(示例)

科室_____　姓名_____　年龄_____　性别_____　床号_____　住院号_____
诊断_____

日期	时间	基本信息						氧疗		基础护理项目			管路护理			皮肤情况	病情与措施
		意识	体温 ℃	心率(次/分)	呼吸(次/分)	血压(mmHg)	血氧饱和度(%)	方式	流量	体位	雾化吸入	口腔护理	会阴冲洗	尿流管	引流管	胃管	
2021-03-05	8:00	1	36.6	66	20	145/78	99	1	低流量								正常	患者今日为术后第 2 日,昨日夜间睡眠较好,交接班皮肤检查完整无压红,遵医嘱于 8:00 改为低流量吸氧,患者自诉无胸闷、呼吸困难等症状。引流管通畅,24 h 引流出淡红色液体 50 ml,今日指导并协助患者床边活动,指导患者活动时引流管的护理,患者基本能正确复述相关内容。

说明　意识:1.清醒;2.嗜睡;3.意识模糊;4.昏睡;5.轻度昏迷;6.中度昏迷;7.重度昏迷;8.谵妄;9.镇静;10.全麻未醒。
氧疗方式:1.鼻塞;2.鼻导管;3.面罩;4.主动气道;5.无创呼吸机;6.有创呼吸机;7.氧气枕法;8.面罩法;9.漏斗法。
皮肤情况:1.正常;2.破损;3.黄染;4.淤血;5.疤痕;6.伤口包扎;7.切口包扎;8.水泡;9.红肿;10.硬结;11.皮疹;12.压疮;13.其他。

2. 危重患者护理记录 指护士根据医嘱和病情对危重、抢救、大手术后、需严密观察病情的患者在住院期间实施整体护理过程的客观记录。其目的是及时了解患者病情变化和治疗、护理、抢救后的效果。具体书写要求如下。

1）记录时间 应具体到分钟。

2）记录内容 眉栏应包括患者姓名、性别、年龄、科室、病区、床号、住院号、页码，手术患者应注明手术方式。表格中应书写以下内容：①生命体征和意识状态：体温（℃）、脉搏（次/分）、呼吸（次/分）、血压（mmHg）和血氧饱和度（%）直接填写真实值；意识记录应根据患者实际状态，选填清醒、嗜睡、意识模糊、昏睡、浅昏迷、深昏迷、谵妄状态。②吸氧：氧流量单位为升/分（L/min），记录吸氧方式，如鼻导管、面罩、呼吸机辅助通气等。③出入量记录：入量：包括输液、输血、鼻饲、服药用水、饮食含水量及饮水量等。如为输液应注明液体加入药物后的总量。出量：包括出血量、尿量、呕吐量、粪便量、各种引流液量、痰量等。需要时，还应记录颜色与性状。④皮肤情况：可用完好、破损、压力性损伤等，后两项应在护理措施栏内记录部位、范围、深度、局部处理及效果。⑤管路护理：根据患者置管情况填写，如气管插管、静脉置管、导尿管、引流管等，记录引流管固定情况、挤压引流管、引流管是否通畅等。⑥病情观察、措施及效果：首次记录时应简述病情或手术情况、经过的处置及效果。其他包括患者的病情变化、药物反应、饮食、睡眠、排泄的效果。患者接受特殊检查、治疗、用药等要有相应记录。

3）记录频次 特级护理要求24 h密切观察患者病情变化，一级护理要求至少每小时巡视观察一次患者病情。因此，危重症患者记录至少每小时记录一次生命体征，病情变化时随时记录。因抢救患者未能及时书写护理记录，护士应当在抢救结束后6 h内据实补录。

> 拓展阅读10-2 危重患者护理记录单

3. 特殊护理记录 在临床护理工作中经常需要观察某些症状、体征或特殊情况，因此选用一些专科或专项护理记录单，如"疼痛观察记录单""压力性损伤观察记录单""血糖监测记录单等"。

> 拓展阅读10-3 胰岛素泵治疗与血糖监测记录单

（四）健康教育计划

健康教育是由护理人员制订和实施的健康教育活动，从而帮助患者掌握健康知识，改变不健康行为，消除或减轻影响健康的危险因素，预防疾病，促进健康和提高生活质量。主要包括门诊教育、住院教育和家庭随访三类。住院教育主要有以下内容。

1. 住院期间的健康教育计划

（1）入院须知、病区环境介绍、责任医护介绍、安全须知等。

（2）疾病的诱发因素、发生和发展过程及心理因素对疾病的影响。

（3）可采取的治疗护理方案。

（4）有关检查的目的及注意事项。

（5）饮食与活动的注意事项。

（6）疾病的预防及康复措施等。

2. 出院指导

（1）一般指导：饮食、休息、睡眠、活动等。

（2）用药指导：药物的剂量、用法、注意事项等。

（3）特殊指导：相关疾病知识及护理措施。

（4）复诊指导。

　　拓展阅读10-4　健康教育计划单

（邱仲玉）

数字课程学习

○教学PPT　　○导入案例解析　　○复习与自测　　○更多内容

附录 实训

实训 1 问诊

【实训目的】

1. 掌握问诊方法、技巧、注意事项及内容。

2. 能正确记录所收集的资料并进行整理。

【实训学时】 2 学时

【实训准备】

入院评估表、护理记录单、教师提供的病例资料、笔、记录用纸。

【实训内容】

1. 问诊方法与过程　问诊方法主要是交谈,交谈过程如下:

(1) 准备阶段:查看病历,熟悉交谈内容,准备好交谈环境。

(2) 交谈阶段:有礼貌地称呼对方,自我介绍,说明本次交谈的目的和大概所需要的时间。从简单问题开始,循序渐进逐步深入。注意提问方式,引导交谈方向,合理运用沟通技巧。

(3) 结束阶段:小结交谈内容,澄清疑虑,对被检查者的合作表示感谢。

2. 问诊内容　包括一般资料、主诉、现病史、既往健康史、用药史、个人史、婚姻史、月经史与生育史、家族史。

【实训方法与步骤】

1. 角色扮演

(1) 学生预习教师准备的门诊(住院)病历。

(2) 学生扮演被检查者,教师对问诊全过程进行示范。

(3) 学生每 2 人 1 组,交叉扮演检查者和被检查者进行问诊。教师巡回指导,发现并纠正交谈中存在的问题。

（4）抽查 1～2 组学生进行问诊演示，其他学生和教师观摩、评价。

（5）教师对本次实训进行小结和点评。

2. 临床见习

（1）教师与见习医院取得联系，选择合适的患者作为见习对象。

（2）带教老师对本次见习内容、方法、步骤及注意事项进行集中讲解。

（3）学生每 6～8 人 1 组，在带教老师指导下，由组长与患者进行问诊，其他同学适当补充。

（4）教师对本次见习情况进行点评、小结。

（5）学生以组为单位，对收集的资料进行整理、分析，写出主诉和现病史。

【注意事项】

1. 实训前，学生应认真复习问诊方法、技巧及有关注意事项。

2. 认真阅读教师提供的病例资料。

3. 问诊环境应保持安静，检查者要求衣帽整洁，语言行为规范，举止得体，充分体现护士应有的精神面貌和端庄仪表。

（朱建宏）

实训 2 一般状态、皮肤、黏膜、浅表淋巴结及头面颈部检查

【实训目的】

1. 掌握一般状态的基本检查方法及内容，判断成人发育正常的指标和营养状态的评估指标及分级。

2. 掌握皮肤、黏膜、浅表淋巴结检查的基本方法和内容。

3. 熟悉皮肤、黏膜异常改变及浅表淋巴结肿大的临床意义。

4. 掌握头面颈部体格检查的项目、各项检查的正常表现。

5. 熟悉头面颈部体格检查中常见的异常体征的概念及特点。

6. 了解头面颈部体格检查异常体征发生的机制及临床意义。

【实训学时】 2 学时

【实训准备】

体温计、血压计、听诊器、皮褶计、体重计、软尺、棉签、压舌板、手电筒、卷尺。

【实训内容】

1. 生命体征检查 体温、脉搏、呼吸、血压。

2. 发育与体型检查 测量身高、体重、胸围、坐高、下肢长度、皮褶厚度。

3. 营养状态检查 观察皮肤、毛发、皮下脂肪和肌肉的发育情况并对营养状态进行分级;计算理想体重和体质指数;测量皮褶厚度。

4. 皮肤检查 颜色、温度、湿度、弹性、水肿、皮肤损害如皮疹、皮下出血、压力性损伤、肝掌、蜘蛛痣等。

5. 黏膜检查 观察局部皮肤黏膜颜色、有无出血点、紫癜、瘀斑、皮下血肿等。

6. 浅表淋巴结检查 耳前淋巴结、耳后淋巴结、枕后淋巴结、颌下淋巴结、颏下淋巴结、颈前淋巴结、颈后淋巴结、锁骨上淋巴结、腋窝淋巴结、滑车上淋巴结、腹股沟淋巴结、腘窝淋巴结。

7. 头颅检查 头围。

8. 面部检查。

9. 颈部检查。

【实训方法与步骤】

1. 技能实训

(1) 教师先示教,指出检查要点和注意事项,然后在教师的指导下,学生每 2 人 1 组互相检查与练习。

(2) 学生在相互检查的同时,按护理病历书写的格式及内容,将检查内容和结果如实记录。

(3) 教师进行小结,指出一般状态检查,皮肤、黏膜、浅表淋巴结检查,头面颈部检查中存在的问题并及时纠正。

2. 临床见习

(1) 教师联系见习医院,选择典型病例作为被检查者。

(2) 学生每 6～8 人 1 组,观摩带教老师的检查示教后,对患者进行一般状态检查,皮肤、黏膜、浅表淋巴结检查,头面颈部检查。

(3) 教师小结。

(4) 学生整理检查记录,写出见习报告。

3. 观看教学片及讨论

(1) 教师先提出相关问题。①如何进行生命体征的检查? 有何临床意义? ②如何测量身高、体重、胸围、坐高、下肢长度、皮褶厚度? ③如何计算 BMI? 有何临床意义? ④如何进行皮肤、黏膜检查,浅表淋巴结检查? ⑤肝掌、蜘蛛痣多出现于身体哪些部位? ⑥如何判断水肿的程度? 皮肤黏膜出血常见原因? ⑦正常淋巴结的特点是什么? 当触及肿大的淋巴结时要注意什么? ⑧小头畸形、大头、方颅分别常见于哪些疾病? ⑨巩膜黄染、结膜充血、结膜苍白常见于哪些疾病? ⑩如何判断扁桃体发炎?

(2) 学生带着问题观看教学片。

(3) 看完后分组讨论。

（4）教师点评。

【注意事项】

1. 室内环境要舒适、温暖、安静、光线充足。

2. 手保持清洁、温暖。

3. 一般状态检查时,准确测量和记录相关数据。

4. 浅表淋巴结检查时,放松被评估的部位。

5. 面部口腔检查时,使用压舌板应避免放置过深,引起受检者恶心。

（叶丽萍、刘静）

实训 3　胸廓、肺和胸膜检查

【实训目的】

1. 掌握胸部评估的主要内容、检查方法及正常表现。

2. 熟悉胸部的体表标志。

3. 熟悉胸廓、肺和胸膜检查的常见异常改变及临床意义。

4. 了解胸部的解剖结构及分区。

【实训学时】 2 学时

【实训准备】

听诊器、卷尺、带指针的手表、棉签。

【实训内容】

1. 胸廓、肺、胸膜检查　视诊、触诊、叩诊、听诊。

2. 乳房检查　视诊、触诊。

【实训方法与步骤】

1. 技能实训

（1）教师先示教,指出检查要点和注意事项,然后在教师的指导下,学生每 2 人 1 组相互检查与练习。

（2）学生在相互检查的同时,按护理病历书写的格式及内容,将检查内容和结果如实记录。

（3）教师进行小结,指出胸部检查中存在的问题并及时纠正。

2. 临床见习

（1）教师联系见习医院,选择典型病例作为被检查者。

（2）学生每 6～8 人 1 组，观摩带教老师的检查示教后，对患者进行胸廓、肺、乳房等部位的检查。

（3）教师小结。

（4）学生整理检查记录，写出见习报告。

3. 观看教学片及讨论

（1）教师提出相关问题。①呼吸微弱的患者如何查看呼吸次数？ 胸廓及肺的检查内容有哪些？ 肺部听诊如何进行？ 胸廓及肺的检查中潮式呼吸与间断呼吸有哪些不同？ 肺部炎症的患者，胸廓与肺部检查可能有哪些问题？ ②乳房触诊时体检的顺序如何，主要观察什么内容？

（2）学生带着问题看教学片。

（3）看完后分组讨论。

（4）教师点评。

【注意事项】

1. 检查准备前，先落实手卫生工作。

2. 乳房检查时，注意隐私保护、保暖工作。

3. 进行听诊时，请保持环境安静。

（叶丽萍、刘静）

实训 4　心脏和血管检查

【实训目的】

1. 掌握心脏和血管评估的主要内容、检查方法及正常表现。

2. 掌握高血压的分期。

3. 熟悉心脏和血管检查的常见异常改变及临床意义。

4. 熟悉心脏瓣膜听诊的部位。

5. 了解心功能分级。

【实训学时】 2 学时

【实训准备】

听诊器、带指针的手表。

【实训内容】

1. 心脏　视诊、触诊、叩诊、听诊。

2. 血管　脉搏、血压、周围血管征、血管杂音。

【实训方法与步骤】

1. 技能实训

（1）教师先示教，指出检查要点和注意事项，然后在教师的指导下，学生每 2 人 1 组相互检查与练习。

（2）学生在相互检查的同时，按护理病历书写的格式及内容，将检查内容和结果如实记录。

（3）教师进行小结，指出心脏和血管检查中存在的问题并及时纠正。

2. 临床见习

（1）教师联系见习医院，选择典型病例作为被检查者。

（2）学生每 6～8 人 1 组，观摩带教老师的检查示教后，对患者进行心脏、血管的检查。

（3）教师小结。

（4）学生整理检查记录，写出见习报告。

3. 观看教学片及讨论

（1）教师提出相关问题。①心脏检查的内容有哪些？正常的表现是如何？体检时的顺序如何安排？心脏瓣膜听诊的顺序与部位？常见的心脏病变其听诊有何特点？②脉搏短绌的表现是什么？血压的分类标准及临床意义有哪些？

（2）学生带着问题看教学片。

（3）看完后分组讨论。

（4）教师点评。

【注意事项】

1. 检查准备前，先落实手卫生工作。

2. 进行听诊时，请保持环境安静。

（叶丽萍、刘静）

实训 5　腹部检查

【实训目的】

1. 学会正确评估腹部及腹部脏器。

2. 具有尊重、关爱患者、保护患者隐私的意识，具有医疗安全、护患交流、团队合作的职业意识及认真负责的职业态度。

【实训学时】2 学时

【实训准备】

听诊器、床、心肺听诊与腹部触诊仿真电子标准化患者综合教学系统。

【实训内容】

1. 学会腹部分区划分方法。

2. 腹壁的检查内容及方法。

3. 肝脏的检查内容及方法。

4. 胆囊的检查内容及方法。

5. 脾脏的检查内容及方法。

6. 通过心肺听诊与腹部触诊仿真电子标准化患者综合教学系统来触诊异常的肝脏、脾脏、胆囊,腹部压痛、反跳痛的检查,听诊肠鸣音、腹部血管杂音。

【实训方法与步骤】

1. 技能实训

(1) 教师先示教,指出检查要点和注意事项,然后在教师的指导下,学生每 2 人 1 组互相检查与练习。

(2) 学生在相互检查的同时,按护理病历书写的格式及内容,将检查内容和结果如实记录。

(3) 教师进行小结,指出腹部检查中存在的问题并及时纠正。

2. 临床见习

(1) 教师联系见习医院,选择典型病例作为被检查者。

(2) 学生每 6~8 人 1 组,观摩带教老师的检查示教后,对患者进行腹部检查。

(3) 教师小结。

(4) 学生整理检查记录,写出见习报告。

3. 观看教学片及讨论

(1) 教师先提出相关问题。①腹部检查的顺序? ②腹部视诊有哪些内容? ③什么是压痛和反跳痛? 如何进行肝脏、脾脏、胆囊的触诊? ④如何听诊肠鸣音、腹部振水音? 有何临床意义? ⑤如何叩诊移动性浊音? 有何临床意义?

(2) 学生带着问题观看教学片。

(3) 看完后分组讨论。

(4) 教师点评。

【注意事项】

1. 腹部检查前,嘱患者排空膀胱。

2. 室内环境要舒适、温暖、安静、光线充足。

3. 患者取屈膝仰卧位,充分暴露全腹。

4. 评估者通常站在患者右侧,自上而下按一定的顺序进行观察。

（叶丽萍、刘静）

实训6 神经系统检查

【实训目的】

1. 了解感觉功能、运动功能的检查方法和内容。

2. 熟练掌握神经反射的检查方法和内容。

【实训学时】 2学时

【实训准备】

叩诊锤、棉签、大头针、音叉、双规仪、试管。

【实训内容】

1. **感觉功能检查** 浅感觉（痛觉、触觉和温度觉）、深感觉（运动觉、位置觉和振动觉）、复合觉检查（实体觉、皮肤定位觉、两点辨别觉和体表图形觉）。

2. **运动功能检查** 肌力、肌张力、共济运动检查（指鼻试验、闭目难立征、快速轮替动作和跟膝胫试验）。

3. **神经反射检查**

（1）浅反射：角膜反射、腹壁反射、跖反射。

（2）深反射：肱二头肌反射、肱三头肌反射、桡骨膜反射、膝反射、跟腱反射、阵挛。

（3）病理反射：巴宾斯基征、奥本海姆征、戈登征、查多克征、霍夫曼征。

（4）脑膜刺激征：颈强直、凯尔尼格征、布鲁津斯基征。

【实训方法与步骤】

1. **技能实训**

（1）教师先示教，指出检查要点和注意事项，然后在教师的指导下，学生每2人1组互相检查与练习。

（2）学生在相互检查的同时，按护理病历书写的格式及内容，将检查内容和结果如实记录。

（3）教师进行小结，指出神经系统检查中存在的问题并及时纠正。

2. **临床见习**

（1）教师联系见习医院，选择典型病例作为被检查者。

（2）学生每6～8人1组，观摩带教老师的检查示教后，对患者进行神经系统检查。

（3）教师小结。

（4）学生整理检查记录，写出见习报告。

3. 观看教学片及讨论

（1）教师先提出相关问题。①浅感觉、深感觉、复合觉分别包括哪些？②如何进行角膜反射、腹壁反射、膝反射检查？③什么叫病理征？检查方法如何？④脑膜刺激征包括哪些？有何临床意义？

（2）学生带着问题观看教学片。

（3）看完后分组讨论。

（4）教师点评。

【注意事项】

1. 检查感觉功能时，被检查者必须意识清醒、闭眼。

2. 检查神经反射时，检查者叩击力量要均等，两侧要对比。

（李发恩）

实训 7　血液、尿液、粪便标本的采集方法

【实训目的】

1. 了解尿液、粪便采集的基本方法与注意事项。

2. 掌握静脉采血方法及注意事项。

【实训学时】 2 学时

【实训准备】

1. 采血用物　聚维酮碘棉球、无菌干棉球、75%乙醇溶液、一次性消毒采血针、一次性微量吸管等。

2. 其他　尿杯、粪便盛放盒、竹签，血、尿、粪便的检验报告单等。

【实训内容】

1. 血标本的采集

（1）静脉采血前准备：采血前核实个人信息及检查项目，按照检查项目要求，准备好相应的采血容器及其他用物。

（2）体位：患者取坐位或卧位。

（3）采血部位：通常取前臂肘窝的正中静脉（静脉采血）、手指末端毛细血管（毛细血管采血）。

（4）采血方法：静脉采血法、毛细血管采血法。

（5）标本收集及保存。

2. 尿液标本的采集　标本的收集步骤及标本的保存。

3. 粪便标本的采集　标本的采集步骤及标本的保存。

【实训方法与步骤】

1. 操作技能训练

（1）教师演示静脉采血及毛细血管采血过程并讲解尿液、粪便标本的采集过程。

（2）学生每 2 人 1 组，交互练习毛细血管采血法。

（3）教师抽查实训操作情况，并点评。

2. 观看教学影像及分组讨论

（1）教师先提出问题：血、尿、粪便标本采集的方法及注意事项。

（2）观看结束后小组讨论。

（3）教师总结。

3. 实验室检查结果分析

（1）学生 4 人一组。

（2）教师提供若干血、尿、粪便等检验报告单。发给每组学生，指导学生对化验结果及临床意义进行分析讨论。

（3）小组代表汇报讨论结果，教师点评。

【注意事项】

1. 保持衣帽整齐，仪表端庄。

2. 注重与患者沟通，采血量适中，不宜过少，以免影响检验结果。

3. 树立无菌观念，正确处理采血针及吸管。

（马琼）

实训 8　心电图描记

【实训目的】

1. 掌握心电图导联连接方法及如何操作心电图机。

2. 学会初步识别心电图波形。

3. 具备对患者的尊重和关爱，保护患者的隐私。

【实训学时】 2 学时

【实训准备】

1. 心电图机、导联线、电极板、接地线。

2. 治疗车、治疗盘、导电胶或生理盐水或 75% 乙醇。

3. 心电图机报告单、棉签、导电膏、弯盘。

【实训内容】

1. 素质要求　服装鞋帽整洁,举止端庄,言语温柔,态度和蔼。

2. 环境准备

(1) 用消毒液抹布擦盘、台、车。

(2) 洗手、戴口罩。

(3) 环境整洁、舒适、安全。

3. 患者准备

(1) 核对、解释:核对床号、姓名,向患者做自我介绍,解释本次操作的目的、作用。

(2) 操作配合:平静呼吸、机体放松、减少运动。

(3) 协助体位:协助患者取下身上金属饰物,电子表及手机等,采取平卧位,暴露电极连接部。

4. 操作过程

(1) 皮肤处理:两手腕屈侧腕关节上方约 3 cm 处及两内踝上部约 7 cm 处,涂抹导电膏,减少皮肤阻力。

(2) 电极安置:①肢体导联:右上肢(RA)-红色,左上肢(LA)-黄色,左下肢(LL)-绿色,右下肢(RL)-黑色。②胸导联:V_1 胸骨右缘第 4 肋间(红色),V_2 胸骨左缘第 4 肋间(黄色),V_3 为 V_2 与 V_4 连线中点(绿色),V_4 左锁骨中线平第 5 肋间(褐色),V_5 左腋前线与 V_4 同一水平(黑色),V_6 左腋中线与 V_4 同一水平(绿色)。

(3) 接通地线和电源,选择走纸速度(25 mm/s),定标准电压(1 mV)。

(4) 记录心电图波形 Ⅰ、Ⅱ、Ⅲ、aVR、aVL、aVF、$V_1 \sim V_6$ 导联。

(5) 注意观察基线,如不稳或有干扰,应注意检查患者呼吸,电极接触极有无交流电干扰。

(6) 关闭开关,取下电极。

(7) 操作后:①整理:协助患者穿衣裤,取舒适体位,整理床单位,注意保护患者隐私。②用物处理:按医院规定处理。③洗手、记录:洗手后在心电图纸前部注明受检查者的姓名、性别、年龄、记录时间(年、月、日、小时、分钟),病区及床号、同时标记各导联。

【实训方法和步骤】

1. 技能实训

(1) 教师先示教,指出检查要点和注意事项。

(2) 角色扮演:每 6～8 名同学为一组,按操作流程及要求,由 1 名同学扮演患者,另外 1 名扮演护士,相互练习。

(3) 老师巡回指导,并在课程结束前抽查与小结,回顾实训内容。

2. 临床见习

(1) 教师联系见习医院,选择典型病例作为被检查者。

（2）学生每6～8人1组，观摩带教老师的检查示教后，对患者进行心电图检查。

（3）教师小结。

（4）学生整理检查记录，写出见习报告。

3. 观看教学片及讨论

（1）教师先提出相关问题。每个颜色的电极片代表是哪个部位？走纸速度标准电压是多少？

（2）学生带着问题观看教学片。

（3）看完后分组讨论。

（4）教师点评。

【注意事项】

1. 告知患者及家属心电图是一个非常安全且无创的检查方式，避免患者紧张而影响检查结果。

2. 嘱患者检查前不要剧烈运动、大量进食或服用一些影响心脏活动的药物。

3. 操作前要检查心电图机电极、导线等是否功能正常，保证其能正常工作，电极位置安放一定要准确。

（马宇）

实训 9 医学影像学检查

【实训目的】

1. 了解正常系统及常见疾病的 X 线片、超声的表现。

2. 熟练掌握常见疾病 X 线、超声检查报告阅读，从而收集患者辅助检查资料，按护理病历书写的格式及内容，将检查内容和结果如实记录。

3. 掌握 X 线、超声检查的准备与处理。

【实训学时】 2 学时

【实训准备】

常见疾病 X 线片及检查报告、常见疾病超声检查报告。

【实训内容】

1. 常见疾病 X 线片阅片及检查报告阅读。

2. 常见疾病超声检查报告阅读。

3. X 线检查患者的准备与处理。

4. X 线检查的防护。

5. 超声检查患者的准备。

【实训方法与步骤】

1. 临床见习

（1）教师联系见习医院，讲解 X 线摄像原理、过程以及防护等相关知识。

（2）学生6～8人1组，到 X 线检查室观摩 X 线片操作过程及如何指导患者进行检查宣教。

（3）教师带领去阅片室，放射性科医生进行常见疾病 X 线片阅片讲解及检查报告阅读。学生按护理病历书写的格式及内容，将一份检查内容和结果如实记录。

（4）学生6～8人1组，到超声检查室观摩超声检查过程，了解超声检查原理、过程及如何对患者进行检查宣教。

（5）教师带领学生进行常见疾病超声检查报告阅读。学生按护理病历书写的格式及内容，将一份检查内容和结果如实记录。

2. 学生在小组内讨论并总结所见习的患者诊断及检查过程中宣教内容。互查护理病历书写是否完善。

3. 小组内组长总结发言，教师点评。

【注意事项】

1. 指导患者检查时注意保护患者隐私及人文关怀。

2. X 线检查过程中注意如何进行医务人员及患者的射线防护。

（邱仲玉）

实训 10　病历书写实训

【实训目的】

1. 能良好运用沟通交流技巧，收集健康资料。

2. 掌握合理、正确地对健康资料整理、分类的方法。

3. 掌握规范填写护理病历的方法。

4. 树立以患者为中心的护理理念。

【实训学时】 2 学时

【实训准备】

入院评估单、一般患者护理记录单、危重患者护理记录单、健康教育计划单。

【实训内容】

1. 见习典型病例。

2. 填写有关护理表格：入院评估单、一般患者护理记录单、危重患者护理记录单、健康教育计划单。

【实训方法与步骤】

1. 带教老师集中讲解本次见习内容、步骤及注意事项。

2. 临床见习

（1）教师联系见习医院，选择典型病例作为被检查者。

（2）学生每6~8人1组，选派1名学生代表，在教师或医院带教老师指导下对患者进行健康史采集、身体评估，并阅读各种辅助检查的报告单。

（3）学生以组为单位，对收集的资料进行整理、分析。

（4）每人填写入院评估单1份。

（5）见习医院的带教老师示教如何书写临床一般患者护理记录单、危重患者护理记录单、健康教育计划单。

3. 分析讨论及总结

（1）分组讨论收集、整理、分析患者资料中会遇到哪些困难？

（2）分组讨论填写入院评估单时存在哪些问题？

（3）组长汇总报告。

（4）教师点评。

【注意事项】

1. 收集资料时注意保护患者个人隐私及人文关怀。

2. 收集资料过程中应注意沟通技巧。

（邱仲玉）

主要参考文献

1. 吕探云、孙玉梅、张立力,等.健康评估[M].北京:人民卫生出版社,2017.
2. 陈垦,朱亮,王秀华,等.健康评估[M].北京:科学出版社,2018.
3. 刘成玉,周菊芝,佟玉荣,等.健康评估[M].北京:人民卫生出版社,2018.
4. 陈文彬,潘祥林.诊断学[M].6版.北京:人民卫生出版社,2018.
5. 孙玉梅,张立力.健康评估[M].北京:人民卫生出版社,2017.
6. 陈垦,朱亮.健康评估[M].北京:科学出版社,2020.
7. 万学红,卢雪峰.诊断学[M].北京:人民卫生出版社,2015.
8. 范保兴,孙菁.健康评估[M].3版.北京:高等教育出版社,2015.
9. 谢玉琳,王春桃.健康评估[M].2版.北京:高等教育出版社,2017.
10. 熊瑛.健康评估[M].2版.北京:北京出版社,2020.
11. 陈文彬,潘祥林.诊断学[M].7版.北京:人民卫生出版社,2012.
12. 薛宏伟.健康评估[M].北京:人民卫生出版社,2012.
13. 万学红,曾锐,左川,等.图解全身身体评估[M].北京:人民卫生出版社,2018.
14. 罗先武,王冉.2021全国执业资格考试轻松过[M].北京:人民卫生出版社,2020.
15. 王长智,杨鹏.健康评估[M].北京:中国协和医科大学出版社,2015.
16. 杨艳杰.护理心理学[M].3版.北京:人民卫生出版社,2012.
17. 姚树桥.医学心理学[M].6版.北京:人民卫生出版社,2013.

中英文对照索引